AF452422

SUR UN

SYNDROME MENTAL

FRÉQUEMMENT LIÉ A L'INSUFFISANCE

DES

FONCTIONS HÉPATO-RÉNALES

PAR

Le Dr MAURICE FAURE

ANCIEN INTERNE DES HÔPITAUX DE PARIS
ANCIEN INTERNE DE LA CLINIQUE DES MALADIES NERVEUSES (SALPÊTRIÈRE)
LAURÉAT DE L'ACADÉMIE DE MÉDECINE
CHEF DE LABORATOIRE A L'HÔPITAL SAINT-ANTOINE

SUR UN SYNDROME MENTAL

FRÉQUEMMENT LIÉ A L'INSUFFISANCE

DES

FONCTIONS HÉPATO-RÉNALES

DU MÊME AUTEUR

Etude sur le goitre exophtalmique (Revue générale). — *Gazette des hôpitaux, 1896, 4 juillet.*

Etude sur le rôle du corps thyroïde en thérapeutique (Revue générale). — *Gazette des hôpitaux, 1896, 8 août.*

Une observation de maladie de Basedow mortelle avec coexistence de myxœdème. — *Presse médicale, 23 septembre 1899.*

Le traitement des tabétiques (Revue générale). — *Gazette des hôpitaux, 16 octobre 1897.*

Le traitement de l'ataxie par la rééducation (Méthode de Frenkel). — *Presse médicale, novembre 1897.*

Des attitudes anormales spontanées ou provoquées dans le tabes dorsal sans arthropathies (en collaboration avec le Dr Frenkel). — *Iconographie de la Salpêtrière, juillet-août 1896.*

La cellule nerveuse et le neurone; structure et fonction à l'état normal et pathologique (Revue générale). *Gazette des hôpitaux, 29 juillet 1899.*

Les poliomyélites (Revue générale). — *Gazette des hôpitaux, 8 oct. 1898.*

Lésions cellulaires dans la maladie de Parkinson (en collaboration avec M. le prof. ag. Gilbert Ballet). — *Revue neurologique, octobre 1897.*

Attaques épileptiformes produites par l'intoxication tabagique expérimentale (en collaboration avec M. le prof. ag. Gilbert Ballet). — *Médecine moderne, 15 février 1899.*

Atrophie des grandes cellules pyramidales, dans la zone motrice de l'écorce cérébrale, après la section expérimentale des fibres de projection, chez le chien, (en collaboration avec M. le prof. ag. Gilbert Ballet). - *Médecine moderne, 29 mars 1899.*

Contribution à l'anatomie pathologique de la psychose polynévritique et de certaines formes de confusion mentale primitive (en collaboration avec M. le prof. ag. Gilbert Ballet). — *Presse médicale, 30 novembre 1898.*

Sur les lésions cellulaires corticales observées dans 6 cas de troubles mentaux toxi-infectieux. — *Revue neurologique, décembre 1899.*

Le délire dans les maladies aigües (en collaboration avec G. Desvaulx). — *Médecine moderne, 16 août 1899 et une broch., Rueff, éd.*

Psychoses polynévritiques, Psychoses opératoires, Psychoses puerpérales, Psychoses toxi-infectieuses. Revue générale. — *Gazette des hôpitaux, 1900.*

Les délires systématisés dans quelques maladies aiguës, particulièrement dans la fièvre typhoïde (en collaboration avec H. Bernard.) — *Médecine moderne, 1900, et 1 brochure chez J. Rueff, éd.*

Etats rhumatismaux et névropathiques secondaires à la grippe, et leurs rapports avec des infections persistantes du nasopharynx. — Sérothérapie anti-streptococcique — *Médecine moderne, avril 1900, et 1 vol. chez J. Rueff, éditeur.*

Les troubles mentaux des maladies générales (Délire fébrile, Folies viscérales) Revue générale. *Gas. des hôpit. 1900*

**L'emploi de la sérothérapie artificielle pour le diagnostic précoce de la tuberculose et pour le traitement des tuberculeux confirmés. — *Archives de Thérapeutique clinique, décembre 1898 et janvier 1899.*

Action d'une cure hydrothermale sulfureuse sur la richesse du sang en hémoglobine, et l'emploi de cures analogues dans le traitement des anémiques. — *Médecine moderne du 19 avril 1899 et Archives générales d'hydrologie de mai 1899.*

La cure de Saint-Sauveur et l'action reconstituante des eaux sulfureuses, manifestée par l'accroissement de la richesse du sang en hémoglobine (Rapport présenté à l'Académie de médecine). — *Annales d'hydrologie de 1899, et 1 vol. Maloine, Paris.*

Les rhumatisants et les névropathes aux eaux de Neris (Rapport présenté à l'Académie).— *Archives générales d'hydrologie 1900, et 1 vol. Maloine Paris.*

L'épilepsie et les délires toxiques (Mémoire récompensé au concours pour le prix Herpin de Genève 1899). — *Déposé à l'Académie de médecine le 28 février 1899.* — Inédit.

Physiologie et pathologie de la glande thyroïde (Mémoire déposé au concours pour les prix de la Faculté en 1895). — Inédit.

SOCIÉTÉS SAVANTES

1 cas de gangrène symétrique des extrémités (en collaboration avec MM. L. Renon et M. Labbé). — *Société médicale des hôpitaux, 13 janvier 1899.*

Sur l'épilepsie tabagique expérimentale (en collaboration avec M. le prof. ag. Gilbert Ballet). — *Société de Biologie, 1899, 11 février.*

Sur les lésions des cellules pyramidales après la section de leur prolongement (en collaboration avec M. le prof. ag. Gilbert Ballet). — *Société médicale des hôpitaux, 24 mars 1899.*

Sur deux nouveaux cas de troubles mentaux toxi-infectieux avec lésions cellulaires cérébrales (*Société de biologie juin 1899*).

Sur le délire dans les maladies aiguës. — *Congrès de Lille, 28 juillet 1899.*

L'action des eaux sulfureuses sur la proportion d'hémoglobine du sang.— *Société d'hydrologie médicale, 17 avril 1899.*

Persistance d'infections nasopharyngées à la suite de la grippe et leurs complications rhumatismales et névropathiques. *Soc. méd. des hop. avril 1900.*

JOURNAUX MÉDICAUX

Leçons du Mardi de la Salpêtrière (Clinique des maladies du système nerveux, Prof. Raymond). — *Bulletin médical, 1896, du 27 mai au 26 août.*

Leçons de l'hôpital Saint-Antoine (Prof. ag. G. Ballet). Le traitement chirurgical des épilepsies partielles. *Médecine moderne, n°s 15, 19 et 50, 1897.* — L'amaurose hystérique unilatérale. *Presse médicale, 18 novembre 1897.* — L'astasie abasie. *Semaine médicale, 1898.*

Congrès de Moscou.—Congrès de Lille.— *In Médecine moderne de 1897 et 1899.*

A propos du congrès de Moscou. — *Méd. mod., 18 sept. 1897.*

A propos du congrès de Berlin. — *Méd. mod., 31 mai 1899.*

Laboratoires de MM. les Prof^r Landouzy et Prof^r ag. G. Ballet

SUR UN

SYNDROME MENTAL

FRÉQUEMMENT LIÉ A L'INSUFFISANCE

DES

FONCTIONS HÉPATO-RÉNALES

Ses Symptômes (Affaiblissement mental — Torpeur — Rêve)
Ses Relations cliniques (Psychoses toxi-infectieuses — Délire — Stupidité — Confusion
Ses Relations anatomiques (Polynévrites — Méningites — Cérébrites — Œdèmes)
Ses Relations pathogéniques (Intoxications et Infections
particulièrement Alcoolisme et Tuberculose)

PAR

Le Dr MAURICE FAURE

ANCIEN INTERNE DES HÔPITAUX DE PARIS
ANCIEN INTERNE DE LA CLINIQUE DES MALADIES NERVEUSES (SALPÊTRIÈRE)
LAURÉAT DE L'ACADÉMIE DE MÉDECINE
CHEF DE LABORATOIRE A L'HÔPITAL SAINT-ANTOINE

PARIS

J. RUEFF, ÉDITEUR

106, BOULEVARD St-GERMAIN

PRÉFACE

Je dois consacrer les premières pages de cette thèse à l'expression
de ma reconnaissance et de ma filiale affection pour les maîtres qui
l'ont inspirée et pour ceux dont l'enseignement m'a permis de l'entreprendre : une coutume très ancienne m'en fait un devoir, et je le
regrette, car j'aurais eu plus de plaisir encore à le faire, n'y ayant pas
paru obligé.

J'adresse donc ce livre comme un hommage, dont on mesurera la
valeur seulement aux peines qu'il m'a coûté, à tous ceux qui m'appri-
rent le peu que je sais, sans que leur science patiente et leur intelligente
bonté aient été jamais lassées par la maladresse et les incertitudes d'un
élève ignorant et zélé.

Dix années se sont écoulées depuis que, sans autres ressources
qu'une volonté tenace de réussir, sans savoir quoi ni comment, je
trouvai dans un vieil ami de famille, devenu un Maître respecté,
le guide que cherchait ma jeunesse. Et depuis, lorsqu'aux heures de
lutte, M. le Professeur Agr. J.-J. PEYROT m'a donné son appui, il a
voulu me persuader qu'il remplissait seulement un devoir et n'avait
point de droits à ma reconnaissance, — parce que, tous les deux,
nous gardons le souvenir et le regret des bords amis de la Dor-
dogne.

En 1892, M. le professeur BOUCHARD m'accueillit dans sa Maison et,
depuis ce moment, il a étendu sur ma modeste carrière l'autorité d'un
chef d'école et la sollicitude d'un chef de famille. Je puis dire que, si
minimes qu'aient été les incidents de ma vie d'écolier, aucun ne lui est
demeuré indifférent.

A peu près à la même époque, j'entrai dans le service de M. le Professeur LANDOUZY. Là, mon esprit neuf subit avec plaisir l'influence persuasive d'une parole vive et entrainante, pliant sans effort aux exigences de la démonstration les plus hauts problèmes et les plus complexes de la science médicale. Ce furent mes débuts, et je m'efforçais d'y comprendre chaque question par rapport à l'ensemble des connaissances qui l'entourent. Devenu plus tard l'externe (1894), puis l'interne (1898), de M. le Professeur LANDOUZY, j'ai cherché à appliquer cette méthode, que la réflexion avait faite mienne, à l'étude générale de la médecine d'abord, puis : la conduite de mes travaux personnels. Dans cette dernière entreprise, je rencontrai chez mon maître le secours le plus généreux, car c'est aux ressources mises libéralement à ma disposition, que je dois une très grande part des recherches exposées dans cette thèse, exécutées dans le service et le laboratoire de l'hôpital Laënnec. Après avoir passé 3 années chez M. le Professeur LANDOUZY, je n'ai qu'un regret, c'est de n'avoir pas de moyens d'être son élève encore. En le priant d'accepter la Présidence de cette thèse, je l'ai remercié de m'avoir permis d'inscrire son nom à la fin, comme au début, de mes études.

Un hasard, que j'ai saisi avec un empressement aussi grand que si je l'avais longtemps préparé, a fait de moi l'interne de M. le Professeur RAYMOND (1896). Je regretterais de n'avoir rien de mieux que les phrases d'une préface pour remercier ce maître d'un accueil qui a fait de moi un ami dévoué, si je n'espérais que la vie me fournira encore les moyens de lui montrer une reconnaissance certaine. Héritier d'une chaire illustre, chef d'une école fortement disciplinée, M. le Professeur RAYMOND montre, par son exemple, le pouvoir d'une application de tous les instants et la vertu des recherches patientes et conduites en commun. Ma jeunesse indisciplinée avait besoin de ce spectacle, et je ne pense qu'avec respect aux efforts lentement et sûrement amoncelés devant moi, et dont j'aurai voulu prendre une part, si mon inexpérience ne m'avait rendu inutile ; du moins, cette leçon de choses m'a-t-elle enseigné la nécessité des recherches minutieuses et des longues techniques, et m'a-t-elle donné le goût de les entreprendre. C'est à l'enseignement de M. le Professeur RAYMOND et de l'ECOLE DE LA SALPÊTRIÈRE que je dois d'avoir fait les travaux préparatoires, qui furent comme le soubassement de l'œuvre que je publie aujourd'hui.

Préparé, par l'enseignement de M. le Professeur BOUCHARD, à la compréhension des actions humorales sur les éléments cellulaires ; ayant pris, dans le service de M. le Professeur LANDOUZY, le souci de rechercher la genèse des affections inexpliquées ; gardant, de mon séjour à la

Salpêtrière, un goût très vif pour les problèmes de la Pathologie nerveuse et pour les techniques méticuleuses que leur recherche nécessite : je devais, bien ou mal, construire cette thèse, qui naît aujourd'hui de ces influences successives.

Elle est née, parce qu'en devenant l'interne de M. le Professeur Agr. GILBERT BALLET (1897), j'ai eu le bonheur rare d'entendre chaque jour exposer, dans la forme qui leur convenait précisément, les idées et les doctrines qui confusément germaient en moi ; parce que j'ai rencontré, en ce moment, les habitudes d'esprit et les manières scientifiques qui me convenaient le plus ; parce que j'ai touché, sans secousses, à la réalisation de ce qui m'apparaissait comme au-dessus de mes forces, rien qu'en faisant, au jour le jour, ce que l'on me disait de faire, comme j'avais vu qu'on le faisait autour de moi. Ceux qui ont cherché un homme qui ait sur eux cette supériorité de trouver, sans peine, ce qu'il faut faire et dire pour éclairer et exprimer une opinion qu'ils ressentaient, mais à laquelle ils ne pouvaient, malgré leurs efforts, donner une forme définitive, — ceux-là comprendront pourquoi j'ai fait de M. le Professeur Agr. GILBERT BALLET un maître de prédilection. J'imagine que le service rendu à l'esprit de ses élèves par le plus grand des philosophes grecs, n'était point différent.

Préoccupé, durant mon séjour à l'hôpital Saint-Antoine, de l'action des poisons intérieurs sur les fonctions et la morphologie des cellules cérébrales, j'eus la fortune d'étudier, avec mon maître, deux malades qui, précisément, furent des exemples remarquables de cette action. En réfléchissant à ces observations, en les complétant par des recherches bibliographiques, cliniques et expérimentales, continuées avec suite durant trois années, j'amassai l'ensemble des documents dont j'ai tiré cet exposé. Souvent, M. G. BALLET, par sa critique lucide, rendit inutiles, d'un mot, plusieurs mois de travail, et me ramena, sans regrets, dans la bonne route !

Un grand nombre de mes documents viennent du laboratoire de l'hôpital Saint-Antoine dont j'ai largement utilisé l'organisation et les ressources de toute nature. Mon maître, dont je n'ai point lassé la libéralité, vient heureusement de me donner un moyen de lui marquer ma reconnaissance en me confiant le soin de ce laboratoire.

Ceux de mes maîtres dont je n'ai point encore cité les noms me pardonneront d'être plus bref à leur endroit. J'aurais pu, sans doute, trouver auprès d'eux les mêmes ressources et la même sympathie, mais les nécessités de nos études ne m'ont point permis de m'associer à leur œuvre ou d'user de leur aide pour la mienne.

J'ai été, durant un temps trop court (1895), l'interne de M. le Professeur Berger et j'ai dû le quitter au moment où je commençais à apprécier comme il convenait la hauteur de son enseignement et de son caractère. Trop tôt aussi, j'ai dû quitter M. le Dr Roques, dont je fus quelques mois l'interne (1895), et qui m'a montré comment l'on faisait d'une profession un devoir.

J'ai travaillé cinq mois dans le laboratoire de M. le Dr Gombault. Je ne puis rien dire de ce Maître que l'on ne sache déjà. J'espère et je crois qu'il n'a pas oublié cet élève indiscret qui lui demandait tant de choses, et qui ne respectait a solitude de son laboratoire ni les dimanches ni les jours de fête. Il aurait pu s'en plaindre, mais sa douceur philosophique préféra lui trouver du goût pour l'Histologie et lui pardonner ! Que M. Gombault lise ici l'hommage affectueux et reconnaissant de son disciple dévoué.

Je dois à M. le Dr Merklen l'apprentissage du métier médical. C'est lui qui m'a fait approcher des malades et m'a enseigné tout ce que pouvait retirer de leur examen un observateur consciencieux. J'ai pu, depuis, revoir M. Merklen, et je pense qu'il sait combien je tiens pour méritoire le sacrifice de patience et de temps qu'il a fait chaque jour pour l'humble stagiaire que j'étais, et pour tant d'autres.

MM. Florand et Renon ont été, pendant quelques jours, les chefs des services où j'étais interne. Trop courts pour me permettre de recevoir d'eux l'enseignement dont je les vis capables, ces jours, que je regrette, m'ont perm.'s, du moins, de devenir et de rester pour eux un ami reconnaissant.

Je n'hésite point à joindre à la suite de mes maîtres ceux qui, jadis mes internes, ont été pour moi, durant de longues années, un peu comme des frères aînés, ne m'épargnant point leur aide et leur sympathie. J'envoie à MM. L. Thérèse, P. Claisse, Aviragnet, l'hommage de mon affectueux dévouement.

Enfin, il est des maîtres près desquels j'ai vécu dans de longs voisinages, et dont la conversation fut souvent pour moi aimable et instructive, M. P. Richer acceptera mon souvenir respectueux et amical, M. Queyrat se rappellera un instant que je fus son élève, MM. Talamon et Capitan voudront bien croire au réel plaisir que je prends à leur adresser un public hommage de reconnaissance et d'attachement.

MM. Dutil et E. Hnriquez, mes prédécesseurs au laboratoire de M. G. Ballet, accueilleront aussi le souvenir affectueux de leur condisciple et de leur élève.

Je suis heureux de trouver l'occasion d'adresser à mes maîtres de la Faculté de Médecine de Bordeaux, M. le Professeur Pitres, M. le Dr Régis un hommage affectueux et reconnaissant. Leur accueil, et l'intérêt qu'ils m'ont plusieurs fois témoigné a créé, durant ces dernières années, entre nous, des liens que l'avenir ne pourra rompre et que mes efforts resserreront sans doute.

Plusieurs fois déjà (et surtout à l'occasion de cette thèse) M. le Dr Régis m'a aidé libéralement de ses travaux et de son expérience. J'avais écrit la plus grande partie des pages qui vont suivre lorsque je connus l'œuvre entière de M. Régis. Je pris un grand plaisir à constater que nos pensées s'étaient souvent rencontrées et que M. Régis m'avait précédé dans l'expression de nos idées communes. Je lui demande de ne pas me croire ingrat si je n'écris point ici son nom toutes les fois que je lui devrai quelque chose.

Enfin, il est des hommes, dont je n'ose me dire l'élève, puisque ma vie d'écolier se termine sans que j'aie pénétré dans les maisons où ils professent, mais dont les livres m'ont fait connaître l'esprit. Dans ces lectures, j'ai trouvé, si souvent, des expressions qui traduisaient ma pensée, que je ne sais plus aujourd'hui, ce qui me vient d'eux et ce qui vient de moi. J'inscris donc ici les noms de MM. J. Soury (de la Sorbonne), Prof^r Grasset (de Montpellier), Prof^r Pierret (de Lyon), afin qu'ils sachent que j'ai la conscience d'être leur débiteur très reconnaissant. L'affabilité qu'ils m'ont témoignée dans les trop rares relations que j'ai pu avoir avec eux me permet d'ajouter à ce témoignage l'assurance de ma respectueuse affection.

Bien que ce livre porte des marques de l'enseignement de plusieurs maîtres (et particulièrement de MM. L. Landouzy, G. Ballet, E. Régis) ; bien que j'aie dû mettre à contribution pour l'écrire les travaux de plusieurs prédécesseurs (et particulièrement de MM. Klippel, Chaslin, Toulouse, L. Lévy, H. Dufour) ; — j'ai trop de respect pour la pensée de ces maîtres et de ces confrères pour chercher à abriter derrière leur autorité les idées que j'ai voulu exposer et défendre. En conséquence, j'adresse à ceux dont l'enseignement a formé mes convictions, à ceux dont les travaux ont frayé la route que je parcours aujourd'hui, l'hommage respectueux et reconnaissant d'un élève et d'un ami qui a conscience de ce qu'ils ont fait et de ce qu'il leur doit ; — mais j'accepte pour moi seul la responsabilité de tout ce que je vais dire.

Paris, 15 juin 1899.

CHAPITRE PREMIER

EXPOSÉ DU SUJET

Le point de départ de cette étude est l'observation de certains troubles mentaux coïncidant avec des signes nets de lésions viscérales et de maladies générales. Sans m'attarder à expliquer quels furent ces troubles mentaux, ces lésions et ces maladies générales, je transcris ici l'histoire des malades qui les ont présentés (1). L'on y verra clairement quels sont les accidents qui vont nous occuper.

Nous rapprocherons ensuite ces faits d'autres faits analogues observés par nous ou par d'autres, et, par ce moyen, nous chercherons à connaître la physionomie de ces troubles mentaux et leurs relations avec les lésions viscérales et les maladies générales qui les accompagnent.

OBSERVATION I (2)

Alcoolisme. — Affaiblissement mental. — Hallucinations visuelles. — Polynévrite. — Dégénérescence graisseuse du foie. — Tuberculose pulmonaire. — Lésions cellulaires cérébrales.

Anne Rod..., âgée de trente ans, ménagère. Entrée à l'hôpital Saint-Antoine le 27 octobre 1897, salle Rostan, service de M. le prof. agr. G. Ballet.

ANTÉCÉDENTS HÉRÉDITAIRES. — Père d'un caractère emporté, mort hémiplé-

(1) Je remercie mes collaborateurs : MM. Lelong, Lehman, externes à Saint-Antoine, MM. Sabareanu, Trenaunay, externes à Laënnec, de l'aide qu'ils m'ont apportée pour la rédaction de ces observations.

(2) Cette observation a été l'objet d'une communication faite par M. G. BALLET à la *Société médicale des hôpitaux (11 Mars 1898)*. Elle a été insérée ensuite dans l'article : « Contribution à l'anatomie pathologique de la Psychose polynévritique et de certaines formes de Confusion mentale primitive » par MM. GILBERT BALLET et MAURICE FAURE. — *Presse médicale n° 98, 30 novembre 1898, p. 317-320*.

gique à l'âge de soixante-cinq ans, après quatorze ans de paralysie. Mère âgée de soixante-quinze ans, bien portante. Quatre frères ou sœurs : deux inconnus de la malade ; un frère mort de fièvre typhoïde à dix-huit ans, une sœur actuellement bien portante.

ANTÉCÉDENTS PERSONNELS. — Rougeole dans l'enfance. A douze ans, anémie qui aurait persisté un an. Réglée à treize ans, s'est mariée à dix-huit et a eu quatre enfants : deux d'entre eux sont morts de méningite à l'âge de deux ans, un autre a succombé à dix mois d'une affection inconnue ; une fille vivante et bien portante. Le mari de la malade avoue que sa femme faisait des excès alcooliques.

HISTOIRE DE LA MALADIE. — Le début de l'affection actuelle remonterait à plusieurs mois. En mai dernier, un des enfants d'Anna R... tomba malade ; sa mère le veilla avec beaucoup de sollicitude jusqu'à son décès, dont elle éprouva un vif chagrin. A la suite elle maigrit, cessa de manger, se déprima, perdit toute énergie ; le sommeil était rare et troublé par des cauchemars pénibles, dans lesquels elle revoyait son enfant entouré d'ennemis imaginaires ou d'animaux menaçants.

Depuis trois mois environ la malade éprouve, au niveau des jambes, des élancements qui s'étendent des pieds aux genoux et sont assez douloureux pour arracher des cris. Il y a eu de l'œdème des extrémités inférieures et, à certains moments, des secousses involontaires des orteils. En même temps les troubles mentaux se sont accentués ; la mémoire et l'intelligence ont paru s'affaiblir, l'attention est devenue difficile, la dépression s'est accusée.

Depuis le 25 octobre, Anna R... se plaint d'éprouver des souffrances au niveau de la partie inférieure de l'abdomen, qui décident son mari à la faire conduire à l'hôpital.

EXAMEN (27 *octobre 1897*). — La malade est très amaigrie ; elle a l'aspect cachectique. Elle est très déprimée et répond mal aux questions qu'on lui adresse. Elle se plaint du ventre et on constate effectivement à la région hypogastrique la présence d'une tumeur arrondie, qui semble être la vessie distendue. R... ne sait nous dire avec précision si elle a uriné le matin ou la veille. Le cathétérisme évacue trois litres d'urines très rouges, qui ne renferment ni sucre, ni albumine, ni hématies, ni leucocytes et qui prennent une teinte brun acajou en masse par l'addition d'acide nitrique (*urobiline*).

L'examen du *poumon* permet de constater, aux deux sommets, des frottements mêlés à des craquements secs et humides. Il existe des lésions non douteuses de tuberculose au second degré.

Le *foie* est très volumineux, le *cœur* sain ; du côté du *tube digestif* on constate que la langue est sale, l'haleine fétide, la constipation opiniâtre. Les troubles les plus importants sont ceux qu'on relève du côté du *système nerveux*. — a) *Sensibilité*. Les douleurs spontanées que la malade ressent depuis trois mois sont actuellement très accentuées. Rod... éprouve au niveau des pieds des brûlures vives ; elle reste une partie de la journée assise sur son lit, tenant ses pieds à pleines mains et pleurant. Il y a des temps de rémission et aussi des moments d'exacerbation pendant lesquels la malade perçoit dans les jambes des impressions pénibles, comparables à des jets d'eau bouillante ou glacée circulant dans les os, de la périphérie au centre. La pression des masses musculaires du mollet est désagréable, mais supportée ; il existe, en revanche, une hyperesthésie cutanée généralisée aux quatre membres, mais plus accusée aux inférieurs. Au niveau des pieds, le moindre contact, même celui des draps, est douloureux. Il n'y a pas d'anesthésie, mais aux jambes, les impressions sont perçues avec un certain retard. — b) *Motilité.* Affaiblissement musculaire généralisé. Parésie très accusée des membres inférieurs; tous les mouvements sont possibles, mais sans force; la station debout est impossible, les genoux fléchissent. Cette impotence parait tenir autant à la douleur qu'à la parésie. — c) *Troubles trophiques.* Amaigrissement de tous les muscles, plus accusé aux membres inférieurs, sans atrophie plus spéciale, au moins en apparence, d'un groupe musculaire. — d) *Réflexes tendineux.* Conservés. Plutôt exagérés. — e) *Troubles des réservoirs.* Rétention d'urine. Parésie du rectum.

État mental. — La malade geint et pleurniche presque constamment. Elle refuse de s'alimenter. Elle ne prête qu'une attention distraite aux questions qu'on lui adresse; elle semble les comprendre incomplètement et est comme égarée. Elle a une notion imparfaite du temps et des lieux. Par intervalles, elle se plaint sans motif de ses voisines et leur adresse des reproches. Les malades, la surveillante, la trouvent « singulière, bizarre, étrange ». Il n'y a pas de trouble du langage, mais une insuffisance manifeste de la compréhension, de l'association des idées; les troubles intéressent la mémoire et l'intelligence. Le sommeil est mauvais, très agité; il y a la nuit des hallucinations visuelles; la malade voit des bêtes courir dans la salle; elle essaye de se lever et fait effort pour les attraper ou les fuir.

Le 23 Novembre. Les symptômes se sont progressivement accentués depuis la fin d'Octobre. La malade, qui ne prend presque aucun aliment, se cachectise de plus en plus. La constipation a fait place à une diarrhée continuelle. Les réflexes patellaires, qui étaient plutôt exagérés, ont disparu. La température vaginale oscille entre 38 et 39°.

Le 24 Novembre. Plaque rouge au sacrum, de la dimension d'une pièce de cinq francs. Délire subcontinu. Température entre 39 et 40°. Les membres inférieurs sont presque complètement paralysés. Incontinence des urines et des matières fécales.

Le 28 Novembre. Escarre au sacrum, superficielle. Température 39°. Délire tranquille. Raideur légère de la nuque.

Le 29 Novembre. On nous raconte que, pendant la nuit, la malade a eu des convulsions qui intéressaient les membres supérieurs : les avant-bras étaient fléchis sur les bras, les membres inférieurs agités d'un petit tremblement; la tête était immobile, tournée à gauche; les yeux regardaient à gauche et en haut. Après la crise convulsive, la nuque resta plus raide qu'avant la crise. A onze heures du matin, au moment où on cherche à faire manger la malade, celle-ci se renverse sur l'oreiller, pâlit et meurt brusquement (temp. 38°,4.)

AUTOPSIE. — *Le 30 Novembre*, vingt-quatre heures après la mort. — *Encéphale et moelle.* — Aspect normal. Les méninges ne présentent pas de lésions. Sur les coupes du cerveau, du bulbe, de la moelle, on ne constate rien de pathologique à l'œil nu. Les artères, celles notamment de la base de l'encéphale, sont souples.

Foie. — Volumineux. Pèse 2 kilogr. 250. Pâle, manifestement graisseux.

Reins. — Volume normal. Congestionnés. Décortication facile.

Cœur. — Petit. Muscle ferme, de coloration rose pâle. Pas de lésions valvulaires.

Poumons. — Au sommet de chaque poumon, épaississement de la plèvre avec adhérences. Cavernules avec tissu scléreux et quelques granulations tuberculeuses au pourtour.

EXAMEN HISTOLOGIQUE. — *Foie*. — La plupart des cellules du foie ont subi la dégénérescence graisseuse. Il y a à peine une cellule intacte sur 9 ou 10. Légère infiltration embryonnaire des espaces portes. Peu de lésions de sclérose.

Reins. — Lésions légères de néphrite glomérulaire et épithéliale.

Cerveau. — On a prélevé pour l'examen des fragments du lobule paracentral droit. Les uns ont été placés dans la liqueur de Müller, les autres dans l'alcool à 96° pour servir à la coloration de Nissl.

Coupes pratiquées sur les pièces durcies dans le liquide de Müller : α. Coupes colorées par le *Pal* : Fibres tangentielles remarquablement conservées. Rien n'autorise à dire qu'il y ait altération des fibres à myéline dans l'écorce ou le centre ovale.

β. Coloration au *picro-carmin* et à l'*hématoxyline* : Congestion légère de l'écorce. Pas d'endartérite ; pas de prolifération nucléaire des parois ; pas d'accumulation de leucocytes dans la gaine adventice. Peut-être, sur quelques points, un léger épaississement de la paroi externe.

γ. Coupes colorées par le *Nissl* : Pas de prolifération des noyaux de la névroglie. Les lésions constatées sont exclusivement des lésions des cellules nerveuses. Ces cellules n'ont pas subi de modification dans leur ordonnance générale, ni dans leur nombre et à un faible grossissement (Leitz oc. 1/ obj. 2), les coupes ne diffèrent pas sensiblement d'une coupe de cerveau normale. Mais, à un grossissement plus fort (Leitz oc. 1/ obj. 4), on constate qu'un grand nombre de cellules sont altérées. Ces altérations sont surtout manifestes au niveau de la troisième couche (couche des grandes cellules pyramidales) : elles intéressent à la fois les éléments fondamentaux de cette couche et les cellules géantes de Betz. Sur cinq cellules, il y en a une saine, trois ou quatre de malades : l'une à un haut degré, les deux ou trois autres à un degré moindre. Voici la série des altérations qu'on note, en procédant des plus légères aux plus accusées :

Quelques cellules sont simplement tuméfiées, à contours arrondis, avec un noyau plus volumineux que le noyau normal ; autour de ce noyau, les granulations chromatophiles sont encore nombreuses et très distinctes. Beaucoup d'éléments ont perdu leur forme triangulaire ; leur noyau s'est approché de la périphérie, et les granulations, au pourtour de ce noyau, sont manifestement dissoutes. Quelques-unes subsistent à la périphérie de la cellule ou à la base de certains prolongements. D'autres cellules, plus rares, ont conservé leur forme, mais la substance chromophile y a perdu sa disposition en amas granuleux, et s'est accumulée sous forme d'une bande foncée, contre l'une des parois ; les contours du noyau sont peu visibles et le nucléole a disparu. Enfin, dans certains éléments, la chromatolyse est complète ; la cellule est arrondie, gonflée, et le noyau, plutôt diminué de volume, est appliqué contre la paroi.

L'examen des noyaux sur les coupes colorées à l'*hématoxyline* montre qu'un certain nombre d'entre eux ont subi dans leur forme des modifications qui impliquent des changements dans leur structure : les uns sont irréguliers, déchiquetés sur leurs bords, d'autres à aspect réniforme.

Moelle épinière. — *a) Région lombaire.* — 1. Méthode de *Nissl* : Un fragment prélevé au niveau de la cinquième racine lombaire a été durci dans l'alcool et les coupes colorées par le procédé de Nissl. Sur les coupes, on constate que la plupart des cellules des cornes antérieures sont arrondies ; elles ont perdu leurs contours triangulaires par suite d'une sorte de tuméfaction du cytoplasma ; leurs prolongements sont moins nets ou ont disparu ; leur noyau est nettement excentrique, rejeté à la périphérie de l'élément, et, sur quelques cellules, il tend à faire hernie. Enfin, il y a une chromatolyse très accusée, qui, au niveau des cellules les moins malades, respecte les granulations périphériques et n'a amené la dissolution que des granulations voisines du noyau.

2. Sur les coupes durcies dans le liquide de Müller et colorées par l'*hématoxyline-éosine* ou le *picro-carmin*, la pie-mère se montre normale. Les vaisseaux des substances grise et blanche sont normaux.

3. Au *Pal*, la substance blanche est normale. Les collatérales des cornes postérieures sont normales.

b) Région dorsale (X^e dorsale). — 1. Au *Pal*. Substance blanche normale.

2. Au *picro-carmin* et à l'*hématoxyline*. Vaisseaux de la substance grise dilatés, gorgés de globules rouges. Dans les cordons latéraux, il y a aussi quelques vaisseaux dilatés. Au niveau de la commissure, les artérioles présentent des lésions de péri-artérite. Quelques cellules ont très nettement le type arrondi avec noyau excentrique.

c) Région cervicale (IIe cervicale). 1. Au *Pal*. Substance blanche normale.

2. Au *picro-carmin* et à l'*hématoxyline*. Pas de lésions vasculaires. Parmi les cellules des cornes antérieures quelques-unes, mais quelques-unes seulement, ont des contours arrondis avec noyau excentrique.

Nerfs périphériques. — Dégénérescence à type wallérien très accusée au niveau des nerfs des membres inférieurs (tibial antérieur), particulièrement accusée à la périphérie de ces nerfs. Aux membres supérieurs les nerfs (cubital, médian) sont très peu malades. Toutefois, dans les ramifications périphériques, on trouve un petit nombre de tubes altérés.

Résumé.

Femme de 30 ans, ayant fait des excès alcooliques prolongés et habituels. A la suite d'un chagrin violent, elle se déprime, s'affaiblit, se cachectise, perd le sommeil et l'appétit. Durant quatre mois, elle a des élancements douloureux dans les jambes et des œdèmes, de l'affaiblissement musculaire, de la rétention et de l'incontinence d'urine et des matières ; sa dépression mentale augmente, son intelligence, sa mémoire et son pouvoir d'attention diminuent, au point d'amener l'enfantillage et l'incohérence.

Elle meurt à la fin du 4e mois, après avoir présenté de l'hyperesthésie et de la paresthésie dans les membres, l'exagération puis la disparition des réflexes patellaires, de vagues idées de mélancolie et de persécution, des hallucinations visuelles nocturnes, des escharres sacrées, enfin des paralysies et des convulsions. La mort arriva par syncope.

L'autopsie a révélé une dégénérescence graisseuse très accentuée du foie, quelques lésions de néphrite, des lésions de tuberculose pulmonaire ancienne chronique, avec guérisons et rechutes : les différentes constatations anatomiques confirmant d'ailleurs des signes d'insuffisance hépatique et rénale et de tuberculisation pulmonaires constatés pendant la vie.

L'examen histologique a montré l'existence des lésions accentuées de polynévrite, en rapport avec quelques-uns des symptômes ci-dessus résumés.

Enfin, et c'est là un détail que nous signalons particulièrement, *en l'absence de toute autre lésion encéphalique, les grandes cellules pyramidales de l'écorce cérébrale (région rolandique) présentaient des altérations très accentuées, d'un type constant et caractéristique.*

Des lésions d'aspect analogue existaient aussi dans les cellules motrices de la moelle cervicale et lombaire, prédominant très nettement dans cette dernière. Il y aura lieu de se demander quelle est la relation qui unit ces lésions cellulaires spinales aux lésions des nerfs spinaux qui, précisément, prédominaient dans les nerfs issus de la région lombaire

OBSERVATION II (¹)

Alcoolisme. — Cauchemars. — Affaiblissement mental. — Rêvassérie. — Dégénérescence graisseuse du foie. — Tuberculose pulmonaire. — Lésions cellulaires cérébrales.

Femme Ansel..., trente-deux ans... Entrée à l'hôpital Saint-Antoine, salle Rostan, le 1ᵉʳ février 1898. (Service de M. le prof. agr. G. Ballet).

ANTÉCÉDENTS HÉRÉDITAIRES. — Nuls. Père et mère morts à un âge avancé.

ANTÉCÉDENTS PERSONNELS. — Pas de maladie grave antérieure. Réglée à treize ans : l'a été toujours régulièrement. Mariée à vingt-deux ans. Un enfant quelque temps avant son mariage, mort en bas âge de méningite tuberculeuse ; a eu un second enfant après le mariage, qui mourut également de méningite dans la première enfance. Pas de syphilis, pas de fausses couches. De temps en temps, pertes utérines assez abondantes.

(¹) Cette observation a été l'objet d'une communication, faite par M. G. BALLET, à l'*Académie de Médecine, le 28 juin 1898.* Elle a été insérée ensuite dans l'article : « Contribution à l'anatomie pathologique de la psychose polynévritique et de certaines formes de confusion mentale primitive », par G. BALLET et M. FAURE, *Presse médicale* nᵒ 98, 30 novembre 1898, p. 317, 320.

Histoire de la maladie. — Il y a un peu plus d'un an, rhume négligé. Depuis cette époque, Ansel.., tousse ; à plusieurs reprises elle a craché du sang abondamment. On nous assure qu'en même temps que la toux s'établissait, la malade a pris l'habitude de boire : elle ne s'enivrait pas, mais elle absorbait régulièrement chaque jour deux litres de vin au moins, 12 centilitres d'absinthe, du kirsch dans le café. Ces excès semblent avoir précipité la marche de l'affection pulmonaire et ont amené des troubles cérébraux.

On nous raconte, en effet, que depuis quelques mois Ans... dort mal, elle a des cauchemars la nuit. La mémoire, dit-on, est très diminuée : la malade est constamment dans une sorte d'état d'ahurissement et de dépression très accusé. Elle va même jusqu'à délirer ; le délire n'a pas de caractère bien défini, mais il se traduit par une préoccupation qui revient souvent: celle de se lever pour aller à une réunion où Ans... se croit attendue.

Il y a des crampes dans les jambes, un grand amaigrissement et une diminution considérable des forces.

Examen (*9 Février 1898*). — Maigreur de la face ; pommettes rouges ; teint cachectique.

A l'examen du *poumon* on constate : une zone de matité aux deux sommets, plus accentuée à gauche qu'à droite ; la diminution du murmure respiratoire des deux côtés ; des râles fins, sous-crépitants, disséminés ; en avant, des craquements humides au sommet gauche, et des râles fins de congestion pulmonaire au sommet droit.

Le *foie* est nettement hypertrophié. La *rate* parait aussi plus volumineuse que normalement.

Battements du *cœur* réguliers, plutôt faibles, sans bruits anormaux. Pouls assez rapide (104). Température entre 37°,5 et 38°.

Les *urines* sont rouge foncé. On ne peut doser la quantité totale, car la malade va sous elle.

Du côté du *système nerveux*, voici ce qu'on constate. La malade garde le lit ; elle y est assez calme. Elle se rend mal compte de ce qui se passe autour d'elle : elle est comme ahurie. Elle répond mal aux questions qu'on lui adresse et semble du reste se soucier peu de le faire. De temps en temps, elle prononce des mots sans suite, des lambeaux de phrase qui indiquent l'existence chez elle d'un véritable délire, mais calme et tranquille. Elle ne se plaint pas de douleurs, mais la pression des diverses régions du corps, des muscles, des membres notamment, est pénible. Les *réflexes rotuliens* sont normaux.

Le *17 Février*, la cachexie s'accentue et les lésions pulmonaires progressent.

Le *1er Mars*, le délire est moins marqué et moins continu, la malade semble plus présente lorsqu'on l'interroge et la questionne : toutefois, il est facile de constater que la mémoire est obtuse, l'association des idées pénible et difficile, la notion des événements, du temps, des lieux, défectueuse.

La malade succombe le *20 Mars*, sans complications, et par suite du progrès de l'affaiblissement et de la cachexie. Pendant le séjour à l'hôpital, la température a oscillé entre 37° et 38°. Plusieurs fois, elle a gagné 39° sans jamais aller plus haut. La veille et le jour du décès, le thermomètre s'est maintenu au voisinage de 38°,8. L'état mental, à aucun moment, ne s'est montré subordonné à la fièvre.

Autopsie (faite par notre collègue Got, **interne du service**). *22 mars*, trente-six heures après la mort.— Les deux *poumons* sont adhérents à la paroi costale, le droit dans toute son étendue, le gauche à son sommet. Au sommet gauche, cavernes multiples et tubercules disséminés au pourtour. Au sommet droit, tuberculose infiltrée sans ramollissement.

Le *foie* pèse 1.850 grammes. Il est volumineux. A la coupe, il paraît gras. On distingue encore nettement les veines centrales du lobule.

La *rate* pèse 240 grammes. Les *méninges*, le *cerveau* et la *moelle* sont sains.

Examen histologique. — *Foie.* — Dégénérescence graisseuse accusée. Lésions légères de cirrhose.

Cerveau. — Sur des fragments prélevés au niveau du lobule paracentral, durcis dans l'alcool et colorés par le procédé de *Nissl*, on constate ce qui suit.

A un faible grossissement (1,2, Leitz) on voit que, sur certains points de la coupe les grandes cellules, particulièrement les cellules de Betz, sont altérées : elles ont perdu leur forme triangulaire, sont arrondies, ont des prolongements moins nets, et déjà, à ce grossissement, on peut se rendre compte des modifications qui se sont produites dans la constitution du protoplasma et le déplacement du noyau. Les cellules altérées ne sont pas éparses sur toute la coupe : elles sont réunies et groupées en quelques endroits de la préparation, à côté desquels l'écorce présente son aspect normal.

En examinant à un plus fort grossissement (1,7, Leitz), les parties de la couche grise où les cellules se montrent altérées, on constate que ces cellules sont lésées de la façon suivante.

Sur le point qu'on considère, presque toutes les cellules de Betz sont malades ; c'est à peine si on en trouve une de saine sur dix ou douze. Ces cellules sont tuméfiées, leurs contours sont arrondis. Dans les moins malades, les prolongements sont encore très visibles, le noyau n'est que peu déjeté en dehors ; il y a, à son pourtour, une chromatolyse (centrale) très nette. La plupart des cellules ont, au contraire, perdu leurs prolongements ; la zone chromatolytique y est très étendue ; on n'y voit plus que quelqes rares granulations chromatophiles au pourtour de l'élément, juxtaposées quelquefois à de petits amas de pigment. Le noyau tend à faire hernie hors de la cellule, dont il refoule et distend la paroi. Dans quelques cellules, la chromatolyse est complète, le noyau n'est plus visible.

Sur aucun point, on ne constate de dilatations vasculaires, de prolifération des noyaux des parois, ni de diapédèse.

Des coupes ont été pratiquées sur des fragments du lobule paracentral, durcis dans la liqueur de Müller et colorés par les procédés de *Pal* et de *Marchi*.

Au *Pal* on ne constate aucune altération appréciable des fibres à myéline sous-corticales ; les fibres tangentielles, notamment, sont bien conservées. Le *Marchi* a donné également un résultat négatif.

Moelle. — Sur les coupes de la région lombaire (la seule dont des fragments aient été durcis dans l'alcool pour servir à la coloration par le Nissl), nous ne constatons aucune lésion. Les cellules ont leur forme et leur volume habituels, leurs prolongements et leurs granulations chromophiles. Le noyau y a partout conservé sa position centrale.

Des fragments des diverses régions (lombaire, dorsale et cervicale) ont été durcis dans le liquide de Müller, et les coupes, provenant de ces fragments, colorées par le picro-carmin, l'hématoxyline ou le procédé de Pal. Pas d'altérations.

Nerfs. — Nous avons examiné, après fixation dans l'acide osmique, les rameaux périphériques du radial et du cubital, ainsi que du tibial antérieur.

Au radial et au cubital, pas de lésions : tous les tubes sont sains. Sur les dissociations du tibial antérieur, on découvre, après de multiples investigations, quelques tubes en dégénérescence wallérienne, mais les tubes ainsi altérés sont très rares.

Résumé.

Femme de 32 ans, alcoolique et tuberculeuse, atteinte, depuis quelques mois, d'affaiblissement mental avec cauchemars nocturnes et idées délirantes.

Elle meurt, après un mois et demi de séjour à l'hôpital, dans une cachexie progressive. On a constaté, durant ce temps, des crampes dans les jambes, un peu de fièvre, de l'hyperesthésie généralisée mise en évidence par la pression, un état de rêvasserie presque permanent et une forte diminution de la mémoire et de l'intelligence.

A l'autopsie, outre des lésions accentuées de tuberculose pulmonaire, on trouve une cirrhose graisseuse du foie.

Dans l'écorce cérébrale (région rolandique) en l'absence de toute autre altération, on retrouve les mêmes lésions cellulaires que dans l'observation précédente, mais limitées à des groupes de cellules, et par conséquent n'offrant pas le même caractère de généralisation et d'intensité que l'on peut remarquer dans l'Obs. I.

Dans la moelle, il n'y a point d'altérations, mais dans les nerfs périphériques des jambes on trouve quelques filets lésés.

OBSERVATION III (¹)

Enfantillage. — Affaiblissement mental. — Hallucinations. — Dégénérescence scléro-graisseuse du foie. — Tuberculose pulmonaire et hépatique. — Lésions cellulaires cérébrales.

Victorine R..., 38 ans, entrée le 17 juin 1898, salle Broca, hôpital Laënnec, service de M. le professeur Landouzy.

(¹) Cette observation a été l'objet d'une communication faite par nous à la *Société de biologie*, *3 juin 1899*. Elle a été insérée ensuite dans un article paru dans la *Revue neurologique*, *décembre 1899*. — MAURICE FAURE. « Sur les lésions cellulaires corticales observées dans 6 cas de troubles mentaux toxi-infectieux. »

HISTOIRE. — Cette malade se plaint de courbature, de fatigue et d'être sans appétit. Ces symptômes existent depuis trois mois environ et, depuis ce temps elle a pâli, maigri et toussé. En outre, elle est essoufflée, et le moindre effort, même pour parler, lui donne des accès d'étouffement. Elle n'a pas craché de sang et n'a pas eu de bronchite ni de pleurésie.

Sa famille, interrogée, dit que les symptômes racontés par la malade sont exacts; mais que ce n'est pas à cause de cela qu'on l'a conduite à l'hôpital. C'est parce qu'on ne peut plus la laisser chez elle tant elle est bizarre. En effet, depuis un mois environ, on ne peut plus lui laisser faire les travaux du ménage. Elle oublie de préparer les repas, ne se souvient de rien, et rit aux observations qu'on lui fait. D'ailleurs, bien qu'elle reste immobile et inoccupée, elle ne s'ennuie ni ne se plaint. Elle parle toute seule et fait des réflexions incompréhensibles. Dans son interrogatoire, nous ne retrouvons rien qui permette d'affirmer l'intoxication alcoolique.

EXAMEN. — *Thorax.* — A l'auscultation on entend des râles sibilants et ronflants dans toute la poitrine. Submatité, pas de lésions particulièrement accentuées aux sommets des poumons.

Le pouls est un peu rapide. Le premier bruit cardiaque est légèrement soufflant.

Abdomen. — Hypertrophie hépatique énorme; on sent un foie dur et régulier descendant jusqu'à l'ombilic, mais ne donnant lieu à aucune douleur.

Système nerveux. — Hyperesthésie généralisée. A la pression des masses musculaires et de la peau, la malade répond par un cri et par un vif mouvement de défense. Réflexes normaux.

État général. — Faciès jaune pâle, conjonctives décolorées. Température du soir 39°,4. Toux intense. Vomissements provoqués par la toux. Inappétence, mais pas de troubles digestifs.

État mental. — Affaiblissement de la mémoire, caractérisé par l'oubli de la date, du jour, du mois, de l'année; par l'oubli du jour de la naissance, de l'adresse, etc. Affaiblissement de l'intelligence : la malade a quelque peine à comprendre une question et à trouver une réponse. Sa figure montre l'effort d'attention qu'elle fait. D'ailleurs, elle cesse bientôt cet effort, hausse les épaules et se détourne ou éclate de rire.

Elle ne se laisse pas découvrir ou toucher, sans se cacher la face et rire.

Urines. — Rouges et prenant une forte coloration acajou avec l'acide nitrique; pas de pigments biliaires. Fluorescence caractéristique de l'urobiline.

23 Juin. — Les conjonctives ont une teinte subictérique et la peau se colore aussi d'une teinte qui tient à la fois de la cachexie et de l'ictère. Les urines sont rares, sédimenteuses et renferment un dépôt d'aspect de brique pilée. Il est survenu de la diarrhée. La malade somnole toute la journée et paraît s'affaiblir; toutefois, elle se trouve bien. Interrogée sur ce que sa potion lui avait produit, elle répond qu'elle ne l'a pas prise, car elle ne savait pas qu'elle était pour elle ; puis elle jette la bouteille au loin et éclate de rire.

Elle accueille les gens d'un air étonné, et il lui faut un moment pour se rappeler qu'elle les a déjà vus.

25 Juin. — Incontinence des urines et des matières. Comme nous arivons auprès du lit, la malade est en train de parler seule. Nous lui demandons à qui elle s'adresse, elle répond : « A mon mari qui est là. » Or, son mari est mort depuis plusieurs années. Comme nous le lui faisons remarquer, elle fait un instant d'effort d'attention, puis hausse les épaules en disant : « Et puis, je ne sais pas. »

28 juin. — Les voisines trouvent que cette malade ne se comporte pas comme les autres. Elle se lève la nuit, va et vient en parlant à haute voix, se trompe de lit. Elle fait des réflexions bizarres et à haute voix lorsqu'on parle devant elle, ou lorsque quelqu'un passe.

Elle refuse de se servir du thermomètre. Elle ne veut pas se laver, elle se mouche dans son drap, boit dans son crachoir, et mélange le contenu des pots qu'on lui donne. Parfois elle crie ou chante, mais ne se plaint jamais. Il n'y a aucun trouble de la parole.

Cependant, elle est toujours dyspnéique et se cachectise de plus en plus. Interrogée, elle dit se trouver très bien. Dans la journée elle est assoupie. Parfois, sortant brusquement de son assoupissement, elle parle à des personnes qu'elle croit présentes, sa mère, son mari, morts depuis longtemps.

Ses actes sont incohérents. Elle jette des aliments et empaquète soigneusement des objets inutiles (morceaux de papier, fragments d'un vieux peigne). Le personnel de la salle la surveille et les malades en rient en disant qu'elle n'a pas sa tête à elle.

1er juillet. — La somnolence augmente et devient presque continue. Elle répond brièvement aux questions et on a quelquefois peine à la tirer de sa torpeur. La température se maintient entre 38° et 39°. L'état des poumons devient plus mauvais : matité, râles humides disséminés.

6 juillet. — Le teint est tout à fait jaune. La malade est abattue et dyspnéique, elle a la diarrhée et ne mange pas. Elle a parlé ces jours-ci de s'en aller, mais n'en parle plus. La bouche est fuligineuse. Le foie est toujours aussi gros. Les urines sont très chargées de sédiments, très rouges, et très rares. On ne peut plus d'ailleurs les recueillir intégralement depuis quelques jours, à cause de l'état mental qui s'aggrave et ne permet plus à la malade de demander le bassin.

8 juillet. — La malade est tombée peu à peu dans un gâtisme complet. Elle rêvasse et fait des récits incompréhensibles. La bouche est fuligineuse, le teint très ictérique. Elle meurt à six heures du soir sans nouveaux symptômes. La température est demeurée entre 38° et 39°.

AUTOPSIE. (*10 juillet 1898*). — *Encéphale.* — On a prélevé, vingt-deux heures après la mort, des fragments du lobule paracentral pour l'examen par la méthode de Nissl. La pie-mère est assez fortement injectée. Elle s'enlève bien (pas d'épaississements, ni d'adhérences).

Le reste de l'autopsie est fait quarante heures après la mort.

On prélève une région rolandique entière avec ses fibres de projection, qui est placée dans la liqueur de Muller, et quelques nouveaux morceaux de lobule paracentral pour la méthode de Nissl et de Marchi.

Moelle. — Normale. On conserve des fragments pour la méthode de Nissl, et des fragments dans la liqueur de Muller.

La queue de cheval et des fragments de nerfs sont conservés également.

Poumons. — Une cavernule, du volume d'une petite noix, au sommet de l'un d'entre eux. Petits tubercules caséeux dans les deux poumons du haut en bas.

Rate. — Grosse et molle.

Foie. — Très gros et jaune clair. A la coupe, il paraît presque entièrement formé de graisse. Sclérose légère, mais bien visible. Adhérence de la capsule et travées fibreuses. On y voit quelques follicules tuberculeux. Il est, en outre, coloré de bile et à la coupe on voit de petites taches jaune d'or.

Reins. — Un peu scléreux, mais de forme et de volume normaux.

Cœur. — Chargé de graisse, pas de lésions valvulaires.

EXAMEN HISTOLOGIQUE (nos 216-217). *Cerveau.* Méthode de *Nissl.* — Écorce du lobule paracentral. — Avec un grossissement faible ou fort (Leitz. oc. 2, obj. 5) on n'aperçoit aucune altération vasculaire ou interstitielle, et le nombre et l'ordonnance des éléments cellulaires sont normaux. En outre, la majorité des cellules a l'aspect sain. Mais si l'on examine, à la suite, trois préparations environ, on aperçoit toujours quelque groupe de grandes pyramidales dont les éléments présentent une physionomie nettement anormale. La base de la pyramide est boursouflée, arrondie. La périphérie est fortement teintée sans que l'on y aperçoive de granulations chromophyles nettes, et le centre de la cellule, au contraire, est éclairci et coloré de teintes diffuses et fondues qui passent du clair au foncé à mesure que l'on s'approche des bords de l'élément. Nous prenons comme types les grandes cellules pyramidales et les cellules de Betz.

Dans quelques cellules, le noyau a quitté sa position centrale pour se rapprocher des bords, ou même faire saillie hors du corps cellulaire. En somme, nous trouvons ici, restreinte à quelques groupes cellulaires et réduite à un degré peu accentué, l'altération que les observations précédentes nous ont montrée plus ou moins généralisée et beaucoup plus avancée. (Disparition des grains chromophyles, avec prédominance de cette disparition au centre de l'élément. — Migration périphérique du noyau. — Tendance de la cellule pyramidale à prendre une forme globuleuse et à se décolorer.)

Tout ce que l'on vient de lire se rapporte aux préparations extraites des morceaux de cerveau prélevés vingt-deux heures après la mort. Dans ceux qui furent prélevés dix-huit heures plus tard (40e heure) on observe en outre, et en raison de la température de la saison (10 juillet), des altérations cellulaires cadavériques.

Méthode de *Pal.* — *Picro-carmin* et *hématoxyline* (écorce et substance blanche sous-jacente du centre ovale). Congestion légère de l'écorce; pas d'altérations appréciables des vaisseaux, de la substance blanche ni du tissu interstitiel.

Méthode de *Marchi.* — Résultat négatif dans les mêmes régions.

Moelle. Régions lombaires et cervicales. — Méthode de *Nissl.* Il n'y a pas d'autres altérations appréciables que des lésions cadavériques des cellules, explicables par l'heure tardive de l'autopsie (40e heure) et la température climatérique.

Colorations au *picro-carmin*, à *l'hématoxyline.* — Méthode de *Pal.* — Pas de lésions appréciables.

Nerfs. — *Queue de cheval.* Pas d'altération.

Foie. — Dégénérescence graisseuse très accentuée. Le plus grand nombre des cellules hépatiques est remplacé par des gouttelettes de graisse. Quelques très rares et très petits îlots de parenchyme sain. Travées scléreuses organisées et pseudo-canalicules biliaires. — Infiltration embryonnaire considérable. — Follicules tuberculeux.

Reins. — Pas d'altérations glomérulaires. Légère sclérose vasculaire. Peut-être quelques altérations épithéliales.

Résumé.

Femme de 38 ans, dyspnéique, affaiblie, amaigrie depuis environ 3 mois. Sa famille l'amène à l'hôpital — presque à son insu — parce que, depuis plusieurs semaines, sa conduite est incohérente (oublis, enfantillage, bizarrerie), et que l'on ne peut ni la laisser seule à la maison, ni l'utiliser à un travail, même très facile et surveillé.

On constate chez elle, durant un mois de séjour à l'hôpital, des signes de bronchite aiguë et d'insuffisance hépatique avec hypertrophie du foie et tuberculisation pulmonaire rapide. Il y a un affaiblissement mental très accentué, avec euphorie, rêvasserie, hallucinations visuelles, associations d'idées incohérentes. Elle meurt dans un état comateux.

L'autopsie met en évidence une tuberculisation aiguë du poumon et du foie, avec cirrhose graisseuse de cet organe. Quelques altérations néphritiques.

En l'absence de toute autre altération cérébrale, on trouve les mêmes lésions cellulaires que dans les deux observations précédentes, mais peu accentuées.

Pas d'autres altérations du système nerveux.

OBSERVATION IV ([1])

Epilepsie. — Stupidité. — Incohérence. — Rêvasserie. — Cancer de l'utérus. — Rétention d'urines dans les uretères. — Œdème cérébral. — Lésions cellulaires cérébrales.

Mᵐᵉ Cart..., 42 ans, entrée le 17 septembre 1898, salle Broca, n° 11, hôpital Laënnec, service de M. le professeur Landouzy.

Hɪsᴛᴏɪʀᴇ. La famille de cette femme l'amène parce qu'elle a des attaques très fréquentes. Voici en quoi consiste une de ces attaques, à laquelle nous avons assisté.

Le malade se raidit, se renverse légèrement en arrière, et sa figure grimace lentement, les deux côtés de la bouche relevés. Puis, un léger tremblement commence à agiter les quatre membres et va en s'accentuant peu à peu. La

([1]) Cette observation a été l'objet d'une communication faite par nous à la *Société de biologie, 3 juin 1899*. Elle a été insérée ensuite dans un article paru dans la *Revue neurologique, décembre 1899*. — Mᴀᴜʀɪᴄᴇ Fᴀᴜʀᴇ. « Sur les lésions cellulaires corticales observées dans 6 cas de troubles mentaux toxi-infectieux. »

durée totale est de deux minutes environ. A ce moment, le tremblement est assez accentué et le caractère épileptique est nettement marqué par l'aspect de la figure, qui est le suivant : Les yeux, déviés en haut et à droite, la figure tirée du même côté, agitée de secousses, et les paupières battant à larges coups sur le même rythme que les contractions des muscles de la face. Tout se termine par une expiration rauque et bruyante. La coloration générale des téguments, chez cette femme cachectique, est trop jaunâtre habituellement, pour permettre d'apprécier une variation de teint pendant l'attaque. Elle a une dizaine de ces attaques en vingt-quatre heures, la durée de chacune étant d'une ou deux minutes.

La famille, qui se compose d'enfants jeunes et qui ne restent pas à la maison près de leur mère, ne peut fournir que peu de renseignements utiles. Il y a plusieurs semaines, peut-être plusieurs mois qu'elle est ainsi ; auparavant elle était bien portante et n'avait pas d'attaques.

EXAMEN. *1ᵉʳ octobre 1898.* Depuis son entrée, cette femme est restée dans le même état. Elle est couchée dans le décubitus dorsal, souvent assoupie, et suivant des yeux les personnes qui passent, en marmottant quelques paroles. Elle est extrêmement amaigrie, pâle et cachectique. Elle perd ses urines et ses matières. Elle esquisse constamment des gestes lents et maladroits, et la figure grimace de diverses manières. Elle ne paraît jamais avoir complètement sa présence d'esprit. Cependant, elle intervient quelquefois dans la conversation avec un certain à-propos. Ainsi, quand elle entend dire qu'elle a 42 ans, elle proteste pour dire qu'elle en a 46. Mais nous ne pouvons contrôler l'exactitude de ce renseignement.

Elle demande à boire, mais ne cause pas à ses voisines, ou leur cause pour leur dire des choses incohérentes. Par exemple : « Elle a avalé sa cuiller » ; « Elle veut boire tout son lait avant de partir » et, de fait, elle en boit six verres ; « Donnez-moi deux sous de pain blanc. Il faut ouvrir la porte ». Ces paroles ne correspondent à rien de réel.

Elle paraît ne reconnaître personne, et cependant elle se comporte souvent comme si elle reconnaissait l'infirmière et les malades qui s'occupent d'elle.

Il est difficile, même en l'interrogeant avec force, de fixer son attention. La figure se contracte, exprimant l'effort d'attention, mais un pli de son drap, une mouche qui vole, la distraient aussitôt. Aussi on n'obtient que par intermittences des réponses précises. Pendant le temps de l'examen, elle ne cesse de parler sans qu'on puisse distinguer de suite ni de raison dans ses propos. On lui demande si elle connaît cette personne, en lui montrant l'infirmière. Elle répond « je l'ai vue » ; on lui demande « où » ; elle répond « au lavoir ». Et comme on lui demande une explication sur cette réponse elle dit : « Je l'ai vue... au lavoir... au lavoir... Je viens de la voir. »

Elle répète souvent les mêmes mots et ils sont reliés entre eux par des assonances.

Cette incohérence et ces associations par assonances se manifestent aussi avec les syllabes, de sorte que la malade commence des mots qui, au lieu de se terminer normalement, se continuent avec des syllabes d'autres mots, ou des syllabes sans suite, appelées par des assonances ou des associations habituelles.

Quand on saisit, dans ce qu'elle dit, une phrase comme celle-ci, par exemple : « C'est là qu'on l'a caché » et qu'on lui demande qu'est-ce qu'on a caché là, elle regarde avec stupéfaction. Sa figure, du reste, exprime constamment l'hébétude. On remarque un léger tremblement de la parole, qui est intermittent (pas d'inégalité pupillaire, pas de modification des réflexes). Ce tremblement est surtout composé d'hésitation de la prononciation, sensible surtout au début des phrases.

On examine les organes de la cage thoracique et de la cavité abdominale sans y rien trouver d'anormal. La malade déclare ne pas souffrir. Mais son état général est sérieux à cause de la cachexie avancée ; elle n'a pas de fièvre, elle s'alimente un peu, mais elle est très faible, elle laisse aller ses urines et ses matières dans son lit, elle est très maigre, et a l'aspect tout à fait misérable. On la met au régime lacté.

4 Octobre. Malgré la difficulté qu'il y a à mesurer les urines, l'infirmière signale leur rareté. En outre, les matières fécales sont diarrhéiques et très fétides et il y a aussi quelques pertes vaginales rouges et sentant mauvais.

On sonde la malade, on retire une petite quantité d'urines rouges troubles contenant de l'albumine. L'exploration du petit bassin révèle un utérus gros comme une très grosse poire adhérent, immobile, avec un gros col mollasse et irrégulier. On pense alors à l'existence d'un cancer utérin ayant déterminé la cachexie extrême où la malade est réduite, et comprimant les uretères.

5 Octobre. La température s'élève à 38°. L'état mental et le nombre des attaques sont restés les mêmes.

6 Octobre. Mort sans phénomènes nouveaux.

AUTOPSIE (*7 octobre*, vingt-six heures après la mort). — Le corps de *l'utérus*, plus gros que le poing, est occupé en totalité par une tumeur irrégulière et adhérant aux organes environnants, la coupe ayant l'aspect cancéreux.

Les *uretères* sont englobés dans ces adhérences, et distendus par l'urine au-dessus de l'étranglement.

Les *reins* sont légèrement distendus et leur parenchyme est mou et jaunâtre.

Le *cerveau* est macroscopiquement sain. Mais un peu de liquide s'écoule à l'ouverture des méninges, et il y a quelques adhérences entre la pie mère et l'écorce.

EXAMEN HISTOLOGIQUE (n° 242). — *Cerveau*. Méthode de *Nissl*. — Écorce du lobule paracentral. Lorsque le grossissement est assez fort (Leitz, oc. 2, obj. 3, ou oc. 2, obj. 5), on voit très nettement qu'un grand nombre de cellules sont altérées. Ces altérations sont surtout appréciables au niveau des grandes pyramidales (troisième couche) et des cellules de Betz. Ce sont les cellules de cette couche que nous prenons comme type pour nos descriptions.

L'élément cellulaire a perdu sa forme polygonale ; il est arrondi, globuleux, comme gonflé. Le centre de la cellule est éclairci et coloré d'une teinte pâle et diffuse. La périphérie est plus fortement teintée et l'on y aperçoit, mais rarement, des grains chromophyles. Le noyau occupe souvent une situation périphérique ou même fait hernie au dehors. L'ensemble de l'élément présente un aspect flou et une coloration brumeuse bien différente de l'aspect précis et net du dessin et de la couleur des cellules normales. Bref, les grandes pyramidales de cette malade se distinguent nettement par leur forme, leur couleur, la situation de leur noyau, la disparition des grains chromophyles de l'apparence des cellules normale.

L'altération est à peu près généralisée à toutes les pyramidales, mais à des degrés un peu différents. Il est fréquent de rencontrer sur une coupe, à plusieurs reprises, toutes les cellules du champ microscopique présentant le même aspect, c'est-à-dire le même degré d'altération. Rarement au contraire on trouve des cellules ayant plus ou moins conservé la physionomie normale ou ne présentant que des altérations légères, telles que, par exemple, celles qui sont décrites dans l'observation précédente.

Hormis ces altérations cellulaires, l'on peut admettre que les parois des vaisseaux de l'écorce sont un peu épaissies et qu'il y a un faible degré d'infiltration embryonnaire périvasculaire. Mais cela est très léger, de sorte que la coupe ne se différencie essentiellement de l'aspect normal que par les altérations cellulaires.

Résumé.

Femme, d'une quarantaine d'années, atteinte d'attaques épileptiformes, très fréquentes depuis plusieurs semaines. Dans l'intervalle des attaques son esprit reste obscurci, elle ne sait où elle se trouve, et sa figure est hébétée. On ne peut fixer son attention, elle tient des discours incompréhensibles, où souvent les phrases, les mots, voire même les syllabes, sont reliées par des assonances. Il existe un léger tremblement de la parole.

Cette femme meurt dans un état cachectique très avancé, avec une teinte jaunâtre des téguments et, à l'autopsie, on trouve un cancer de l'utérus comprimant et oblitérant les uretères qui sont distendus par l'urine.

A l'examen macroscopique du cerveau on constate de l'œdème des méninges et des adhérences de la pie-mère et de l'écorce.

A l'examen microscopique, un léger degré d'infiltration embryonnaire et une altération très accentuée et généralisée des cellules grandes pyramidales, du même type que celles des trois observations précédentes.

Les quatre observations que l'on vient de lire ont de nombreuses ressemblances. Ainsi, deux malades, au moins, avaient certainement fait des excès alcooliques prolongés. Les troubles mentaux qu'elles ont présentés sont tout à fait analogues : Affaiblissement de la mémoire, Difficulté à fixer l'attention et à comprendre — Rêvasserie — Somnolence — Hallucinations, Délire léger, tranquille et diffus — Indifférence, alternant avec la satisfaction ou le chagrin sans raisons précises — Enfantillage, Incohérence, etc.

Ces troubles mentaux coïncident, chez trois malades, avec des lésions du foie et des poumons absolument semblables : dégénérescence graisseuse, infiltration embryonnaire, sclérose jeune, dans le foie — tuberculose ancienne, avec poussée aiguë récente, dans les deux poumons.

Chez la quatrième malade, le foie et les poumons étaient indemnes macroscopiquement, mais un cancer de l'utérus avait presque complètement arrêté l'excrétion rénale, et il y a lieu de rapprocher ce fait des quelques lésions de néphrite que l'on a rencontrées dans la 1re et la 3e observation.

Enfin, dans les 4 cas, des lésions cellulaires cérébrales, d'un type non encore observé, doivent arrêter notre attention. Le rapport de ces lésions avec les accidents mentaux qui les accompagnent méritera une étude approfondie.

Des signes de polynévrite, plus ou moins nets dans trois observations, complètent l'analogie.

Il est certain que nous ne pouvons, de ces ressemblances, tirer aucune déduction, à cause du petit nombre des faits observés.

En réduisant les observations à leurs éléments principaux, on peut dire seulement que, dans les 4 cas, il y avait évidemment coïncidence entre un trouble mental d'une physionomie constante, et des lésions du foie et du rein accompagnées, dans 3 cas, de tuberculose pulmonaire, — dans un cas, de cancer utérin.

Pour établir qu'il y a une relation entre ces différents accidents, et pour connaître la nature de cette relation (si elle existe), il faut rechercher des faits comparables.

En voici 4, moins complètement observés, mais dont l'étude, quelque imparfaite qu'elle soit, nous révèle encore assez de détails caractéristiques pour que nous puissions les placer à côté de ceux dont on vient de lire la relation.

OBSERVATION V (¹)

Insouciance — Affaiblissement mental — Torpeur et somnolence — Rêvasserie — Hyperesthésie, douleurs, crampes, — Tuberculose pulmonaire — Dégénérescence graisseuse du foie — Néphrite mixte.

Histoire. — Anne De..., 36 ans, entre à l'hôpital Saint-Antoine dans le

(¹) Cette observation a été résumée dans l'article : M. Faure et G. Desvaux, Le

service de M. le prof. ag., Gilbert Ballet, le 4 janvier 1898, parce que, depuis une quinzaine, elle tousse, s'affaiblit, maigrit. En outre elle a des essoufflements et de la fièvre.

EXAMEN. — Respiration rude et soufflante aux sommets des 2 poumons, quelques râles humides fins dans le creux axillaire gauche. Crachats visqueux abondants, striés de sang rouge.

La palpation des reins est douloureuse. D'ailleurs, la malade se plaint de douleurs spontanées dans cette région (douleurs sourdes, contuses) depuis plus d'un an. Les urines sont peu abondantes, rouge foncé, très odorantes et renferment de l'albumine.

Température, 38°-38°,5.

6 janvier. — Incontinence des matières fécales. Interrogée à propos de cet accident, la malade dit que, depuis un mois environ, il lui est arrivé de perdre ainsi ses matières quelquefois. D'ailleurs, elle ne paraît attacher à cela aucune importance, et c'est cette insouciance anormale qui est le premier signe d'un état mental pathologique qui va se développer.

Examen vaginal et rectal : Normal.

10 janvier. — La malade reste dans le décubitus dorsal, immobile toute la journée. Elle ne s'intéresse à rien, et la visite de ses parents ne paraît pas la distraire. Ceux-ci font remarquer qu'ils la trouvent changée. Elle était beaucoup plus intelligente. (Les parents regardent comme possible que la malade ait fait antérieurement des excès alcooliques, mais ils ne peuvent l'affirmer).

La malade pousse de temps en temps des gémissements, se plaignant des reins, du ventre, des jambes. La palpation des masses musculaires est douloureuse partout.

14 janvier. — La température atteint 39°. La malade se cachectise. Sa peau prend une teinte ictérique. L'indifférence et la torpeur s'accentuent. Actuellement, la malade ne sait plus les dates, et a oublié son adresse. Elle ne sait pas très exactement où elle est, comment elle est venue et depuis combien de temps elle est là.

Lorsqu'on lui parle, elle regarde d'un air étonné, et met quelque temps à trouver une réponse qui n'est pas toujours bien choisie. L'on s'aperçoit, en outre, qu'elle rêvasse par moments, c'est-à-dire qu'elle parle seule d'une voix indistincte, qu'elle paraît mêlée à des actions imaginaires qui se passent autour d'elle.

17 janvier. — La température est montée à 40°. Les poumons sont remplis de râles sonores et humides. L'expectoration a augmenté et est devenue plus sanguinolente.

Le délire a augmenté. La malade parle à des personnes qui l'entourent, raconte des fragments d'histoires incohérentes, etc.

21 janvier. — La malade se plaint de vives douleurs dans les reins et les membres inférieurs, et de crampes dans les jambes. Les réflexes paraissent un peu exagérés. La palpation des muscles est douloureuse partout.

délire dans les maladies aiguës, *Médecine moderne*, *août 1899*. — Observation II. — Elle figure dans la thèse de G. DESVAULX : Le délire des maladies aiguës, observation XVIII. — *Vigot, éd. Paris 1899.*

Gros râles sibilants et ronflants remplissant les deux poumons, râles humides aux deux bases. Expectoration purulente.

La température oscille entre 39° et 40°.

La rêvasserie et le délire tranquille continuent. — La malade est cependant un peu plus agitée.

23 janvier. — La malade somnole constamment. On peut la tirer de sa torpeur, elle répond qu'elle se trouve bien. Le délire a disparu, la température est entre 38 et 39. Ictère assez accentué. Albuminurie plus forte.

Léger œdème des membres inférieurs.

26 janvier. — Mort dans une somnolence progressive.

Autopsie. (N° 82.) — *27 janvier.* — *Poumons.* — Tuberculose chronique aux deux sommets (2e degré). — Tuberculose aiguë dans le reste de l'organe.

Foie. — Volume un peu augmenté. Il est entièrement jaune paille, avec des travées scléreuses, peu résistantes.

Rein. — Sclérose et dégénérescence jaune de la substance corticale.

Cerveau. — Normal macroscopiquement.

Examen histologique de l'écorce cérébrale par la méthode de Nissl. Il n'y a pas de lésions, ni cellulaires ni autres. Mais comme, par suite d'une erreur de technique, un très petit nombre de coupes ont pu être examinées, ce résultat doit être considéré comme incertain.

Foie. — Le parenchyme hépatique est presque totalement remplacé par de la graisse.

Rein. — Néphrite glomérulaire épithéliale et interstitielle.

Les nerfs n'ont pu être examinés.

Résumé.

Une femme de 36 ans, atteinte de tuberculose pulmonaire à marche subaiguë avec dégénérescence totale scléro-graisseuse du foie et néphrite mixte légère, présente, pendant un séjour de trois semaines à l'hôpital, des signes d'affaiblissement mental progressif avec quelques autres accidents mentaux, dont le détail, joint à la présence de douleurs dans les masses musculaires (crampes, pressions douloureuses sur le trajet des nerfs), et au mode d'évolution de la maladie, la rendent tout à fait semblable aux malades précédentes. Nul doute, pour nous, qu'il ne s'agisse ici d'un cas de même genre, pouvant servir d'objet aux mêmes discussions, aux mêmes interprétations.

La durée moins longue de la maladie, sa marche plus aiguë, la fièvre plus élevée, la moindre intensité et la moindre durée des troubles mentaux différencient seulement cette observation des précédentes. L'insuffisance de l'examen histologique ne nous permet de conclure ni à la présence ni à l'absence de lésions cellulaires cérébrales.

OBSERVATION VI [1]

Alcoolisme. — Enfantillage, satisfaction, niaiserie. — Hypertrophie hépatique. — Tuberculose pulmonaire. — Hyperesthésie généralisée.

Mme L., âgée de 28 ans.

ANTÉCÉDENTS. — Bonne santé. A toujours fait des excès alcooliques, 2 ou 3 litres de vin par jour. Liqueurs.

HISTOIRE. — Elle n'est malade que depuis un an environ. C'est à la suite d'un accouchement, survenu au commencement de 1898, qu'elle a commencé à tousser. En outre elle s'est mal remise des fatigues de ses couches, et depuis, elle est toujours restée patraque. Elle n'a pas cessé de boire plusieurs litres de vin chaque jour et des liqueurs. Elle boit encore. Elle mange mal, n'a pas d'appétit, digère péniblement, a des alternatives de diarrhée et de constipation. Elle a beaucoup maigri.

Depuis la fin de l'année 1898, elle a des vomissements, des pituites. Son esprit change : elle pleure ou rit sans motif ou pour des raisons très futiles. Elle se met dans des colères très violentes et inexplicables. Elle a cessé de s'occuper de son ménage, elle oublie ce qu'elle a à faire, ne s'intéresse à rien. Cependant elle lit un peu.

Le médecin consulté lui a fait donner des douches qu'elle a dû cesser parce qu'elle toussait davantage.

EXAMEN, *1er mars 1899*. — L'expression niaise de sa physionomie frappe au premier abord. Quelque question qu'on lui pose, elle hausse les épaules et rit comme si on lui disait une plaisanterie et elle répond sur le même ton. Enfantillage et satisfaction. Il n'y a pas (pour nous qui la voyons pour la 1re fois) de diminution nette de la mémoire, car elle a conservé les notions usuelles et répond correctement aux questions sur son passé, sur le jour, le mois, etc., mais il y a certainement très peu d'intelligence, et cette femme, qui est ouvrière, a dû en avoir plus que cela.

Léger tremblement de la langue et des lèvres. Rien d'anormal aux pupilles.

Vive sensibilité de toutes les masses musculaires à la pression.

Vif mouvement de défense lorsqu'on pince ou pique même très légèrement la peau.

Insomnie. Rêvasserie nocturne.

Bruits du cœur forts et rapides. Il n'y a pas moins de 120 pulsations.

Dyspnée légère et permanente.

Infiltration des 2 sommets des poumons. Ramollissement (Tuberculose au 2e degré).

La palpation de l'abdomen révèle un gros foie douloureux descendant à 4 travers de doigts au-dessous des côtes.

Léger ictère des conjonctives. Pas d'albuminurie.

(1) Inédite.

Depuis le début des accidents, l'ouïe a beaucoup diminué d'acuité. Mais les oreilles n'ont pas été examinées.

La malade n'a pas été suivie.

Résumé.

Malgré le peu de durée de l'observation VI, il nous semble que la tuberculose et l'hypertrophie hépatique, survenant chez une femme de 28 ans alcoolique, avec une hyperesthésie généralisée, et un trouble mental si analogue à celui des malades précédentes (¹), sont des raisons suffisantes de ranger ce fait dans la même catégorie. Par suite, nous pensons que, si nous avions pu suivre cette malade, nous aurions assisté à l'évolution progressive du trouble mental jusqu'à la torpeur, la somnolence, la stupidité; à l'apparition d'une cachexie de plus en plus accentuée ; — et enfin à la constatation post-mortem de l'existence d'un foie scléro-graisseux.

OBSERVATION VII (²)

Alcoolisme. — Bizarrerie. — Délire mixte. — Gros foie scléro-graisseux. — Néphrite mixte. — Tuberculose pulmonaire.

Julia Caz..., âgée de 35 ans. Salle Roslan. (Service de M. le prof. ag. G. Ballet, hôpital Saint-Antoine).

Antécédents. — Cette femme n'a connu ni son père ni sa mère ; elle est mariée et n'a pas d'enfants.

Elle a toujours été très nerveuse et s'adonnait à la boisson depuis longtemps.

Depuis six mois elle est souffrante et son médecin l'a considérée comme tuberculeuse.

Histoire. — Depuis six semaines, la malade a dû cesser tout travail et, depuis quelques jours, elle ne peut même plus se lever. Son appétit a complètement disparu, elle souffre de l'estomac, elle a des alternatives de diarrhée et de constipation.

Elle a de la difficulté de la respiration et se trouve très faible. Elle a beaucoup maigri, dort mal la nuit, a des cauchemars, des rêves, pendant lesquels elle parle tout haut. En outre, sa famille trouve son intelligence très changée. Elle est absorbée, inquiète et divague légèrement.

(1) L'expression niaise de la physionomie rappelait ici celle que nous avons remarquée chez nos précédentes malades, au point qu'elle donnait véritablement à ces figures un air de famille.

(2) Inédite. Je remercie M. Lehman, externe du service, qui m'a fourni plusieurs détails de cette observation.

Elle entre à l'hôpital le jeudi 17 décembre 1897, à 1 heure de l'après-midi.

EXAMEN. — On l'examine à 3 heures de ce même jour, peu de temps après qu'elle fut couchée. On constate une dyspnée extrême et une tachycardie très accentuée, avec faiblesse et tremblement du pouls qui est à peine perceptible.

Traitement : 40 centigr. de caféine en injections.

18 décembre. — Le matin, la dyspnée a augmenté. Le nombre des respirations est très grand, la malade se plaint d'étouffer, mais il n'y a pas de troubles du rhytme respiratoire.

Lorsqu'on veut asseoir la malade elle se plaint de tendances à la syncope dès qu'elle quitte la position horizontale.

Le pouls est petit, rapide (150 puls.), très précipité et difficile à compter.

La figure de la malade est blanche, un peu boursouflée et œdémateuse. Parfois il y a une tendance à la cyanose.

La couleur générale de la peau est jaune. La pression des masses musculaires est douloureuse. Il y a un peu de subictère conjonctival. La langue est blanche et la bouche sale.

En interrogeant la malade, on constate de l'affaiblissement de la mémoire, de l'attention, de l'intelligence, et de la bizarrerie dans les réponses. En outre, elle a déliré toute la nuit.

Il n'y a pas de fièvre.

En l'auscultant, on constate un souffle caverneux dans les 2 fosses supérieures, de la matité des 2 sommets pulmonaires, en avant et en arrière.

La pointe du cœur bat au niveau de la 5e côte. Les bruits sont rapides, précipités, à rhytme fœtal. Pas d'arythmie, pas de faux pas.

Par la palpation, on arrive à limiter un très gros foie douloureux, dont le bord inférieur est à 4 travers de doigt plus bas que le rebord costal.

Le soir, la quantité des urines rendue en 24 heures est petite (un demi-litre environ). Il y a une grande quantité d'albumine. Les troubles mentaux se sont exagérés.

La malade meurt dans la nuit (à 4 h. 1/2 du matin) après une agonie longue et pénible.

N. B. — L'état des poumons n'ayant pas semblé suffisant pour expliquer l'ensemble de cette séméiologie, on supposa qu'il existait, en même temps que la tuberculose, un état toxique grave, par insuffisance hépatorénale, qui expliquait l'état général, les troubles mentaux et, dans une certaine mesure, la dyspnée et la tachycardie. Cependant ce diagnostic ne parut pas suffisant pour légitimer l'effrayante intensité de ces deux derniers signes, et l'on supposa alors une compression du pneumogastrique dans le médiastin.

AUTOPSIE. — *Le 20 décembre* 1897.

Cœur. — Gros, mou, flasque, décoloré, rose à la coupe et surchargé de graisse. Pas de lésions valvulaires, mais le ventricule gauche est hypertrophié.

Foie. — Pèse 2kg,500. Il est friable et pâteux mais résiste à la coupe, parce qu'il renferme des travées scléreuses.

Il est entièrement de couleur jaune paille à l'extérieur. Sur la coupe, on voit, sur le fond jaune, des taches découpées, couleur de viande, et des étoiles scléreuses.

La vésicule biliaire est distendue de bile, mélangée de mucus. Un calcul oblitère l'entrée de la vésicule incomplètement.

Reins. — De volume normal, mais très décolorés.

Ils se décortiquent facilement, la dimension de la substance corticale est normale. Elle est de couleur jaune. L'aspect général du rein se rapproche du rein blanc.

Poumons. — Aux deux sommets deux grosses cavernes.

Péricarde. — Il adhère au parenchyme pulmonaire et il est parsemé de tubercules.

Intestin. — Il y a de la tuberculose intestinale.

Médiastin postérieur. — Paquet ganglionnaire entre la bifurcation de la trachée et l'œsophage. Or l'œsophage renferme une pièce de monnaie arrêtée dans le conduit, et le pneumogastrique est très visible sur la surface de l'œsophage, entre les ganglions et la pièce de monnaie [1].

Une enquête démontra que cette pièce était un louis de 20fr, lequel avait été vu dans le porte-monnaie de la malade lors de son entrée à l'hôpital. Ce louis avait disparu le soir de sa mort, lorsque l'on enleva ce porte-monnaie. Il est donc vraisemblable que la malade l'avait avalé pendant son court séjour à l'hôpital, à un moment qu'il est impossible de préciser, pour le soustraire à un danger probablement imaginaire.

OBSERVATION VIII

Alcoolisme. — Tuberculose pulmonaire aiguë. — Fièvre. — Affaiblissement mental. — Torpeur, Somnolence, Rêvasserie. — Hypertrophie hépatique et subictère.

NOTE [2].

J'ai examiné une femme de 30 ans environ, qui tenait le comptoir dans un débit de boisson, et qui, après une période d'amaigrissement, de malaises et de toux, durant plusieurs mois et suivant une évolution insidieusement progressive, présenta de la fièvre, une dyspnée vive et permanente, de la tachycardie et des signes de tuberculisation pulmonaire rapide. Cette femme avait un gros foie douloureux qui dépassait très largement les côtes, et un peu d'ictère des conjonctives. En outre, j'ai pu constater chez elle une hyperesthésie généralisée, et une torpeur cérébrale accentuée. D'ailleurs, son entourage s'était aperçu de l'affaiblissement rapide de la mémoire et de l'intelligence, coïncidant avec un état de rêvasserie et de somnolence progressif. Il y avait un délire tranquille et loquace, et une incohérence intermittente des discours et des actes.

(1) M. Lehman, externe des hôpitaux, a présenté à la Société anatomique ce cas rare de compression du pneumogastrique.

(2) L'observation a été égarée et cette note est destinée à en rappeler seulement les détails principaux.

La température se maintenait entre 38 et 39. Cet état dura environ trois semaines, pendant lesquelles la température s'éleva et l'état mental s'aggrava. En outre, les signes, d'ailleurs très peu accentués, de la tuberculisation pulmonaire aiguë se confirmèrent.

La malade mourut brusquement de syncope et l'autopsie ne put être faite.

L'insuffisance de ces deux observations et leur peu de durée (la malade VII fut observée 27 heures — la malade VIII fut irrégulièrement suivie) ne permet pas de s'appuyer beaucoup sur elles. Cependant, l'autopsie, dans l'observation VII, ne laisse aucun doute sur l'existence d'un foie scléro-graisseux, de même aspect que celui des malades I, II, III, V. Elle nous montre en outre l'existence d'altérations rénales analogues à celles de plusieurs observations précédentes.

Puisque, dans cette observation VII, l'existence de l'alcoolisme antérieur, de la tuberculisation pulmonaire et des troubles mentaux, n'est pas douteuse, nous pouvons négliger les autres éléments de l'histoire (dyspnée, tachycardie, syncope) dont l'interprétation est complexe, et considérer le fait comme un exemple moins net, mais cependant à peu près certain, de la réunion des accidents que nous avons constaté dans les premières observations.

Dans la note VIII, l'autopsie fait défaut, et l'hypertrophie hépatique (avec un léger degré d'ictère), est le seul signe qui nous autorise à conjecturer l'existence d'un foie scléro-graisseux. Mais l'aspect du trouble mental est toujours le même. La fièvre et la marche presque aiguë de la tuberculisation rapprochent surtout cette observation des n^{os} V et III. L'alcoolisme, la tuberculose pulmonaire, l'hyperesthésie, etc. complètent ces ressemblances nécessaires. A défaut de certitude, nous pouvons donc considérer qu'ici le diagnostic est au moins fort probable.

Comparaisons et déductions.

La comparaison de ces 8 malades permet quelques réflexions :

Pour que 8 cas analogues se soient présentés à notre observation, nécessairement restreinte, sans que nous les cherchions hors des services et des malades qui nous étaient confiés, et cela en l'espace de deux années, il faut admettre qu'il n'est pas très rare de rencontrer des faits de cette espèce. Si donc nous ne trouvions pas, dans la littérature médicale, des descriptions suffisantes, des classifications qui nous paraîtraient convenir à ces faits, ce serait certainement parce que la plupart de nos prédécesseurs ne les auraient pas regardés au même point de vue que nous.

Toutes nos malades sont des femmes, et des femmes du même âge. La suite de notre étude devra donc nous montrer si ce sexe et cet âge sont des facteurs nécessaires, pour la réalisation des syndromes que nous venons d'observer.

La majorité de nos malades a fait certainement des excès de boissons variées, et nous ne pouvons affirmer que celles dans l'histoire desquelles nous ne trouvons pas la preuve d'excès analogues, n'en aient pas cependant commis. L'alcoolisme est donc sans doute un facteur important dans la genèse de ces différents troubles, et nous devons nous demander s'il est un facteur indispensable.

Avec nos 8 observations, on peut former deux groupes. Dans le premier (observations I, II, IV, VI, VII), la fièvre fut un élément pour ainsi dire négligeable. La plupart du temps, les malades n'eurent aucune élévation de température, c'est-à-dire que le thermomètre vaginal marquait 37° ou 37°,5. Elles n'eurent pas non plus d'hypothermie, ce ne fut que vers la fin de leur affection (ou parfois accidentellement au cours de cette affection même), que le thermomètre atteignit 38°, pendant plusieurs jours. Des températures plus élevées ne furent rencontrées que pendant quelques heures, ou pendant l'agonie. Encore étaient-elles expliquées quelquefois par une complication exceptionnelle (escharre, dans l'observation I). En résumé, si l'évolution des accidents ne fut pas, dans ces observations, absolument apyrétique, du moins ne semble-t-il pas que le symptôme hyperthermie ait suivi une évolution parallèle à celle des autres accidents.

Il n'en est pas de même dans les observations III, V et VIII. Dès le début de ces observations, il y avait de la fièvre, et cette fièvre augmenta assez régulièrement avec la maladie, jusqu'à la mort. Alors que, dans les observations du 1er groupe, on a pris soin de noter, lorsqu'il y avait de la fièvre, que le trouble mental ne suivait pas les oscillations du thermomètre (voir observation II), on ne peut être certain, dans les observations du 2e groupe, qu'il en fut ainsi.

Nous devons donc nous demander si, dans ces cas, le trouble mental ne peut être en relation avec l'état fébrile.

Plusieurs symptômes, plusieurs lésions rencontrées chez nos malades méritent d'être rapprochées.

Des signes de polynévrite furent constatés avec certitude dans les observations, I et II. L'hyperesthésie, la palpation douloureuse des muscles, les douleurs que l'on signale dans presque toutes les autres

observations permettent de conjecturer qu'il y existait aussi, si non
des altérations névritiques constituées, au moins une atteinte portée
aux système nerveux sensitif. On pourrait peut-être invoquer l'affaiblissement musculaire, l'incertitude des mouvements, l'incontinence ou
la rétention des urines et des matières, le léger tremblement que l'on
remarquait aussi chez la plupart de ces malades, comme des signes
d'atteinte probable du système nerveux moteur. Tout cela est vraisemblable, mais non certain.

Les altérations cellulaires cérébrales décrites dans les 4 premières
observations y furent d'autant plus accentuées que les troubles mentaux le furent d'avantage. C'est la malade IV, tout à fait stupide, qui présente le type le plus diffus, le plus généralisé, et en même temps le
plus net de ces altérations. Ensuite se placent les malades I et II, et
enfin la malade III, dont l'affection plus aiguë évolua en un temps plus
court, et dont le trouble mental moins accentué (enfantillage, incohérence, rêvasserie) dura moins de deux mois.

Nous ne pouvons rien établir sur les autres observations où l'examen
des cellules cérébrales ne fut pas pratiqué. Cependant, si les quelques
préparations qui viennent de la malade V, ne présentant aucun signe
d'altération, ne nous autorisent pas à dire qu'il n'en existait point dans
les régions qui n'ont pas été examinées, du moins pouvons-nous affirmer qu'ici les altérations, s'il en existait, n'avaient point la même intensité et la même étendue que chez les malades précédentes. Or, dans
l'observation V, le trouble mental fut précisément léger et ne dura probablement pas plus d'un mois.

L'altération hépatique, chez les malades I, II, III, V, VII, fut tout à
fait semblable : Gros foie, de couleur jaune paille, peu résistant, quoique un peu scléreux, pâle à la coupe, présentant, sur la surface de section, un fond jaune avec quelques fines mouchetures régulières brun
clair, tel fut l'aspect macroscopique. L'examen histologique montra
la disparition presque complète des cellules, qui étaient remplacées par
de la graisse, et un léger degré d'infiltration embryonnaire et de sclérose commençante. Il s'agit donc d'une altération énorme, par son intensité et son étendue, et il faudra savoir si cette altération, de forme
constante, est particulièrement liée au trouble mental que nous avons
observé.

Les altérations rénales rencontrées dans les observations I, III, V, VII
furent variées : dégénérescence jaune de la substance corticale — adhérence de la capsule — lésions microscopiques de néphrite glomérulaire, interstitielle et épithéliale, etc., — mais tout cela fut léger. Dans

un cas seulement, (obs IV,) le cancer utérin avait créé des délabrements rénaux plus considérables, en supprimant presque complètement le cours de l'urine. Contrairement à la lésion hépatique, qui réalisa un type unique, les lésions rénales furent donc multiples.

La tuberculose pulmonaire, dans les observations I, II, III, V, VI, VII, VIII, évolua avec une rapidité et une intensité variables : tubercules sclérosés, infiltration récente, explosion de granulie, tous ces stades se rencontrent ici, mais, d'ordinaire, les lésions sont peu accentuées et même, pendant la vie de la malade, elles ont pu passer quelquefois inaperçues.

On signale des troubles digestifs dans quelques observations : diarrhée, constipation, fétidité des selles, ballonnement intestinal, etc. En aucun cas ces signes ne prirent d'importance apparente, mais ils méritent certainement d'être signalés.

D'autres accidents furent communs à plusieurs de nos malades : la dyspnée, l'albuminurie, l'urobilinurie, les attaques convulsives (obs. I, IV), la syncope mortelle (obs. I, VIII), etc. L'étude de ces accidents nous sera utile plus loin pour établir le rapport qui unit les différents troubles observés chez nos malades; nous les signalons seulement ici sans y insister.

Remarquons enfin que tous nos malades commencèrent par se cachectiser progressivement et insidieusement, que le trouble mental n'apparut qu'après l'amaigrissement et la faiblesse, que la mort survint par les progrès de la cachexie dans trois cas (obs. II, IV, V), qu'elle fut due à une syncope dans deux cas, et aux progrès de la fièvre et de l'infection dans les autres cas (obs. III, VIII). (La mort, dans l'observation VII ne sera pas interprétée).

Objets des recherches qui vont suivre.

De la lecture de nos observations et des réflexions qu'elles ont motivées, se dégagent quelques propositions que nous devons retenir. Les voici :

1° Le trouble mental observé fut d'une physionomie constante.

2° Dans sept cas sur huit, il coexista avec des altérations hépatiques accentuées et d'un type unique.

3° Il coexista dans un cas, avec la suppression de l'excrétion rénale. En outre, dans quatre des autres cas il y avait aussi quelques altérations rénales de types variés.

Nous devons donc, pour avancer dans l'étude des problèmes que nos observations peuvent soulever, chercher tout d'abord à savoir si des troubles mentaux, de la même physionomie que ceux que nous avons observés, sont fréquemment rencontrés au cours de l'évolution des lésions hépatiques et rénales, et s'ils sont liés à certaines de ces lésions et non pas à d'autres ;

4° Nous avons constaté la présence d'une tuberculose pulmonaire, ou même généralisée, quelquefois subaiguë et grave, plus souvent insidieuse, torpide et peu accentuée, chez sept malades sur huit ;

5° La présence d'un cancer utérin dans un cas.

Nous pourrons, en conséquence, nous demander si la tuberculose pulmonaire, dans ses différentes formes, peut être accompagnée du même syndrome mental, et si certaines formes y sont particulièrement prédisposées. En ce qui concerne le cancer utérin, il avait provoqué un tel trouble de la fonction urinaire, que c'est à ce trouble que nous accorderons l'importance principale. Nous ne chercherons donc qu'incidemment à déterminer quel peut être le rapport du cancer avec le trouble mental.

6° La présence de la fièvre et d'un état général infectieux net et grave dans trois cas, les mêmes symptômes (bien que moins accentués) dans deux autres cas (I, II), nous amènent à rechercher quelle est la relation de l'état infectieux fébrile avec ce trouble mental, et, par conséquent, quelle est la physionomie et le mécanisme des troubles mentaux qui accompagnent les infections fébriles ;

7° La présence (dans toutes les observations) d'une cachexie progressive, débutant avant le trouble mental et s'aggravant ensuite avec lui, nous oblige à nous poser les mêmes questions à propos des états cachectiques, quelle qu'en soit d'ailleurs la cause (surmenage, misère, inanition, maladie chronique, etc.)

8° L'alcoolisme de presque toutes nos malades nous donne enfin le devoir de rechercher le même empoisonnement dans les autres observations que nous allons réunir, et de déterminer, si possible, son mode d'influence sur la genèse des accidents mentaux.

Ces études, dont on entrevoit la complexité (mais dont les sujets seront à nos yeux d'importance fort différente), nous conduiront certainement à déterminer avec exactitude la physionomie clinique du syndrome mental que nous avons observé, en le comparant à d'autres syndromes voisins, et à retrouver les descriptions dont il a pu être antérieurement l'objet.

Nous saurons ainsi s'il n'y a. dans nos observations, qu'une relation fortuite entre les lésions viscérales et les symptômes mentaux, ou, si, au contraire, les symptômes mentaux, habituellement liés a des lésions viscérales, n'en doivent être considérés que comme une partie symptomatique peu connue.

9° Divers accidents nerveux, la fréquence des altérations polynévritiques, l'existence non douteuse de lésions cellulaires cérébrales dans les cas où le trouble mental fut le plus accentué, nous incitent à rechercher l'état du système nerveux dans les cas analogues à ceux que nous avons exposés, et que la littérature médicale nous fournira sans doute.

Peut-être ainsi saurons-nous s'il y a une relation nécessaire entre certaines lésions cérébrales et certains symptômes psychiques, et notamment entre les altérations cellulaires corticales rencontrées chez 4 de nos malades, et leurs troubles mentaux les plus accentués.

Lorsque ces problèmes seront résolus, nous nous efforcerons de comprendre le mécanisme du trouble cérébral observé, et la nature du lien qui le réunit à ces différentes maladies — si ce lien existe.

CHAPITRE II

LÉSIONS DU FOIE ET TROUBLES MENTAUX

§ I. — La lésion du foie.

L'altération viscérale la plus fréquemment rencontrée dans les
8 observations du précédent chapitre est l'altération hépatique. Elle
existait, en effet, certainement dans 3 observationset très probablement
dans 4 autres. C'est donc de la possibilité d'une relation entre cette
lésion hépatique et le trouble mental, que nous allons, en premier lieu,
nous préoccuper.

Description de la lésion. — Nous ne pouvons connaître exactement
la nature de l'altération hépatique dans les 4 observations où il n'y eut
pas d'autopsie, mais il nous paraît probable que cette altération était
fort analogue à celle qui fut reconnue et étudiée dans les 4 autopsies.
Nous avons remarqué déjà que cette altération était semblable dans
les 4 cas. En voici les caractères principaux : augmentation considérable
du volume du foie, qui est empâté, qui a perdu la netteté ordinaire de
ses lignes et de sa forme. Ce foie est un bloc, aux limites arrondies,
aux contours flous. Là où se trouvait une arête est maintenant une
surface convexe, là où était une ligne droite est maintenant une courbe,
là où il y avait une scissure est maintenant une encoche (1). La coloration de l'organe est nettement jaune, comme de la paille, et cette
coloration est totale. Extérieurement, rien ne tranche sur ce fond

(1) M. Hanot disait de ces foies qu'ils étaient *cubiques*, parce que l'on n'y voyait
plus nettement le gros lobe droit et le petit lobe gauche. Je remercie mon ami Léopold
Lévi qui a bien voulu me communiquer plusieurs détails de cette étude, qu'il tenait
lui-même de l'enseignement du regretté Prof' Hanot.

monochrome, et, si l'on fait une coupe, l'on voit à peine, et non pas dans tous les cas, de fines marbrures brunes, qui rappellent, en plus clair, la coloration du parenchyme hépatique normal. La consistance de ces foies est amoindrie, ils sont mous, pâteux et le doigt s'y enfonce. Parfois l'on y distingue des travées scléreuses, mais elles sont faibles, peu épaisses et ne modifient pas beaucoup la résistance et l'aspect de l'altération hépatique.

Histologiquement, on l'a vu dans les observations I, II, III, V, VII, le caractère essentiel et fondamental de cette altération est la dégénérescence de la cellule hépatique. C'est à peine si l'on distingue, sur une préparation, quelques cellules à peu près saines, et l'on peut dire que tout le parenchyme a disparu. Il est remplacé par de la graisse, en gouttelettes fines et grosses, tout le champ de la préparation en est rempli. A peine reconnaît-on, çà et là, les contours des anciennes cellules, réduits à des lignes minces, et circonscrivant les énormes gouttes adipeuses. Les travées cellulaires sont en grande partie disparues. On en aperçoit cependant quelques-unes, irrégulières, comme atrophiées. Leur coloration est éclaircie, et les cellules qui les composent ne sont plus saines. Enfin, l'on voit, autour des vaisseaux, dans les espaces conjonctifs, une infiltration embryonnaire fort nette. Elle est, suivant les cas, plus ou moins étendue, et parfois elle envahit tout le parenchyme. D'autres fois, elle se mêle à une sclérose jeune, peu étendue et irrégulière. C'est à des foies analogues que M. Sabourin a consacré une remarquable étude (Cirrhose de Sabourin).

CETTE LÉSION EST-ELLE TUBERCULEUSE OU ALCOOLIQUE. — A quoi est due semblable altération, très reconnaissable par son aspect macroscopique et microscopique, et différente d'autres variétés d'altérations hépatiques ?

Chez une de nos malades, il y avait, dans le foie, des follicules tuberculeux (Obs. III). Toutes les autres malades étaient tuberculeuses pulmonaires. Il est possible que, si nos recherches avaient été plus étendues, nous eussions aussi trouvé des follicules tuberculeux dans les foies de quelques autres malades. C'est, d'ailleurs, chez des tuberculeux, que M. Sabourin a trouvé les éléments de ses descriptions.

Ce foie est-il donc un *foie tuberculeux* ?

Il est certain que, chez nos malades, l'évolution des troubles généraux, des signes de tuberculose pulmonaire et des lésions hépatiques a été plusieurs fois parallèle.

En effet, la fièvre, la cachexie progressive, certains signes d'infection, ont accompagné la croissance et l'extension de la tuberculose : en même temps, les symptômes d'altérations hépatiques augmentaient et devenaient prépondérants. Ce spectacle fut particulièrement net lorsque la tuberculose pulmonaire affecta une forme subaiguë (Obs. III). Attribuer certaines des lésions hépatiques observées à une tuberculose de l'organe est donc, pour quelques cas, une opinion vraisemblable.

Cette opinion suffit-elle à expliquer toutes les altérations hépatiques observées ? Est-elle la seule appréciation que l'étude de ces foies nous permet de formuler ? — Assurément non.

L'étude histologique des lésions nous montre la destruction cellulaire diffuse et très accentuée, la prolifération embryonnaire assez intense, la sclérose très jeune. Il ne s'agit point là d'un processus chronique. tel que celui que l'on rencontre dans la cirrhose atrophique alcoolique, par exemple. Il ne s'agit pas davantage d'une dégénérescence aiguë massive, telle que celle que l'on observe dans l'intoxication phosphorée, par exemple. C'est quelque chose d'intermédiaire, rappelant plutôt la dégénérescence aiguë que la sclérose chronique. C'est un processus qui se rapproche de toutes les inflammations subaiguës, quel qu'en soit le siège.

C'est donc une forme d'hépatite subaiguë que nous avons observée. Si, rappelant nos souvenirs, explorant les observations que nos années d'études nous ont permis d'accumuler, utilisant l'expérience de nos devanciers, nous cherchons où et comment de semblables variétés d'hépatites sont réalisées, nous verrons que c'est principalement au cours des maladies infectieuses, à évolution subaiguë, et peut-être aussi au cours des intoxications. Si donc la tuberculose du foie est un des éléments constitutifs des lésions rencontrées, l'inflammation banale, telle qu'on la rencontre au cours de toutes les maladies infectieuses, est un autre de ces éléments.

Ce n'est pas tout, car nos malades étaient souvent des alcooliques. Or l'on sait que l'alcool altère fréquemment le foie et, s'il y réalise habituellement des lésions autres que celles que nous avons décrites, il y a lieu de se demander cependant s'il peut réaliser celles-là. Or, on lira plus loin une observation (Obs. X) où la malade alcoolique, après avoir présenté des troubles mentaux, mourut, sans tuberculose, et sans autre infection appréciable, avec un foie semblable à ceux que nous avons examinés. L'alcoolisme seul réalise-t-il donc de semblables lésions?

Cela est possible, mais l'état de nos connaissances ne permet pas de nous expliquer ici plus catégoriquement à propos de cette lésion hépatique. L'on y trouve de la tuberculose de l'organe, on y trouve des lésions infectieuses banales, on l'observe chez des alcooliques, et l'influence de l'alcoolisme dans la genèse de cette lésion reste pour nous réelle mais d'espèce indéterminée. C'est à la fois un *foie tuberculeux* et un *foie de tuberculeux* : nous exprimons par là que la présence des tubercules ou des follicules dans l'organe n'est pas nécessaire pour réaliser ces lésions, et que l'action des toxines fabriquées au loin, dans une caverne pulmonaire par exemple, y suffit. D'ailleurs, des toxines d'autre nature, fabriquées dans un foyer bien différent, y suffiraient également (1). Ce foie est aussi un *foie d'alcoolique*, puisqu'on l'observe généralement chez des malades qui, avant leur infection, ont fait des excès alcooliques. Mais est-ce un *foie alcoolique* ? Les lésions sont-elles l'œuvre de l'alcool, sont-elles seulement l'œuvre des infections qui, après l'alcoolisme, trouvent un foie affaibli par l'empoisonnement chronique éthylique ? — Nous ne pouvons faire à ces questions des réponses précises et certaines.

Pourquoi ce foie est-il surtout rencontré chez les femmes, alors que les cirrhoses alcooliques sont surtout rencontrées chez les hommes ? Les observations le montrent, sans l'expliquer. On peut même ajouter que c'est principalement chez des femmes d'âge moyen, que cette constatation anatomo-pathologique est habituellement faite. (Cela résulte nettement de nos observations) (2).

En résumé, nous avons observé un type d'hépatite toxi-infectieuse, caractérisée par la dégénérescence cellulaire graisseuse et l'infiltration embryonnaire du tissu conjonctif. L'élément descriptif le plus facilement reconnaissable est la couleur (foie jaune paille). Cette hépatite est en rapport avec l'alcoolisme et la tuberculose de nos malades. Des lésions hépatiques analogues peuvent être rencontrées au cours des maladies infectieuses et des intoxications, et paraissent en rapport avec un processus inflammatoire subaigu de l'organe : ce sont des *hépatites toxi-infectieuses subaiguës*. Hormis le cas où l'on y trouve des follicules tuberculeux, les lésions de ces hépatites ne paraissent pas être caractéristiques de l'infection tuberculeuse, bien qu'elles soient le plus souvent en rapport avec cette infection ; il en est proba-

---

(1) Nous avons observé, dans le service de M. le professeur Landouzy, une jeune femme qui mourut de lésions hépatiques avec délire, après avoir gardé, pendant 2 mois, une péritonite enkystée suppurée péri-salpingienne. A l'autopsie, je trouvai un foie entièrement dégénéré, sur le type que j'ai décrit plus haut. H. Claude a réalisé expérimentalement des lésions hépatiques en injectant sous la peau des animaux (cobayes, lapins, chiens), des toxines diverses, *Thèse Carré*, éd. 1897.

(2) L. Lévi a fait la même réflexion.

blement de même pour l'alcoolisme, qui les accompagne habituellement, sans qu'on puisse considérer ces lésions comme caractéristiques
de cette intoxication.

§ II.

Coïncidence des lésions du foie et de troubles mentaux.

Cette forme d'hépatite toxi-infectieuse (nous la désignerons sous le
nom de *foie jaune paille*) est-elle en rapport constant avec la forme
de trouble mental qui coexistait avec elle dans nos observations ? ou
bien devons-nous penser que d'autres hépatites peuvent être en
rapport avec ce même trouble mental et que, réciproquement, d'autres formes de troubles mentaux peuvent coexister avec le foie jaune
paille ?

Voici deux observations qui nous aideront à élucider rapidement ces
problèmes. Elles sont empruntées à M. Klippel [1] et à L. Levi [2], qui
sont nos prédécesseurs dans l'étude des questions qui nous préoccu-
pent maintenant, et que nous aurons à citer souvent dans ce chapitre.

OBSERVATION IX

(D'après LÉOPOLD-LEVI) [3].

**Alcoolisme. — Rêvasserie. — Bavardage tranquille. — Niaiserie. —
Satisfaction ou tristesse sans motifs. — Hyperesthésie. — Cirrhose
hépatique. — Tuberculose.**

HISTOIRE. — Femme de 58 ans, prise successivement, durant l'année 1895,
d'épistaxis assez abondantes, de fatigue, de frissons, de dyspnée, de fièvre, à
plusieurs reprises.

(1) KLIPPEL. De l'insuffisance hépatique dans les maladies mentales. — De la folie
hépatique (*Archives générales de Médecine*, 1er août 1892 et suivant). — Délire des
alcooliques (*Mercredi médical*, octobre 1893, et *Congrès annuel de médecine mentale*,
4e Session, 6 août 1893). — De l'origine hépatique de certains délires des alcooliques
(*Annales médico-psychologiques*, septembre-octobre 1894). — Du délire (*Article du
Manuel de médecine de* Debove-Achard). — De l'alcoolisme (*id.*).
(2) LÉOPOLD LÉVI. Troubles nerveux d'origine hépatique (hépato-toxhémie nerveuse),
Thèse Paris 1896. Asselin et Houzeau. — Etude du délire au cours des affections hépatiques. *Arch. gén. de méd.* 1er février 1896.
(3) Délire dans les affections hépatiques, L. Lévi, *Archiv. gén. de méd.*, 1896, t. I,
p. 219.

Elle entre à l'Hôpital pour une Congestion pulmonaire, avec Albuminurie. Elle a ensuite une Pleurésie.

Cette femme a fait des excès alcooliques antérieurement et l'alcoolisme est traditionnel dans sa famill

Au début de l'observation, il y a un an que les symptômes précédemment énumérés ont débuté.

EXAMEN. — *18 Décembre 1895*. — La malade paraît accablée. Elle se remue difficilement dans son lit tant à cause de sa faiblesse que des douleurs qu'elle éprouve dans les changements de position. Elle se couche de préférence sur le côté droit. La veille au soir, nous l'avons trouvée couchée tout habillée dans son lit, disant qu'elle avait froid. Le visage est couperosé, et présente sur le front et le menton des plaques de coloration rouge légèrement saillantes et squameuses, siège d'un léger prurit. Les pommettes sont le siège de varicosités très apparentes. Acné de la face. Teinte subictérique des conjonctives. Amaigrissement. Il n'existe pas d'œdème des membres inférieurs.

A la palpation on constate une hyperesthésie généralisée, tant au niveau des membres qu'au niveau du thorax et de l'abdomen. La malade se plaint dès qu'on la touche. A la piqûre on constate un retard, et une diminution de la sensibilité au niveau des extrémités inférieures et supérieures.

Il existe une petite toux sèche et rare. Pas d'expectorations. L'examen de la poitrine fait reconnaître, du côté droit, de la submatité au sommet. A l'auscultation de la fosse sous-claviculaire droite dans le 1/3 externe, une inspiration rude, une expiration prolongée. Pendant la toux, des râles sous-crépitants fins. — En arrière, dans la fosse sus-épineuse, l'inspiration est écourtée, l'expiration prolongée. Il existe du retentissement de la toux. Dans la fosse sous-épineuse et le 1/3 inférieur du poumon on note de la matité. L'inspiration et l'expiration sont remplacées par un souffle tubaire en voyelle. Broncho-égophonie dans le 1/3 inférieur. Au niveau de la 7ème côte, à 4 travers de doigt de la colonne vertébrale, on entend, pendant la toux, des râles sous-crépitants fins.

Une ponction exploratrice faite au niveau de la région mate retire un liquide hémorrhagique.

La langue est humide, rosée. L'appétit est médiocre. Il existe une diarrhée peu abondante. L'abdomen est ballonné sans ascite. Le foie déborde d'un travers de doigt le rebord des fausses côtes et est douloureux à la pression. Pas de circulation collatérale.

Le cœur n'est le siège d'aucun bruit anormal. Il existe 115 pulsations à la minute. La température, qui était de 38°,5′ hier soir est de 38°,1′ ce matin.

L'urine peu abondante, très chargée, ne renferme pas d'albumine, mais une quantité considérable d'urobiline et de pigments biliaires anormaux constatés au spectroscope. L'acide nitrique nitreux ne donne pas la réaction de Gmelin.

La malade paraît obnubilée. Ce n'est pas elle, mais son mari, qui nous a fourni les renseignements relatifs au début de sa maladie.

Le 19 Décembre 1895.— La malade est subdélirante — Son délire est tranquille, sans agitation. — Elle parle toute seule dans son lit. — Quand on lui cause on est frappé de la succession de phrases qui sont sensées et de phrases incohérentes. La malade, entendant un mot, s'en sert comme point de départ d'histoires, qu'elle se dit à elle-même. Il y a, à la fois, un certain caractère d'incohérence, de niaiserie et de satisfaction, dans tout ce qu'elle raconte. Elle ne pousse pas de cris, n'a pas d'hallucinations actives. Parfois elle voit cependant passer un chat devant son lit.

La température est au-dessus de 38°.

20 Décembre 1895. — Le souffle pleurétique a disparu. On trouve, en arrière, dans le 1/3 inférieur une obscurité respiratoire complète. L'urine contient beaucoup d'urobiline.

Le subdélire persiste. P. 120. T. 38°.

La malade se plaint que l'infirmière ne lui donne pas assez vite le bassin. Elle s'est levée, et a fait ses besoins sur le plancher.

22 Décembre. — Ce matin, la malade nous raconte qu'on a voulu l'empoisonner hier. Les potions qu'on lui fait prendre contenaient le poison. Elle se croit dans sa loge, et entend des ennemis qui disent du mal d'elle. Elle dit qu'elle va se plaindre au juge d'instruction. On la fait se contredire avec la plus grande facilité. C'est ainsi que bien qu'elle se dise dans sa loge, on lui fait convenir qu'elle est à l'hôpital.

L'état général reste le même. La langue est rosée, humide, la diarrhée a disparu.

26 Décembre. — La malade n'a pas dormi la nuit. Elle a déliré continuellement, délire calme, loquace. La diarrhée a reparu Elle a eu 4 selles dans la nuit. Elle est gâteuse.

27 Décembre. — Température hier soir 39°8'. Ce matin 39°.

La langue est rosée et humide. Le ventre est toujours ballonné. La malade a eu 3 selles pendant la nuit, 2 pendant la journée. Le subdélire persiste. Parfois elle parle de poules qu'elle verrait. L'auscultation du cœur ne révèle rien d'anormal.

Le pouls est à 120°.

31 Décembre. — La température reste actuellement au dessus de 39°.

La malade dit se trouver bien, avoir de l'appétit. Elle dort mal, elle rêvasse et a des cauchemars Elle se préoccupe beaucoup de sa famille.

Pendant toute la nuit, elle se parle à demi-voix sans réveiller ses voisines.

Pendant qu'on est assis à côté d'elle, elle parle continuellement, tantôt à demi-voix, tantôt à voix basse. « Je ne suis pas concierge, ici, dit-elle, je suis à l'hôpital. » Ce sont souvent les mêmes phrases qui reviennent. La malade hoche de la tête à ce qu'elle raconte et dit elle-même souvent : « oui ».

5 janvier 1896. L'état général s'est peu modifié. Cependant l'amaigrissement fait des progrès, la teinte subictérique des conjonctives persiste.

L'urine contient toujours de l'urobiline et des pigments biliaires anormaux. Pas d'albumine.

La température, qui est restée élevée au-dessus de 39°, est actuellement au-dessous et aux environs de 38°. Le pouls bat 120 à la minute. 32 respirations.

Cette nuit, la malade s'est levée sous prétexte d'aller travailler. Dans la journée, elle a peu d'hallucinations. Son délire est toujours calme, loquace, fait d'incohérence, de niaiserie, de satisfaction. A des phrases raisonnables en succèdent d'autres, dépourvues de sens.

La langue reste toujours bonne, rosée, humide. Il n'existe pas de diarrhée.

7 janvier. Température au-dessus de 38°. Pouls fréquent.

La malade a encore voulu se lever cette nuit. On a dû entourer son lit de planches. Son délire change un peu de caractère. Autrefois, elle riait niaisement ou souriait à tout propos. Actuellement, elle est devenue pleurarde, parfois même elle pleure sans plus de motifs qu'elle riait auparavant.

8 janvier. La langue est toujours bonne. La teinte subictérique s'accentue. La faiblesse s'accuse. On ne peut ausculter la malade qu'en avant. Les signes révélés dans la fosse sous-claviculaire droite persistent. Le pouls est petit, rapide (123 à la minute). La tension prise, au sphygmomanomètre de Verdin, est de 0^m,15. Le ventre est toujours ballonné, et rend la palpation du foie difficile. Il n'existe plus de diarrhée.

La malade dort peu la nuit. Elle délire continuellement à mi-voix, le plus souvent d'une façon incompréhensible, mais avec une certaine tendance à se plaindre et à geindre.

11 janvier. La malade délire toujours, mais elle est moins triste. Elle dit se sentir mieux. Elle reste une partie de la nuit à causer à mi-voix, mais ne se lève pas et n'est pas agitée. Elle perd ses matières sous elle. La langue reste bonne. Le ventre est ballonné. Pas de circulation collatérale. Pas d'ascite. La température est à 38°. Le pouls reste fréquent (102 ce matin), 28 respirations à la minute.

15 janvier. Le délire reprend un caractère pleurard. Quand on demande à la malade pourquoi elle gémit, elle dit : « Je ne sais pourquoi. » On a constaté les derniers jours une escharre en formation à la région sacrée. Elle a actuellement l'étendue de la paume de la main et suppure. De chaque côté existe une petite escharre de la dimension d'une pièce de 2 fr. La langue se couvre d'un enduit brunâtre, commence à devenir sèche.

Le 16 janvier. Température aux environs de 38°. P. 140. R. 35. On note de petits mouvements spasmodiques des mains qui s'étendent brusquement.

On voit des soubresauts des tendons extenseurs du poignet.

17 janvier. Phénomènes d'excitation. A chaque instant on constate des mouvements convulsifs au niveau des membres supérieurs. Dès qu'on touche à la malade, elle protège avec les mains son visage qui manifeste l'expression d'une vive terreur. Elle est recroquevillée, les jambes fléchissent sur les cuisses ; il existe de la raideur quand on essaie de les étendre. On note de même de la raideur de la nuque.

La langue est sèche, recouverte d'un enduit brunâtre. La malade geint presque continuellement. Le pouls est petit, à 130 pulsations. 36 respirations à la minute.

18 janvier. La température, qui était hier soir à 38°8, est ce matin à 39°8. On remarque au talon droit l'érythème qui précède la formation de l'escharre. La respiration est devenue plus fréquente (40 respirations). Pouls 136 pulsations. Langue sèche. La malade tombe dans le coma.

Mort à 11 heures du soir. A 5 heures la température était de 41°.

Autopsie. — *Plèvres et Péritoine.* Pleurésie séro-fibrineuse. Épanchement péritonéal. Tuberculose pleuro-péritonéale et péricardique sous forme de granulations très fines.

Méninges. Il existe aussi des granulations dans la pie-mère.

Poumon. Congestion et tuberculose du lobe supérieur du poumon droit.

Foie. Cirrhose atrophique.

Rate grosse.

Reins très légèrement atteints. Congestion et quelques plaques décolorées dans la substance corticale.

Cerveau. Briqueté vasculaire. Pas de lésions *microscopiques*.

Résumé.

Voici donc une femme de 58 ans (c'est-à-dire plus âgée que celles que nous fournirent les observations précédentes), alcoolique, qui présente en même temps des signes de pleurésie, d'ascite, des troubles intestinaux, et des accidents à peu près semblables à ceux que nous avons observés. La durée de ces accidents, les éléments qui les composent : rêvasserie, cauchemars, hallucinations de la vue, niaiserie, incohérence, etc., sont les mêmes que dans nos huit premiers cas.

Or, l'autopsie de cette malade révéla, à la fois, les signes d'une tuberculose généralisée aiguë, à localisations principalement séreuses, et dont le point de départ paraît être une tuberculose chronique du poumon, et les signes d'une cirrhose atrophique du foie. Les conditions sont donc ici très analogues à celles de nos observations, mais non identiques. En effet, la présence de tuberculose méningée constitue un signe nouveau et important.

La présence d'altérations hépatiques différentes de celles que nous avons observées dans le 1er chapitre, nous démontre que le même trouble mental peut accompagner des lésions variées du foie, et, par suite, que, chez nos premières malades, il ne doit pas être considéré comme lié à la nature particulière des altérations hépatiques observées.

Nous ne pousserons pas plus avant l'étude de cette observation, qui pourrait cependant nous fournir d'anters réflexions intéressantes. Nous ne rechercherons pas les relations de la cirrhose, de la tuberculose et de l'alcoolisme (la cirrhose, hépatite chronique, étant sans doute beaucoup plus d'origine alcoolique que le foie jaune paille). Nous ne nous arrêterons pas à comparer tous les accidents rencontrés chez cette malade et ceux, fort semblables, rencontrés dans nos premières observations (hyperesthésie, escharres, état des urines, chagrin et joie sans motifs, alternatives de raison et d'absurdité, verbiage et confusion, etc.).

OBSERVATION X

(d'après KLIPPEL*)* (¹)

Alcoolisme. — Cauchemars, hallucinations, diminution de la mémoire. — État de confusion et d'excitation mentale. — Agitation. — Foie jaune paille.

ANTÉCÉDENTS. — La malade qui nous intéresse, âgée de 41 ans, était fille d'un père alcoolique et syphilitique, mère de deux enfants, l'un né à terme et mort, huit mois après, de convulsions ; l'autre, né à 7 mois, n'ayant vécu que quelques heures.

Elle avait eu une fièvre typhoïde à 18 ans, en était très affaiblie au point de vue intellectuel ; une bronchite à 28 ans, mal soignée ; hémoptysies (?) il y a trois ans, au nombre de sept en quelques mois.

Réglée à 21 ans seulement.

Depuis son bas âge on l'avait habituée à boire de l'eau-de-vie de marc, habitude qu'elle avait conservée. Faisant habituellement usage de boissons alcooliques, il y a dix ans, lors de son mariage, son mari avait noté chez elle des cauchemars la nuit ; parfois des idées sombres et des idées vagues de suicide, des hallucinations de la vue (toute éveillée, elle voyait des serpents, des rats, des chiens, des objets imaginaires). Ces signes, d'après lui, devaient déjà exister avant leur union.

Depuis cinq ans, vomissements glaireux tous les matins à son réveil. Depuis son mariage, elle prenait tous les matins un verre de vulnéraire, buvait un demi-litre de vin et quelquefois plus à chaque repas, prenait habituellement son café avec un petit verre d'eau-de-vie de marc. Cependant, elle ne s'est jamais livrée à de grands excès.

Depuis un mois avant son entrée à l'asile, se sentant fatiguée, elle buvait quelques grogs par jour.

En somme, ce que nous devons surtout retenir chez cette malade, c'est qu'elle était alcoolique de vieille date.

En outre de ces symptômes d'alcoolisme, cauchemars, hallucinations de la vue, pituites, la malade L..., présentait, depuis deux ans et par intervalles, des défaillances dans la mémoire : était-on venu demander son mari, elle oubliait de le lui dire ; — sortait-elle pour acheter quelque chose, elle oubliait de l'acheter.

Tels sont les symptômes qu'a présentés cette malade, jusqu'au moment où a éclaté le délire aigu qui va maintenant nous occuper.

HISTOIRE. — *Le 15 novembre 1893*, la malade, en déjeunant, devient subitement triste ; elle croit avoir mal agi envers son mari, elle se met à genoux, lui demande de lui pardonner tout le mal qu'elle lui a fait, se met à pleurer.

(1) *Annales médico-psychologiques*, t. XX, p. 266, 1894.

Cet état mélancolique persiste pendant une heure et fait place à un délire aigu à forme maniaque.

La malade se met à crier, à chanter des phrases incohérentes, des mots sans suite, pleure par intervalles et compte de 1 jusqu'à 30 plusieurs fois de suite, sans suivre la série des chiffres, elle marmotte des paroles sans ordre, s'agite sur son lit, présente par intervalles des mouvements de carphologie et ne distingue plus rien de son entourage.

Toute la nuit du 15 novembre, cet état persiste, son mari est obligé de la veiller et de la maintenir dans son lit. Pas de fièvre ; le pouls bat à 75 par minute.

Le 16. Son mari, voyant que sa femme ne mangeait plus, que son état délirant ne changeait pas, fait appeler un médecin : celui-ci ordonne du bromure à haute dose.

Le 17. Le médecin de la famille, voyant qu'il n'y avait aucune modification dans l'état de sa malade, demande en consultation un médecin aliéniste.

Pendant la nuit du 17, l'insomnie continue ; même état d'agitation.

Le 18. La malade est vue chez elle par le Dr Vallon, qui a bien voulu nous communiquer le résultat de son examen clinique.

EXAMEN. — Pas de fièvre, la peau était fraîche, le pouls un peu fréquent à 90.

Rien à l'auscultation.

L'état de la malade était celui qu'on observe dans un accès de délire aigu avec confusion mentale.

On pouvait songer à un délire fébrile devant ce tableau clinique, mais la fièvre n'existait pas, et l'examen des poumons n'avait pas révélé de lésions.

Dans ces conditions, M. Vallon délivre le certificat suivant :

« État d'excitation cérébrale prenant par moment les caractères d'excitation maniaque ; désordre dans les actes et les idées, loquacité, propos incohérents.

« Elle pousse des hurlements qui éveillent l'attention des voisins et rendent très pénible l'existence des personnes qui l'entourent. »

L'agitation et l'insomnie continuent. Notons que jusqu'ici la malade n'avait rien présenté du côté des poumons.

19 novembre. La malade est amenée à Sainte-Anne ; à son arrivée, nous constatons un état dypsnéique des plus marqués, les lèvres et les pommettes sont cyanosées, les extrémités violacées, les veines du cou gonflées. Le pouls était rapide, petit et irrégulier, battant à 115 par minute, la température était de 38°,6 le soir à 7 heures.

L'examen des poumons révèle des râles disséminés et çà et là de la rudesse respiratoire ; pas d'œdème des membres inférieurs.

Circulation veineuse collatérale abdominale très marquée. Le foie à la percussion paraît un peu diminué de volume.

Les signes psychiques ont fait place à un état sub-comateux dont on tire difficilement la malade.

La mort arrive le 20 novembre à 5 heures du soir.

AUTOPSIE *21 novembre 1893.*

Cerveau. — Les méninges présentent de la congestion œdémateuse.

La décortication du cerveau est facile et ne laisse aucune érosion, aucun dépoli. Les circonvolutions sont bien développées ; la 3e frontale des deux côtés offre des plis supplémentaires, la scissure de Sylvius est très large, laissant bien voir l'insula, bien que le cerveau ait conservé sa consistance normale. On remarque d'ailleurs que cette scissure se prolonge en continuité directe dans le lobe pariétal. Cette anomalie existe des deux côtés.

A la coupe le cerveau est sain. Les vaisseaux sont légèrement congestionnés. Les ventricules sont normaux. Il n'y a pas d'athérome des artères de la base du crâne. Le bulbe et le cervelet n'offrent rien de remarquable. La moelle n'a pas été examinée.

Poumon. — Des deux côtés il existe de la congestion marquée. Du côté droit, il y a de plus des adhérences blanches filamenteuses, d'aspect fibreux et anciennes. De plus, au sommet, on remarque un petit nodule dur et blanchâtre, qui parait être la transformation scléreuse d'un ancien noyau tuberculeux. Pas d'autres lésions tuberculeuses.

Cœur. — Il est assez volumineux, mou, flasque, sans lésion d'orifice autre que la dilatation due à l'état flasque du myocarde.

Foie. — Il se présente avec des caractères particuliers qui attestent à première vue une altération profonde du parenchyme. La décoloration y est complète et offre la teinte jaune paille. Le volume de l'organe semble au-dessous de la normale, son poids n'est que de 1.250 grammes. La forme est bien conservée, sans irrégularités à la surface, sans épaississement de la capsule qui est transparente, sans nodules de cirrhose. La coloration jaune paille est uniforme et ne permet pas de distinguer de points rouges, répondant aux veines centrales du lobule. L'ischémie est complète ; sur les coupes il ne s'écoule pas de sang et la coloration, ainsi que l'aspect, sont les même qu'à la surface. La consistance du parenchyme est flasque et pâteuse, et l'ongle pénètre facilement dans la substance hépatique. Il ne parait pas y avoir de cirrhose, mais seulement une dégénérescence profonde observée sur toute l'étendue de l'organe.

Rate petite avec une capsule épaisse, de consistance plutôt ferme.

Reins de volume moyen. La substance corticale est bien développée ; sa coloration est plutôt pâle avec des arborisations vasculaires. La décortication est normale. La surface est lisse. La substance médullaire a une couleur rougeâtre.

Le tissu cellulaire des membres et du tronc présente une adiposité assez marquée. Pas d'infiltration.

Examen histologique. — 1º *Examen des cellules du foie par dissociation.* — Les cellules ont une forme qui, le plus souvent, est parfaitement ronde Leur volume est très variable de l'une à l'autre. Tantôt elles sont beaucoup plus grosses que normalement, tantôt plus petites.

Elles offrent deux aspects différents :

Les unes ont un protoplasma clair et hyalin dans lequel on voit : 1º de grosses granulations vertes ; 2º des granulations moyennes qui sont ocreuses ; 3º des granulations plus petites qui sont noires.

Ces différentes couleurs tranchent les unes sur les autres et sur le protoplasma de la cellule, qui est clair et hyalin. Aucun noyau n'est visible dans ces éléments.

Les autres sont des cellules transformées en grosses vésicules adipeuses. Dans beaucoup on voit le noyau. Ou bien ce sont des cellules remplies de fines granulations graisseuses manquant complètement de noyau. Ce dernier peut être reconnu cependant dans quelques-unes de ces cellules après action de l'alcool.

2° *Examen du foie sur les coupes.* — Ce qui frappe tout d'abord, c'est l'état de dégénérescence graisseuse qui l'emporte sur l'altération granulo-pigmentaire.

Le lobule hépatique est en état de dégénérescence graisseuse totale. Les cellules sont transformées en vésicules adipeuses ; cette lésion atteint partout le même degré, de sorte que le lobule n'est plus distinct que par la présence des vaisseaux sus-hépatiques au centre du lobule dégénéré et des vaisseaux portes à la périphérie.

On ne distingue pas de zone péri-sus-hépatique de cellules hépatiques normales : de sorte qu'on n'a pas l'aspect du lobule hépatique interverti : le lobule hépatique est frappé en masse.

Dans beaucoup de cellules, on trouve encore un noyau distinct et refoulé à la périphérie du protoplasma par la goutte graisseuse qui le remplit tout entier.

Au milieu de cette transformation on rencontre encore quelques cellules ayant un autre aspect. Celles-ci sont hyalines et contiennent de fines gouttelettes graisseuses, des blocs de pigment de coloration olive, des amas granuleux et irréguliers de pigment brun rouge. Les noyaux sont atrophiés ou absents de ces cellules, ou masqués par les amas granuleux.

Les vaisseaux capillaires du lobule sont exsangues.

Les veines sus-hépatiques et les veines portes paraissent saines.

Dans quelques points seulement on voit un certain degré d'inflammation récente caractérisée par des cellules embryonnaires.

Les canaux biliaires contiennent quelques infarctus biliaires et offrent de la tuméfaction des endothéliums.

Ce qui, en résumé, caractérise la lésion, c'est la diffusion des lésions de la cellule hépatique, non seulement envisagée par rapport au lobule, mais aussi par rapport au foie tout entier.

Cerveau. — On ne trouve dans le cerveau aucune lésion inflammatoire ni scléreuse. Mais les vaisseaux et les cellules corticales présentent de la dégénérescence graisseuse, caractérisée dans les vaisseaux par des amas granuleux pigmentaires et graisseux, et dans les cellules par ces mêmes granulations occupant le protoplasma et s'accompagnant d'un certain degré d'atrophie des éléments nobles. Les tubes nerveux de l'écorce et de la substance blanche sont à peu près sains.

Ces lésions cérébrales sont, de toute évidence, de date assez ancienne.

Résumé.

Cette observation nous intéresse à deux titres.

1° Il s'agit d'une femme de 41 ans, alcoolique, ayant présenté depuis quelque temps un léger degré de diminution de la mémoire, des hallucinations, etc., c'est-à-dire divers troubles mentaux légers qui font ressembler le début de son histoire au début de l'histoire de toutes nos malades.

2° Cette femme meurt, après avoir eu, pendant 5 jours, un trouble mental beaucoup plus accentué que celui que nous avons antérieurement étudié. Il doit donc en être nettement différencié par son intensité plus grande et sa durée plus courte. En outre, l'excitation peut être considérée comme un symptôme que nous ne sommes pas habitués à rencontrer chez nos malades. Mais hormis cette excitation, les autres troubles de l'esprit sont bien du même ordre que ceux que nous avons observés : incohérence, rire et pleurs sans motif, verbiage, confusion des idées, etc.

Fait remarquable, le foie de cette malade fut, à l'autopsie et à l'examen histologique, trouvé tout à fait semblable à celui que nous avons si fréquemment rencontré. Il n'en différait qu'en ceci qu'il était plus petit que normalement au lieu d'être plus gros. Le soin que M. Klippel a donné à cet examen rehausse l'intérêt de cette étude.

Cette observation, à elle seule, nous suffit donc pour établir que le foie jaune paille peut être observé avec diminution de volume, conservation de sa forme, et peut s'accompagner de toubles mentaux du même ordre que ceux que nous avons observés, mais d'aspect différent.

Quelle fut ici la cause de l'altération hépatique ? Y eut-il, comme dans nos observations, une infection subaiguë concomittante ? La tuberculose est absente (au moins dans la forme qu'il nous faudrait), et l'observation est muette sur la présence ou l'absence d'autres toxi-infections, en particulier de celles qui pourraient être rencontrées dans le tube digestif. Si donc, dans l'observation IX, nous avons vu une lésion du foie, très probablement alcoolique, coïncider avec le développement d'une tuberculose presque généralisée, nous voyons dans l'obs. X, une altération, qui nous est jusqu'ici apparue comme principalement tuberculeuse, coïncider avec l'absence de tuberculose, et un alcoolisme intensif et permanent. Cette contradiction nous enseigne combien il faut s'éloigner des jugements absolus et prématurés dans l'étude des questions que nous exposons ici.

§ III.
Délire et folie hépatique.

Ainsi, des troubles mentaux différents de ceux que nous avons observés chez nos huit premières malades peuvent coexister avec la même lésion hépatique, et réciproquement, des troubles mentaux semblables à ceux de ces malades, peuvent coexister avec des lésions hépatiques différentes des leurs.

Par conséquent, il y a lieu de se demander si la forme d'accidents mentaux que nous avons décrite est rare ou fréquente au cours des altérations hépatiques en général, et si elle peut être considérée comme en rapport avec ces altérations, ou si, au contraire, la coexistence que nous avons observée de ce trouble mental et d'une lésion hépatique, est purement fortuite.

Voici 4 observations, retrouvées dans notre collection, dans celle du service de M. G. Ballet, ou empruntées à la thèse de L. Lévi, qui vont nous permettre de répondre à ces questions.

OBSERVATION XII ([1]).

Alcoolisme. — Hypertrophïe du foie. — Ascite. — Dyspepsie. — Torpeur cérébrale. — Rêvasserie diurne. — Rêves nocturnes.

Edmond Tass, 49 ans. Service de M. le Dr Gilbert Ballet. — Hôpital Saint-Antoine.

Antécédents. — Son père vit encore et n'est point alcoolique. Sa mère est morte hémiplégique. Une de ses sœurs a eu des crises nerveuses pendant sa jeunesse.

Lui-même s'est bien porté jusqu'à l'âge de 30 ans. C'est à ce moment qu'il a commencé à commettre des excès habituels de boisson. Il consomme beaucoup de vins, d'alcools, d'apéritifs (mais pas d'absinthe).

Il ne s'est jamais privé de rien, a toujours fait bonne chère et il est goutteux depuis l'âge de 30 ans. Vers 35 ans, il a eu quelques crises de coliques

---

(1) Recueillie par M. Merklen, externe du service, notre collègue Giraud étant interne du service.

néphrétiques. Depuis ce moment il est dyspeptique, il mange très peu et a du dégoût de la viande. Du reste, ses troubles dyspeptiques disparaissent dès qu'il cesse ses excès alcooliques.

Depuis 6 mois environ, il a des pituites, des vomissements aqueux le matin au réveil.

HISTOIRE. — Depuis 3 mois il a des crises nerveuses dans la matinée. Il n'y perd pas connaissance. Son frère, qui a assisté une fois à une de ces crises l'a vu serrer les dents, s'agiter (les membres supérieurs étaient secoués de convulsions). A ce moment le malade finissait de prendre son repas où il avait bu de fortes rasades.

Le malade a fait, dans ces dernières années, de mauvaises affaires et a été déclaré en faillite il y a 2 mois. Il attribue aux chagrins que ces événements lui ont causés, une perte de mémoire qui paraît aller en progressant. Vers la fin de ses affaires il donnait à ses ouvriers des ordres incohérents, bizarres. Mais il n'a jamais commis d'actes vraiment démentiels.

Il vient de séjourner dans un service de chirurgie (M. Monod) où on l'a opéré d'une hydrocèle vaginale due à la persistance du conduit vagino-péritonéal et à une ascite abdominale.

Dans ce service on a remarqué qu'il avait déliré avant et après l'opération. Il voyait le feu, les pompiers, il voulait s'en aller, il enlevait son pansement, etc. Pendant cette période il avait les yeux très jaunes, et il était de plus en plus dyspeptique.

EXAMEN. — *29 octobre 1898.* — Pas de coloration anormale des téguments. Cependant, les membres inférieurs ont une teinte fortement rosée, et l'on y voit des arborisations vasculaires plus foncées.

Il y a de l'œdème des malléoles des deux côtés, œdème mou gardant l'empreinte du doigt.

L'examen de l'abdomen révèle une hypertrophie considérable du foie qui descend à 3 trois travers de doigt au-dessous des côtes. Il n'y a pas de douleurs à la palpation.

Signes d'ascite abdominale légère.

Les bruits du cœur sont nets et très forts. Il n'y a pas de souffle. Le pouls est fort et bat à 90. Les artères sont dures.

Il y a une hyperesthésie notable des pieds et de la partie inférieure des jambes. Léger tremblement des mains étendues.

Les pupilles sont égales, de dimension normale, et réagissent bien.

Le malade ne souffre pas de la tête et ne se plaint que de la perte de sa mémoire et de sa dyspepsie.

3 novembre 1898. — Il ne sait pas le nom du mois où nous sommes. Lorsqu'on lui demande la date de son entrée à l'hôpital il dit : « Je ne sais pas — un mois — six semaines. » Quand on lui demande le jour et la date, il cherche, il hésite et fait une réponse inexacte ou incomplètement exacte.

Dans le service, il sait à peu près dire ce qu'il lui faut, demander son repas, refuser ce qu'il a de trop. Mais parfois il ne sait ce qu'il fait, il enlève son pansement, il se déshabille entièrement aux cabinets et se met tout nu, etc.

5 novembre. — Il dit avoir de la diarrhée. Il veut sans cesse se lever, il va 20 fois par jour aux cabinets et parfois ne trouve pas le chemin pour s'y rendre ou pour retourner à son lit. Parfois il se trompe et va ailleurs. Dans ces moments où il ne paraît pas se rendre compte de ce qu'il fait, si on l'interpelle brusquement, il semble sortir tout à coup d'un état de somnolence et de rêvasserie et il reconnaît qu'il s'est trompé.

Il rêve la nuit mais ne se rappelle pas au matin la nature de ses rêves. Cependant il dit rêver de son métier.

7 novembre. — Il est calme, il paraît ne pas s'intéresser à ce qui l'entoure. Il ne délire pas et son état est celui d'un homme en torpeur cérébrale.

Il n'a pas eu de vertiges depuis qu'il est dans le service.

Analyse des urines. — Quantité en 24 heures 900gr. Densité : 1019. Dépôt presque nul. Réaction acide couleur jaune rougeâtre. Odeur normale. Aspect clair.

Dosages pour 24 heures : chlorures, 8,32. Phosphates, 2,07. Urée, 12.06.

L'urine renferme des traces d'albumine et une quantité très notable d'urobiline (les réactions sont très nettes).

Le malade sort de l'hôpital.

Résumé.

Un homme alcoolique, de 49 ans, est pris de divers signes qui permettent de diagnostiquer une altération accentuée du foie avec augmentation de volume de cet organe. Pendant trois mois environ, l'on s'aperçoit d'un léger affaiblissement de la mémoire, d'incohérences, de bizarreries. Pendant son court séjour dans le service, ce malade est fréquemment dans un état de somnolence, de torpeur, qui l'empêche de se rendre exactement compte de ce qu'il fait. Nous pouvons admettre qu'il a présenté les signes, peu accentués, d'un trouble mental analogue à celui de nos premières malades.

OBSERVATION XII

(*d'après* LÉOPOLD LÉVI) [1]

Somnolence. — Torpeur. — Cirrhose avec ascite.

EXAMEN. — Il s'agit d'une cirrhose avec ascite à marche rapide, développée chez un arthritique, à éthylisme douteux, nécessitant, tous les huit à dix jours, une ponction de 10 à 12 litres. Le dernier liquide retiré contient une forte quantité de sang. Le malade, à la suite de cette ponction, a quelques coliques abdominales. Il est pris, consécutivement, de diarrhée fortement colorée qu'il a déjà ressentie à plusieurs reprises et qui a disparu.

Les 23 et 24 août on a été frappé de la somnolence du malade. A plusieurs reprises, en traversant la salle dans le jour, nous l'avons trouvé endormi.

(1) *Thèse,* p. 60.

Les phénomènes délirants ont commencé le *24 août* dans la nuit. Le malade s'est levé, a fait à plusieurs reprises le tour de son lit, est allé s'asseoir sur la chaise de son voisin, puis l'a tirée au milieu de la salle, a voulu aller au cabinet, s'est trompé de porte, est sorti sur le carré. Ramené par l'infirmier à son lit, il n'a pas dit un mot et s'est recouché. Le matin il s'est levé pour aller à la selle, a uriné à terre. On le trouve endormi au moment de la visite, on le réveille. Il ne répond pas volontiers aux questions qu'on lui pose. Toutes ses réponses sont empreintes de niaiserie et indiquent une amnésie récente marquée. Parfois à la question la plus simple il répond : « Je ne sais pas » ou « je ne me rappelle plus », de la façon d'ailleurs la plus indifférente. Il confond son crachoir et sa table de nuit.

Il ne sait pas m'avoir vu : « C'est la première fois que vous me voyez ? » — « Oui. » — « Mais je suis venu vous voir dans la soirée » (ce qui est inexact.) — « Oui » — Sa mémoire des faits anciens est également touchée. Il ne sait plus son âge (il a 55 ans). On lui dit : « Vous avez 75 ans », il répond : « Oui ». Il ne peut retrouver son prénom.

Ses opérations intellectuelles s'accomplissent ainsi en général : il est très lent à comprendre ce qu'on lui dit, très lent à y répondre, mais une fois qu'il a trouvé une réponse, il la répète constamment. Nous lui demandons où il est en ce moment ; il répond d'abord « Ici » ; au bout d'un certain temps il arrive à trouver « Saint-Antoine ». — Vous n'êtes pas salle Magendie ? » il répond encore « Saint-Antoine ». Dans quelle salle êtes-vous », lui demandons-nous alors. Il répond « Saint-Antoine ».

Le même fait nous frappe quand nous demandons le produit de multiplication de 5×5 ; il ne répond pas. Nous lui adressons alors d'autres questions. Au bout de cinq minutes environ, il dit, sans rime ni raison : « 5 fois 5, 25 » et, à partir de ce moment, il répète à plusieurs reprises : « 5 fois 5, 25 »

Il accuse, en outre, un certain contentement. On lui dit : « Ça ne va pas », il dit : « Mais si ».

Dans ses actes on retrouve la même lenteur : le malade se lève et va s'accroupir à côté de sa table de nuit. Au bout d'un certain temps, nous l'engageons à se coucher. Il arrive à se hisser sur son lit, se tourne tout d'abord du côté de ses oreillers qu'il froisse plutôt qu'il n'arrange, puis, lentement, il revient face en avant, reste mi-assis sur son lit, les jambes comme elles se trouvaient, et ne parvient pas à tirer les draps à lui.

Nous arrivons à faire lire au malade quelques gros caractères. Il lit lentement, et ne se rappelle pas ce qu'il a lu.

Quant à l'écriture, elle offre cette particularité : le malade veut écrire son nom (Guinet). La première lettre est mal formée. Arrivé à la lettre U, il la répète indéfiniment. Il y a, semble-t-il, une opération analogue à celle qui lui fait répéter plusieurs fois le même mot ou la même phrase[1].

Résumé.

Le trouble mental dont on vient de lire la description est très sem-

---

[1] Nous avons observé, à l'hôpital Saint-Antoine, un malade tout à fait semblable, dont nous n'insérerons pas l'observation parce qu'elle est plus incomplète encore que celle là.

blable à ceux des malades qui précèdent et suivent. Mais l'observation est trop incomplète pour appuyer des déductions étendues.

Il est remarquable que, jusqu'ici, nous n'avons point encore rencontré de relation d'un trouble mental, survenu au cours d'une affection hépatique, sans que l'on ait constaté, concurremment ou antérieurement, l'alcoolisme ou une maladie générale. Recherchons maintenant des observations où la lésion du foie sera la seule affection coexistant avec la séméiologie mentale.

OBSERVATION XIII [1]

Ascite, subictère. — Somnolence. Difficulté à comprendre. — Rêvasserie. — Cirrhose hépatique.

Louis Bourg.., 25 ans, entré le 22 septembre 1891 à l'hôpital Saint-Antoine. 15. Salle Broussais. Service du docteur Gilbert Ballet.

ANTÉCÉDENTS. — Son père souffre d'une gastrite chronique. Sa mère est bien portante. Un frère chétif, toujours maladif.

Ce sujet n'a jamais été malade et l'on ne trouve dans son histoire aucune trace d'alcoolisme. D'ailleurs, il ne fait aucun excès de boissons.

HISTOIRE. — Le 10 septembre 1891, ce malade a été pris d'une diarrhée abondante, ayant duré 4 jours et ne disparaissant qu'avec le traitement par le bismuth.

Après cette diarrhée, le ventre enfla à vue d'œil. Vers le 20 septembre le ventre étant de plus en plus gros, le malade fut pris de douleurs dans l'hypochondre droit. Ces douleurs, très violentes, se calmaient peu à peu par le repos. Mais la moindre pression la réveillait. Leur début était toujours brusque et intense.

Le malade vint à l'hôpital tant à cause de ses douleurs que du grand volume qu'avait pris son abdomen.

Dès son entrée on lui appliqua huit ventouses scarifiées sur la région hépatique et les douleurs diparurent.

EXAMEN. — Subictère très net. Le malade fait observer qu'il est toujours jaune même quand il n'est pas malade. Pigments biliaires dans les urines.

La peau est sèche. Il y a un léger œdème des membres inférieurs.

Le ventre est enflé et contient beaucoup de liquide. Sur la paroi très tendue on voit le réseau veineux de la circulation collatérale.

Le foie à la percussion semble petit. Il n'atteint pas le bord costal.

La rate au contraire paraît grosse.

(1) Tirée des archives du service de M. Gilbert Ballet.

Il n'y a pas d'hypertrophie cardiaque, mais on entend un léger souffle au premier temps à la pointe.

Congestion légère des deux bases pulmonaires. Signe de bronchites au sommet droit. Quelques craquements au sommet gauche. Les crachats sont parfois teintés de sang noirâtre.

Les urines ne contiennent ni sucre, ni albumine, mais elles sont d'une coloration diffuse rouge foncé.

Il n'y a pas de fièvre, l'appétit est bon, les fonctions digestives s'accomplissent normalement.

27 octobre. — Le malade est amélioré et sort.

2 novembre. — Le malade revient. Son état est à peu près le même qu'à sa première entrée.

12 novembre. — Ponction abdominale. On retire neuf litres.

13 novembre. — Le liquide a déposé des caillots fibrineux et sanguinolents.

Il n'y a pas de fièvre.

29 novembre. — Depuis quelques jours, ce malade somnole et reste abruti toute la journée. Aux questions qu'on lui pose il répond avec peine par oui ou par non. Il semble avoir des moments d'absence et, tout à l'heure, il a craché sur son pain. La nuit dernière il a réveillé son voisin et lui a demandé de venir visiter son lit pour chasser les souris.

Il a la diarrhée. Il va sept ou huit fois à la selle chaque jour et les selles sont très petites. Il ne mange pas.

La nuit il rêvasse, appelle sa femme, parle à des personnes qu'il croit présentes

30 novembre. — La diarrhée continue. Le malade est de plus en plus somnolent et ne parle que par monosyllabes. Il va sous lui. Il n'a toujours pas de fièvre (36°, 7 — 37°, 4).

1ᵉʳ décembre. — Le malade est calme : il dort tout le temps.

3 décembre — La diarrhée est terminée. L'état général reste le même. Mais la température s'élève (38°, 2). Le malade a pu aujourd'hui parler un peu à sa femme.

4 décembre. — Le malade ne parle pas, ne se plaint pas, reste immobile. Temp. 37°, 4. Même état général.

5 décembre. — Il y a amélioration de l'état mental. Le sujet comprend mieux ce qu'on lui dit et répond un peu, mais avec difficulté.

Les pupilles sont égales. Température 38°, 8. A l'auscultation des poumons on constate un foyer de congestion à droite, très limité à la partie moyenne du poumon, en arrière.

6 décembre — L'amélioration est augmentée. Le malade est sorti de son état somnolent et répond bien quand on lui parle. Température 38°, 6.

Les températures indiquées sont les maxima vespéraux. Dans les intervalles le thermomètre marquait 37°, 2, 4, 6, etc..

La pupille gauche est dilatée.

10 décembre. — Le malade va beaucoup mieux. Il cause, comprend tout ce qu'on lui dit, n'a plus de délire. Température entre 37° et 37°, 7.

Il demande souvent du pain

La nuit il est un peu agité.

20 décembre. — La teinte subictérique que le malade a toujours présentée s'accentue de plus en plus.

L'agitation nocturne augmente au point que les voisins du malade ne peuvent reposer. Il veut toujours manger.

28 décembre. — L'ictère est très prononcé, l'abattement et la somnolence réapparaissent, le malade gémit pendant la journée et délire pendant la nuit. La température ne dépasse jamais 38°.

29 décembre. — Mort dans le coma.

AUTOPSIE. — 36 heures après la mort.

Abdomen. — Ascite considérable, liquide jaune foncé.

Foie. — Adhérences au niveau du lobe gauche et de la face inférieure. Poids 1 750 gr.

L'organe a conservé sa forme générale. Sa surface est recouverte de petites granulations de dimensions très variables, allant de la grosseur d'une tête d'épingle à un petit pois. Les plus petites sont franchement jaunes. Les grosses sont ardoisées, quelques unes présentent des points jaunes sur un fond ardoisé.

A la coupe, le tissu hépatique est parcouru de travées blanchâtres scléreuses assez larges et que l'ongle ne peut déchirer, ces travées circonscrivent des masses jaune-brun qui peuvent être enlevées avec l'ongle.

Rate. — Très grosse, congestionnée, poids 1 625 gr.

Reins. — Congestionnés. Poids 200 et 220 gr.

Pancréas. — Très gros, adhérent au mésentère. Au niveau de son bord inférieur il y a des ganglions gros et nombreux.

Poumons. — Congestionnés. Pas de tubercules.

Cœur. — Rien d'anormal.

Encéphale. — Rien à signaler.

Résumé.

Un homme tout jeune (25 ans), n'ayant pas fait d'excès alcoolique, présente, sans que nous puissons en connaître la raison, les signes d'une hépatite chronique. Au cours de l'évolution de cette affection, qui se termine par la mort, on remarquera que le sujet était somnolent, abruti, incapable de répondre aux questions qu'on lui posait. Il rêvassait la nuit, parlait à des personnes qu'il croyait voir. Il donna parfois des signes d'incohérence dans ses propos et dans sa conduite. Pendant ce temps, il n'avait pas de fièvre (ou du moins sa température ne s'éleva pas plus de quelques dixièmes de degré).

Ces troubles mentaux disparurent, pour reparaître quelques jours avant la mort, qui survint par les progrès de la somnolence et du coma.

L'autopsie ne révéla aucune autre altération que la lésion appelée cirrhose atrophique avec hypertrophie splénique.

Cette remarquable observation est véritablement un type. Sans alcoolisme, sans aucune autre lésion qu'une lésion hépatique, un sujet qui n'est point un artério-scléreux, qui n'est point un vieillard, dont le cerveau paraissait tout à fait sain, délire, et cela à 2 reprises, en dehors de toute infection appréciable(1), et même de toute fièvre. Ainsi que Léopold Levi le fait remarquer, il y a lieu de distinguer, chez les hépatiques, le délire transitoire, du délire terminal. En effet, lorsque les troubles mentaux arrivent pendant la période cachectique, lorsqu'il y a de la fièvre, des infections, lorsque le malade est comateux, agonique, on comprend que la coexistence du trouble mental et de l'altération hépatique s'accompagne de la coexistence de bien d'autres perturbations.

Au contraire, lorsqu'il n'existe rien d'autre que l'affection hépatique et ses symptômes, rien ne s'oppose à ce que l'on considère le délire qui apparaît comme relié à l'altération hépatique, par un lien dont nous chercherons plus loin à déterminer la nature. C'est à des cas de ce genre que L. Levi a donné le nom de *délire hépatique*, et ce sont ceux-là qui doivent être choisis pour affirmer la réalité de la *folie hépatique*, que M. Klippel a décrit le premier, et à la démonstration de laquelle il a consacré plusieurs études remarquables (2).

L'observation qu'on vient de lire mérite d'autant plus l'attention que, rédigée en 1891, par un élève dont le nom n'a pas été conservé, dans le service de M. Gilbert Ballet, elle est antérieure aux publications de M. Klippel, de M. Charrin, de L. Lévi. Comme aucune des observations publiées depuis n'est plus démonstrative, comme l'externe qui l'a rédigée ne peut être suspecté d'avoir subi l'influence d'aucune idée préconçue, il s'ensuit que ce remarquable exemple méritait les honneurs d'une publication plus précoce.

Voici maintenant une des typiques observations de L. Lévi :

---

(1) Il est possible que, dans les cas de ce genre, il y ait des infections inconnues ou à processus inconnu. L'hypertrophie de la rate et des ganglions spléniques pourraient les faire penser. Ces hypertrophies peuvent précéder les lésions du foie ou du moins lui sont peut être pas secondaires.

(2) En même temps que M. KLIPPEL, M. CHARRIN a signalé des cas de *folie hépatique* (voir Bibliographie).

OBSERVATION XIV

(*d'après* LÉOPOLD LÉVI.) [1]

Enfantillage. — Torpeur. — Confusion des idées. — Somnolence. — Ascite. — Cirrhose atrophique.

François B..., âgé de 70 ans, peintre en bâtiment. Service du Dr Hanot, hôpital Saint-Antoine.

ANTÉCÉDENTS. Le malade a eu des fièvres intermittentes pendant son enfance et la fièvre jaune à l'âge de 23 ans. A 25 ans il eut une hépatite avec de l'ictère. Durant l'âge adulte il eut des coliques de plomb et fit quelques excès alcooliques.

Depuis très longtemps il est sujet à des maux de tête et à des tremblements. Il a eu plusieurs fois de l'ictère.

HISTOIRE. Depuis 1894, le malade perd ses forces et l'appétit. Il a du dégoût pour la viande. Il abandonne son métier. Pendant l'hiver il a l'influenza. Il a du purpura, de l'œdème des jambes et du scrotum et souffre de douleurs abdominales. Il a des épistaxis fréquentes et des démangeaisons violentes qui l'empêchent de dormir.

En juillet 1895, il est pris de tremblement et de délire. Il confondait son caleçon avec sa chemise, mais reconnaissait bien sa femme, était peu loquace, ne déraisonnait pas d'une façon manifeste. Au déjeuner, il ne put se servir à cause de son tremblement, et on dut lui donner à manger comme à un enfant. « Comme un enfant aussi, nous dit sa femme, il resuçait les noyaux des cerises qu'il avait mangées. » Il n'avait aucune paralysie.

Le lendemain, le malade avait mis son gilet à la place de son pantalon. Sa femme l'ayant déshabillé : « Ce n'est pas gentil, dit-il, je suis habillé, tu me déshabilles. » Ce jour-là, il refusa d'uriner dans les vases d'usage, et pissait contre tous les meubles, contre les chaises, la table, le buffet. Il était à la fois plus affectueux que d'habitude, et se plaignait en même temps qu'on lui fit des misères. La nuit il resta assis sur son lit, poussant de grands bruits prolongés, « *fou fou* ». Il jetait tout ce qui était à sa portée. On le conduisit à l'hôpital Andral, où les phénomènes cérébraux et le tremblment persistèrent pendant deux jours. Le tremblement était localisé aux membres supérieurs. B... ne pouvait tenir son verre. A sa visite du lendemain, la femme du malade fut surprise. « Tout avait disparu comme par enchantement. »

Durant ce temps, l'abdomen était volumineux et sensible et il resta ainsi jusqu'à son entrée à l'hôpital Saint-Antoine, le 20 août 1895.

EXAMEN. *20 août 1895.* — Amaigrissement (le malade a été obèse). Le cœur est petit. Le second bruit est claqué à la base. Le foie est petit. Pas d'ascite. Douleur sourde et continue de la région ombilicale. Urobilinurie. L'épreuve

---

[1] Obs. XVI de la thèse déjà citée.

de la glycosurie alimentaire est négative. Pas de sucre ni d'albumine dans l'urine.

Température normale.

20 septembre. — État stationnaire. Intelligence normale.

21. — Démangeaisons, prurit qui empêche de dormir.

14 octobre. — Peu d'urines. Dyspnée (27 resp.); l'abdomen a augmenté. Douleurs abdominales.

9 novembre. — Ponction. On retire 10 litres de liquide d'ascite limpide, jaune citron.

15. — Tremblement. Affaiblissement de la mémoire, parole lente.

19. — Le malade se sent faible, comme anéanti. On le trouve endormi toutes les fois qu'on s'approche de son lit. Il a oublié la date de son entrée à l'hôpital. Il ne sait pas le mois ni le jour. Il parle péniblement et n'achève pas ses phrases. Il a maigri beaucoup. Rétention d'urine. On le sonde. On retire 500 grammes d'urines contenant de l'urobiline mais pas d'albumine. Toujours pas de fièvre.

21 novembre. Répétition des réponses. Une fois que le malade a dit son nom, « Barié, » il répète « Barié, Barié ». Il dit de même, «M. Lévi, M. Lévi,» c'est la réponse qu'il fait à toutes les questions. De même quand on lui demande : « Dans quel hôpital êtes-vous, » il répond : « Saint-Antoine », — Dans quelle salle? » — il répond : «Saint-Antoine. » Si on le fait compter jusqu'à 20, il dit : « 1, 2, 3, 4, 5, 5, 5, 6, 7, 8, 9, 9, 9, 10, 11, 12, 13, 14, 5, 19, 15, 16, 17 » et se plaint d'être fatigué.

Il ne reconnaît pas sa femme.

Quand on lui demande de prendre son verre, il s'assied sur son lit, met les jambes en dehors, fait des grimaces, se tourne, mais du côté opposé à sa table de nuit. On lui montre le verre, il ne le reconnaît pas. On le lui met dans la main, il dit : « Je ne peux pas boire.» — « Pourquoi ? » — « Parce qu'il n'est pas là, mon verre. » — « Mais qu'est-ce que vous tenez dans la main ? » — « Je ne sais pas, mais ce n'est pas mon verre. » Il répète : « Je ne sais pas ce que je tiens, je tiens, je tiens. »

L'aspect est hagard. Le malade paraît absorbé. La langue est sèche. Rétention d'urine. T. 36°,63. — 6°,8.

22 novembre. Le malade est mieux qu'hier. Il a dormi la nuit passée et a le faciès plus éveillé. Il répond plus rapidement mais ses réponses sont encore niaises par moment.

« A quel hôpital êtes-vous ? » — « Saint-Antoine. » — « Dans quelle salle ? » — « Saint-Antoine. » — « Quelle est le nom de la salle ? » — « Il n'y en a pas. »

Il compte bien jusqu'à 20 sans répéter les chiffres et sans s'embrouiller. A 20, il est fatigué. Quand on lui demande de prendre son verre, il accomplit des mouvements pour s'asseoir avec une certaine lenteur, et ne paraît pas savoir où il est placé. Il dit : « Il n'y en a pas. » Quand nous le lui mettons à 30 centimètres des yeux, il paraît ne pas le voir, fait des mouvements qui n'y conduisent pas, mais contrairement à ce qui se passait hier au soir, une fois qu'il a le verre dans la main, il s'en sert pour boire. Il tient le verre avec les deux mains. Il arrive même à le remettre en place sur sa table de nuit en se servant d'une seule main, mais avec la plus grande difficulté.

« On dirait, dit le malade, que ma main est attachée au verre. »

De temps en temps il fait des grimaces, il fait la moue, paraît comme absorbé. Il ne se rappelle pas, ce matin, que sa femme est venue le voir hier.

Les pupilles sont inégales, la gauche est plus dilatée que la droite et irrégulière. Elles réagissent à la lumière. Les réflexes rotuliens sont forts.

84 pulsations. — 32 respirations. Pas de température.

Rétention d'urine. On retire 500 grammes par la sonde contenant 8g,75 d'urée.

23. — Amélioration.

24. — Les symptômes reparaissent comme le 21.

25. — État stationnaire.

26. — Somnolence. Le malade ne comprend plus les questions qu'on lui pose.

27. — On trouve le malade assis sur son lit, répondant assez vivement aux questions et parlant même spontanément. Cependant ses phrases, qui se suivent, ne sont pas d'un sens très juste. Il dit : « Il serait plus logique que ce soit l'infirmier qui note l'amélioration, parce que je puis dormir. » Il a toujours de la difficulté à prendre son verre, le porte avec ses deux mains à la bouche, le remet en place avec difficulté. Il compte correctement de 1 à 20 lentement et en faisant des grimaces.

Dans la journée, il demande à boire à l'infirmier et boit par lui-même. Le tremblement signalé précédemment a presque disparu.

Le malade sent le besoin d'uriner, mais ne peut attendre qu'on lui donne l'urinal et pisse dans son lit. Il reconnaît bien sa famille.

28. — A passé une bonne nuit. Il sait qu'on n'est pas venu le voir hier, mais dit-il, on viendra le voir aujourd'hui. Il continue à faire des grimaces, par contraction du muscle frontal et des muscles pyramidaux. Pouls, 116 à la minute.

29. — Le malade est somnolent, abattu, beaucoup moins bien qu'hier. Il se réveille, à notre approche, et demande si ses enfants ne sont pas là. On lui donne à boire. Il ne peut porter qu'à grand peine son verre jusqu'à la bouche, et ne peut boire seul. Quand il a bu, il demande pourquoi ses enfants ne sont pas là. Il prononce cette phrase avec beaucoup de difficulté : « Ils ne sont pas là mes, mes, mes... enfants. » Il fait quelques grimaces.

Bientôt il retombe dans l'état de somnolence qu'il avait auparavant.

108 puls. à la minute. T. 37°-36°,7.

2 décembre. — Le malade, encore abattu, paraît pourtant mieux que le 29. Il dit. « Ça ne va pas mal, au contraire. » Il a passé une bonne nuit. Il se rappelle qu'on est venu le voir, sa femme et ses enfants. Pourtant c'est avec peine qu'il répond à cette dernière question, il n'y répond qu'après avoir fait quelques grimaces.

Nombre des pulsations toujours élevé, 96 à la minute. Langue sèche. T. 36-36°,5.

4. — Le malade est endormi au moment de notre visite. On s'approche de lui, il se réveille à moitié, dit que « ça ne va pas mal », que la nuit a été bonne. Mais à toutes les autres questions il ne répond que par monosyllabes ou ne répond pas du tout. La langue est sèche. La respiration régulière. Le nombre des pulsations est de 90.

5. — Amélioration. Il boit facilement, ce qu'il n'a pas fait depuis longtemps. Pouls : 124 puls. L'abdomen est distendu par l'ascite.

14. — Le mieux s'est accentué. Le malade se trouve bien. Les réponses sont raisonnables.

17. — Rechute. Le malade se plaint. Il ne répond que par des gémissements aux questions qu'on lui pose.

Puls. 100. Resp. 28.

18. — Il s'est levé au milieu de la nuit. On a trouvé des matières fécales au bas de son lit. Depuis hier le malade pousse de petits cris plaintifs « *lu lu lu* » d'une façon ininterrompue. Il dit des choses incohérentes. Il a du tremblement de la mâchoire et des mouvements convulsifs dans les mains.

Attitude en chien de fusil. Petites escharres sacrées. Incontinence d'urine persistante. Langue sèche. P. 108. Resp. irrégulière.

20. — Hier ont persisté les cris soit brefs et espacés, soit prolongés et réguliers. Dans ce cas, on en compte 20 à la minute.

Ce matin les cris plaintifs sont devenus moins fréquents. Le malade est somnolent. Il est difficile d'obtenir de lui une réponse. Quand il en fait une elle est incohérente. Des grimaces persistent. La lèvre inférieure est animée de mouvements de « marmottement » à peu près continus.

La bouche est notablement déviée du côté droit. Cette déviation s'accentue lorsque le malade fait un mouvement. Il y a parésie de la partie inférieure gauche de la face.

23. — Somnolence, demi-coma. Le malade est incapable de répondre aux questions qu'on lui pose. Les plaintes persistent moins fréquentes. La mâchoire inférieure est animée de mouvements convulsifs : grincements de dents.

La déviation à droite de la partie inférieure de la face persiste.

Respiration irrégulière, 34 à la minute. Puls. 104. T. 36°,6-36°,4.

Le malade ne reconnaît plus depuis trois jours les personnes de sa famille.

26. — L'activité cérébrale est complètement abolie. Coma complet. Ne répond plus aux questions qu'on lui pose. Incontinence d'urine. La parésie faciale persiste. Pas de paralysie des membres, pas de contracture. Pas de trépidation épileptoïde. T. 36°,6-37°,2. Pouls très petit, 128.

27. — Respiration saccadée, irrégulière. 32 à 36 mouvements respiratoires à la minute. En général deux longues respirations sont suivies d'une respiration brève. Les pupilles sont très dilatées. La droite est plus volumineuse que la gauche, oblique en haut et en dedans. T. 38°,4.

Mort le 27 décembre à 9 h. 1/2 du matin.

AUTOPSIE. — Pas d'œdème des membres inférieurs.

Péritoine. — 6 litres de liquide jaune citrin dans l'abdomen.

Plèvre. — Pas d'épanchements pleuraux.

Poumons. — Quelques tubercules crétacés aux sommets. Œdème, congestion et emphysème dans le reste de l'organe.

Cœur petit (265 grammes).

Foie petit (770 grammes). Périhépatite sur la face convexe. Granulations nombreuses sur cette même face. A la coupe l'organe crie sous le couteau. Granulations saillantes sensibles à la vue et au doigt sur la surface de coupe.

Reins normaux peut être un peu petits.

Rate 160 grammes.

Cerveau. — Congestion sous piémérienne. — Vaisseaux normaux. — Œdème donnant lieu à un suintement assez marqué.

EXAMEN HISTOLOGIQUE. — *Foie.* Cirrhose annulaire paucilobulaire et periportale. — Très étendue et très développée, elle réduit beaucoup le parenchyme où existe un peu de dégénérescence graisseuse.

Reins. — Un peu de sclérose péritubulaire.

Résumé.

Dans cette observation, l'influence immédiate de l'alcoolisme n'apparaît pas et les quelques tubercules crétacés que l'autopsie a montré au sommet des poumons peuvent être négligés. C'est donc la cirrhose hépatique, avec tous ses symptômes, qui reste l'unique lésion importante. Cependant les reins étaient un peu scléreux.

Comme dans l'observation précédente, un trouble mental très net, très accentué, a reproduit les principaux caractères du syndrome que nous avons plusieurs fois observé et dont nous n'énumérerons pas une fois de plus les signes distinctifs. Ce syndrome fut ici particulièrement durable, fort bien observé et décrit avec une profusion de détails qui nous rend cette observation précieuse. Mais, elle a trait à un vieillard de 70 ans, dont le passé pathologique est nécessairement riche, dont le cerveau n'était plus normal, et, par suite, elle est pour nous beaucoup moins instructive que l'observation précédente. C'est cependant le type le plus pur que nous ayons rencontré dans les travaux de nos devanciers. On voit par là quel eût été le prix de l'obs. XIII si elle avait été publiée en son temps.

En résumé, des 6 observations réunies dans ce chapitre, cinq concourent à établir la constance de forme du trouble mental observé et décrit par nous dans le chapitre précédent. Chez 9 femmes (Obs. I à IX) ce trouble fut semblable — chez 4 hommes (obs. X à XIV) il fut semblable aussi, et les différences que l'on pourrait remarquer entre le tableau mental observé chez les femmes et celui que l'on rencontrait chez les hommes, ne suffisent pas à nous empêcher de penser que, chez les uns et les autres, c'est le même syndrome qui fut réalisé.

Or, dans les 2 dernières observations (XIII et XIV), ce syndrome mental coexistait avec une lésion hépatique *seule*. Il nous paraît donc établi que le syndrome mental que nous avons observé chez les malades de notre Chapitre I, représente une forme de trouble mental d'une physionomie assez constante, accompagnant fréquemment les maladies du foie et pouvant les accompagner lorsqu'elles sont *seules*. Nous avons, en effet, trop facilement réuni ces quelques observations, pour que nous n'admettions pas que la coexistence de l'altération hépatique et du trouble mental n'est pas une rareté. Si nous n'avons trouvé dans la littérature médicale que très peu d'exemples analogues, c'est seulement parce que les auteurs qui se sont préoccupés d'établir de tels rapprochements sont excessivement rares.

§ IV.

L'insuffisance hépatique.

Nos observations ont établi que, le trouble mental restant le même, les lésions hépatiques pouvaient être variées. Nous avons donc à nous demander s'il n'y a pas, dans ces multiples altérations du foie, quelque chose de constant, qui demeure dans un rapport toujours le même avec le trouble mental, malgré la variabilité de forme des lésions apparentes.

Quels sont donc, parmi tous les détails des examens hépatiques signalés dans nos observations, ceux que l'on peut considérer comme fréquents, ou même constants.

Ce n'est point l'augmentation de volume du foie, non plus que sa diminution, bien que l'une ou l'autre soit de règle. Ce n'est pas davantage la modification de sa forme ni de sa couleur, car l'une et l'autre varient, et nous avons vu qu'il fallait renoncer à établir une relation particulière entre le *foie jaune paille* et le trouble mental ; ce n'est point l'ascite, ce n'est point l'ictère, bien que celui-ci ne soit pas rare, ce n'est pas davantage la circulation veineuse complémentaire (qui indique la gêne du cours du sang dans le foie) — ni la présence des pigments biliaires dans les urines (qui indiquent la résorbtion de la bile dans les voies biliaires). Il est donc probable que ce ne sont point les lésions des vaisseaux sanguins hépatiques, non plus que celles des vaisseaux biliaires qui seront l'élément constant des lésions que nous avons observées. C'est, en effet, ce que l'étude histologique nous enseigne, puisque l'une et l'autre de ces lésions manquent complètement, ou sont fort peu accentuées, dans les observations du 1er chapitre.

L'examen histologique nous montre, dans tous les cas où il fut recherché, un autre détail des plus importants : *l'altération très accen-*

ture de la cellule hépatique. Dans les obs. du 1er chapitre, la cellule était réduite à des blocs de graisse ; dans une obs. du 2e chapitre, M. Klippel insiste sur la généralisation et l'intensité de cette lésion ; dans beaucoup d'autres observations les cellules étaient malades. Voilà donc une première caractéristique : la lésion cellulaire du foie, intense et généralisée.

Il est un symptôme de haute importance qui ne fut malheureusement pas recherché systématiquement dans toutes les observations : l'*urobilinurie* (1). Elle existe dans les obs. I (coloration brun acajou par l'acide nitrique), obs. III (même réaction et fluorescence), obs. IX, XI, XIV, etc.

Elle est probable dans les obs. II (coloration rouge des urines), obs. XIII (id.), etc.

L'uroblinurie est donc certainement fréquente chez nos malades, et, sans doute, l'aurait été davantage, si on l'avait plus souvent cherchée. Or, l'urobilinurie est ici le complément de l'altération cellulaire hépatique, reconnue à l'examen histologique. Elle indique, précisément, la perturbation d'une des fonctions de la cellule hépatique, puisqu'elle naît lorsque la cellule est incapable d'accomplir les transformations chimiques qui aboutissent à la formation des pigments biliaires. Qu'une cause quelconque fasse passer dans le sang et les urines les produits du chimisme cellulaire hépatique, et l'on aura des pigments biliaires dans les urines si la cellule fonctionne bien, de l'urobiline si la cellule fonctionne mal.

De même que l'urobilinurie indique que l'activité de la cellule hépatique n'aboutit plus à l'excrétion des pigments biliaires normaux, la glycosurie alimentaire (2) indique que la fonction d'arrêt et de transformation que la cellule hépatique exerce sur les sucres intestinaux ne se produit plus.

Par suite, il eût été très intéressant de rechercher la glycosurie alimentaire chez les malades que nous avons observés : ce qui ne fut pas fait. Les observations nous disent qu'aucun des malades n'avait de gly-

---

(1) Voici quels sont les signes de l'*urobilinurie* : Coloration rouge des urines. — Réaction de Gubler (par addition d'acide nitrique dans les urines filtrées, l'ensemble prend une coloration brun acajou). — Examen spectroscopique (une bande à la limite gauche du bleu). — Réaction de fluorescence (précipitation des pigments de l'urine par le sulfate d'ammoniaque ou liqueur acide. Dissoudre le précipité dans le chloroforme. Ajouter un peu de chlorure de zinc ammoniacal. Fluorescence verte).

(2) On appelle *glycosurie alimentaire* le passage dans les urines d'une certaine quantité de sucre au moment de la digestion. Pour reconnaître commodément l'existence de ce signe il faut que le sujet ne soit habituellement pas glycosurique, et qu'il ingère, au moment d'un repas, une forte quantité de sucre en nature. Dans ces conditions, l'examen des urines, pratiqué toutes les heures après l'ingestion des aliments, révélera une glycosurie abondante, apparaissant et disparaissant brusquement.

cosurie permanente, mais elles ne nous disent rien de la possibilité d'une glycosurie transitoire correspondant à l'ingestion de sucre en excès.

La perturbation de ces fonctions s'accompagne habituellement de la perturbation des autres fonctions hépatiques, par exemple la fabrication des excréta azotés (urées et acide urique). Nos observations ne nous donnent point les éléments d'une enquête sur ces points : cependant, l'observation XII, où l'on trouve un dosage d'urée, nous révèle que le taux d'élimination de ce produit, par 24 heures, n'atteignait que la moitié du chiffre normal (¹). L'absence d'autres recherches nous oblige à ne point tenir compte de ce résultat.

Enfin, l'action d'arrêt de la cellule hépatique sur les poisons venus de l'intestin doit s'accompagner de la diminution de toxicité du sang et des urines quand elle s'exerce, de l'augmentation de cette toxicité lorsqu'elle est suspendue.

Il s'ensuit qu'*a priori* on devrait pouvoir évaluer la fonction hépatique en mesurant la toxicité du sérum et des urines. En fait, cette recherche ne paraît pas donner habituellement de résultats pratiques. D'ailleurs, elle ne fut point faite chez nos malades.

En Résumé, nous pouvons considérer comme certain que le caractère commun à tous les foies de nos malades était l'altération profonde *de la cellule hépatique*. Cette altération se révélait par le trouble des principales fonctions hépatiques : biligénie, glycogénie, uréogénie, action antitoxique. L'insuffisance de nos enquêtes ne nous permet pas de présenter ce résultat comme certain, mais cependant, les renseignements recueillis concordent pour rendre notre opinion vraisemblable.

Le trouble mental que nous avons observé doit donc être considéré comme en rapport avec l'altération de la cellule hépatique, avec le trouble de ses fonctions.

REMARQUES HISTORIQUES. — Cette conclusion est tout à fait conforme à celles que des faits antérieurement observés ont fait adopter à notre prédécesseur, M. Klippel, qui, dans une étude d'une très haute impor-

---

(¹) Il y a lieu de faire quelques réserves à propos de ce résultat : l'état des reins peut influer sur la dose d'urée excrétée et, d'autre part, celle-ci est, dans une certaine mesure, fonction de l'alimentation du malade. Or l'observation ne nous renseigne pas suffisamment sur ces deux points. De plus, l'on n'y trouve pas de dosage de l'acide urique, qui est le complément de ces renseignements sur la fonction uropoïétique du foie.

tance (¹), a signalé la fréquence des altérations cellulaires hépatiques et de l'insuffisance fonctionnelle du foie chez les aliénés et les délirants, en général. Cette relation est fort importante, car elle met en garde contre les conclusions prématurées que l'on pourrait tirer de la rareté des scléroses du foie chez les aliénés (²). En effet, si les affections hépatiques décrites et catégorisées sous le nom de « Cirrhoses du foie », ne coexistent pas fréquemment avec les troubles de l'esprit, elles n'empêchent nullement que des altérations du foie, beaucoup plus importantes, mais moins apparentes (lésions cellulaires), ne soient fréquemment en rapport avec les accidents mentaux. Or, c'est là le point essentiel : scléroses, cirrhoses, lésions vasculaires et interstitielles, troublent sans doute la fonction hépatique, mais infiniment moins qu'une lésion cellulaire, puisque celle-ci atteint l'organe même de la fonction hépatique. c'est-à-dire la cellule. Une lésion légère de la cellule, si elle est généralisée, sera donc beaucoup plus importante. au point de vue du résultat fontionnel, qu'une grosse lésion du tissu conjonctif interstitiel. En définitif, c'est le trouble de la fonction hépatique qui est en rapport avec le trouble mental.

Dans toutes nos observations (à l'exception de l'obs. X) ce trouble mental fut d'un type constant et facilement reconnaissable, dont nous étudierons plus loin les éléments (Chapitre IV). Mais l'observation X, et certains détails qu'on rencontrera dans le Chapitre IV, nous montrent que d'autres syndromes mentaux peuvent être aussi rencontrés avec le trouble des fonctions du foie. Il convient d'ailleurs de signaler ici que la relation possible des lésions hépatiques et de certains troubles de l'esprit est, depuis fort longtemps, une notion de médecine populaire uniformément acceptée pour vraie. Le terme médical « hypochondrie », l'expression commune « se faire de la bile », expriment la croyance à cette relation, croyance qui est d'ailleurs appuyée sur beaucoup d'observations banales (par exemple le changement d'humeur et de caractère qui accompagne l'évolution du cancer du foie — l'ictère émotif — la relation des abcès du foie avec certains troubles d'esprit, etc.). Pourquoi ces croyances si anciennes ont-elles inspiré si peu de travaux scientifiques sur les mêmes questions ? Constatons-le sans l'expliquer. Mais on nous pardonnera de ne pas nous appuyer sur ces opinions, qui n'ont que peu de rapports avec les déductions précises que nous tirons des quelques faits observés par nous.

Nous ne nous préoccuperons donc point de ces autres syndromes,

(¹) Citée plus haut. *Insuffisance hépatique dans les maladies mentales.*
(²) GILBERT. (Voir la bibliographie à la fin de l'ouvrage.)

puisque nous ne les avons pas rencontrés dans nos observations. Il nous suffit de savoir qu'ils existent, pour admettre que le type de trouble mental que nous avons observé n'est point le seul qui puisse coexister avec les affections du foie, réalisant la perturbation de la fonction hépatique. D'ailleurs, cette fonction hépatique est fort complexe. Par suite, il y aurait peut-être lieu de distinguer différentes formes de troubles de cette fonction, en rapport avec différentes formes de troubles mentaux ([1]). L'état de nos connaissances générales ne permet pas de tenter l'étude de ces distinctions, et nous devons nous borner à établir la relation d'un certain trouble mental avec la perturbation des fonctions du foie — sans préciser davantage, et sans examiner d'autres rapports entre ces perturbations et d'autres formes de troubles mentaux.

---

(1) Ainsi les recherches de M. le professeur Bouchard et de ses élèves ont permis d'admettre que, dans la fonction rénale, il y avait l'élimination de substances excitantes et déprimantes, convulsivantes, soporifiques, etc. — Que certaines de ces substances soient éliminées et non les autres, nous aurons évidemment des résultats cérébraux très différents. Il en est peut-être de même avec le foie.

CHAPITRE III

LÉSIONS DU REIN. — TUBERCULOSE. — CANCER

TROUBLES DIGESTIFS

§ I.

Lésions du rein et troubles mentaux.

Troubles de la fonction urinaire. — Après l'altération hépatique, c'est assurément l'altération néphritique qui doit attirer notre attention, dans les observations de nos huit premiers malades.

Dans l'observation IV, la suspension de l'excrétion urinaire par un cancer utérin était la seule lésion importante rencontrée à l'autopsie. En réservant l'examen d'une relation possible entre le trouble mental et le cancer (dont nous nous préoccuperons plus loin), cette observation nous suffit pour établir que le syndrome mental qui est l'objet de nos études, peut coexister avec la disparition de l'excrétion des urines, *seule*. Ici, en effet, il ne s'agit point d'altération rénale pouvant servir de sujet à une discussion sur sa physionomie et sa nature, comme, dans le chapitre précédent, les altérations hépatiques. Nous sommes transportés, d'emblée, en face de la conclusion à laquelle l'étude de ces lésions hépatiques nous a déjà amené : c'est la suppression de la fonction, et non pas telle ou telle espèce de lésion d'organe, qui est en relation avec le trouble mental. Il est donc probable que toutes les lésions rénales (comme toutes les lésions hépatiques), peuvent coexister avec le trouble mental que nous avons observé, si elles réalisent la disparition, ou au moins la perturbation grave de la fonction, c'est-à-dire de l'élimination urinaire.

Voici d'ailleurs un nouvel exemple, qui ne permet aucune critique, et qui confirme tout à fait notre appréciation :

OBSERVATION XV (¹)

Enfantillage. — Confusion. — Néphrite chronique, atrophique.

Femme Cui.... 53 ans. — Entrée dans le service de M. le Dr Gilbert Ballet, hôpital Saint-Antoine, le 20 novembre 1899, salle Rostand, n° 5.

Antécédents. — L'état mental de la malade ne lui permettant pas de nous renseigner sur son passé, nous avons dû nous adresser à son mari. Celui-ci, qui la connaît depuis 33 ans, ne l'a jamais vue vraiment malade. Cependant, il sait qu'elle a eu de l'albuminurie à une époque déjà éloignée. Elle n'a jamais bu, et elle a toujours été parfaitement calme et raisonnable.

Ce n'est que depuis 10 ou 15 jours que l'on a constaté les premiers éléments du trouble mental, dont l'accentuation a nécessité l'entrée à l'hôpital.

Le point de départ du dérangement d'esprit est attribué à une chute violente dans l'escalier, s'étant produite dans la première semaine de novembre, et ayant été suivie d'un évanouissement incomplet et de courte durée.

Histoire. — A partir du jour de cette chute, le mari de cette femme remarqua dans son attitude des bizarreries tout à fait inaccoutumées. Le soir même, elle répondait mal ou d'une façon indifférente aux questions qui lui étaient posées, encore ne parlait-elle que lorsqu'elle était interrogée. Le jour suivant, le mari s'aperçut que sa femme commettait des bévues, des erreurs grossières : elle salait cinq ou six fois la soupe, elle mélangeait les aliments les plus hétérogènes, elle oubliait ses casseroles vides sur son fourneau allumé. A plusieurs reprises elle remplit le poêle avec des allume-feu jusqu'au bord et l'alluma, en oubliant d'y mettre le charbon.

Elle ne se lavait plus, se laissait habiller comme une enfant, ayant à peine assez d'initiative pour prendre elle-même sa nourriture. Elle faisait sous elle, et elle resta plusieurs jours oubliant d'uriner, de telle sorte qu'il fallut la sonder.

Dernièrement, elle lança par la fenêtre, sur la concierge, un bloc d'anthracite qui manqua son but. Ce furent, à la suite de cet acte, les instances des voisins qui décidèrent le mari à mettre sa femme à l'hôpital.

Examen. 20 novembre 1899. — Aucun signe de malfonctionnement des divers viscères. L'auscultation, la percussion, ne révèlent rien d'anormal. Les urines ne contiennent ni sucre ni albumine. Aucun trouble moteur, ni sensitif, ni sensoriel.

Les seuls symptômes morbides que l'examen révèle sont des symptômes psychiques.

Dès l'abord, on est frappé de l'aspect d'insouciance, d'indifférence, de cette malade. Elle n'est ni affaissée, ni excitée, ni triste, ni exubérante, etc. Si on lui fait remarquer quelqu'une de ses bévues, elle sourit. Elle répond aux questions d'une façon distraite, par monosyllabes, et souvent en tournant le

____

(1) Cette observation due à l'obligeance de M. Henri Bernard, interne du service, a été recueillie par M. Gabriel Dromard, externe du service.

dos à son interlocuteur. Ses réponses sont nettes, mais elles fourmillent d'erreurs et de contradictions grossières.

Voici un interrogatoire :

D. — Pourquoi vous a-t-on amenée ici ? — *R* — Parce que j'ai mal à la tête.

D. — Depuis quand ? — *R.* — Je ne sais pas.

D. — Vous souvenez-vous d'être tombée dans vos escaliers il y a quelques jours ? — *R.* — Oui.

D. — Qui vous a relevée ? — *R.* — Mon père.

D. — Vous avez donc encore votre père ? — *R.* — Je crois que oui, mais il y a 10 ans que je ne l'ai pas vu.

D. — Avant cette chute, étiez-vous bien portante ? — *R.* — Oui.

D. — N'avez-vous pas été malade, à une époque quelconque de votre vie ? *R.* — Si, j'ai eu une fluxion de poitrine il y a 13 ans.

D. — Quel âge aviez-vous alors ? — *R.* — 40 ans.

D. — Et quel âge avez-vous maintenant ? — Toujours 40 ans.

D. — Quelle est votre profession ? — *R.* — Je travaille chez un marquis.

D. — Comment s'appelle-t-il ? — *R.* — Je ne sais pas.

D. — Où habite-t-il ? — *R.* — En Hollande.

D. — Comment pouvez-vous servir en Hollande et habiter Paris ? — *R.* — J'y vais tous les matins par l'express.

D. — Etes-vous bien payée ? — *R.* — Oh oui, le marquis est très riche et me donne la forte somme.

D. — Etes-vous mariée ? — *R.* — Non.

D. — Que fait votre mari ? — *R.* — Il est tisserand.

D. — Vous voyez donc bien que vous êtes mariée ? — *R.* — C'est bien possible.

Dans d'autres cas le dialogue est d'abord raisonnable, mais, après quelque temps, il s'embrouille et devient absurde, comme si l'attention de la patiente s'était épuisée.

La malade se souvient d'avoir cherché à frapper la concierge. Elle reconnaît n'avoir eu contre elle d'autre grief que la juste réclamation d'un terme à payer. Elle se rend compte qu'elle a mal fait, et qu'elle n'aurait pas agi ainsi si elle avait été en pleine possession d'elle-même.

Une fois, elle dit à ses voisines d'hôpital : « J'habite une maison splendide de l'avenue de l'Opéra. »

21 novembre. — La malade n'a pas été à la selle depuis son entrée. On lui donne un lavement qui est suivi d'une évacuation peu abondante.

22. — Constipation persistante.

23. — L'état mental paraît s'être accentué dans le sens de la torpeur. Depuis 3 jours, la malade *oublie d'uriner* ; cependant elle peut uriner sans sonde, à la condition que l'on appelle son attention de ce côté. Les urines rendues sont de quantité à peu près normale et ne contiennent ni sucre ni albumine.

24. — La constipation persiste, mais, au moment où l'on se dispose à administrer un lavement, une fusée de matières liquides suspend l'intervention. Dans la journée, de nouvelles selles liquides se produisent. Les matières sont diarrhéiques, teintées de sang, et d'une fétidité insupportable. Leur abondance et la fréquence des selles ne laissent pas de répit à l'infirmière qui change les draps.

L'état général s'est aggravé. Le visage s'est émacié en quelques heures, le teint est terreux, les traits tirés, les lèvres violacées, les yeux excavés et cerclés de noir, le pouls est filiforme à peine perceptible. Les extrémités sont froides.

25 novembre. — La diarrhée continue, profuse et fétide, l'algidité s'accentue. La malade, dans le coma, meurt à 7 heures du matin

Durant tout le temps de la maladie, la température est restée normale.

AUTOPSIE. — *25 novembre.* — *Cerveau.* A l'ouverture du crâne u ne certaine quantité de liquide séreux s'écoule des espaces sus-arachnoïdiens. Lorsqu'on enlève le cerveau avec sa pie-mère, on constate un œdème sous-arachnoïdien très marqué sur la face convexe. A ce niveau, la pie-mère est très épaisse et lardacée, mais elle n'adhère pas à l'écorce.

Congestion des vaisseaux pie-mériens.

Poids du cerveau 1060^{gr}, du bulbe et du cervelet 200^{gr}.

Il n'y a pas de liquide anormal dans les ventricules.

Poumons. — Congestionnés du haut en bas. Au sommet, 2 ou 3 tubercules calcaires du volume d'un pois.

Foie. — Normal.

Reins. — Petits reins rouges pesant 85 et 90^{gr}. Scléreux à la coupe. La capsule se décortique très mal. Il y a un peu de péri-néphrite. La substance corticale très diminuée d'épaisseur renferme quelques petits kystes.

Cœur. — La paroi du ventricule gauche est hypertrophiée. L'aorte est athéromateuse. Surcharge adipeuse du cœur très marquée.

Rien à signaler dans les autres organes.

EXAMEN HISTOLOGIQUE DU CERVEAU. — *Méthode de Nissl.* — Vaisseaux nombreux et dilatés dans l'écorce et le centre ovale. Quelques-uns de ces vaisseaux ont des parois manifestement épaissies. Les cellules pyramidales de l'écorce, grandes ou petites, ne présentent pas d'altérations chromatolytiques : la plupart renferment des masses considérables de pigments.

Il sera fait ultérieurement d'autres coupes et colorations sur les pièces conservées dans la liqueur de Müller.

Résumé.

Cette très remarquable observation nous montre la peinture très fidèle et très significative d'un état mental exactement semblable à celui de nos précédents malades. La seule altération viscérale montrée par l'autopsie est une néphrite chronique atrophique très accentuée. La malade n'ayant pas été alcoolique, n'ayant pas présenté de signes d'affection quelconque récente, ayant conservé un état mental tout à fait normal jusqu'à l'apparition des troubles que nous étudions, il s'ensuit que ce cas type peut être mis en parallèle avec l'observation XII où, dans les mêmes conditions, nous avons observé une hépatite chronique. Ces deux cas suffisent à nous démontrer que le syndrome mental peut accompagner les lésions rénales comme les lésions hépatiques, lorsqu'elles se présentent en dehors de tout état alcoolique ou infectieux.

Remarquons, en outre, que, dans l'observation qu'on vient de lire, il existait des altérations méningées et un œdème cérébral, analogues à ceux qui accompagnèrent l'arrêt de l'excrétion des urines dans l'observation IV. Ainsi, le trouble mental, l'œdème cérébral, la perturbation de la fonction urinaire forment, dans ces 2 observations, une triade pathologique qui, nous le verrons dans des chapitres ultérieurs, s'accorde admirablement avec d'autres connaissances contemporaines sur ces sujets. Cela nous permet de laisser au second plan les troubles intestinaux (qui, cependant, dans l'observation XV, prirent une grande importance (constipation, diarrhée profuse et fétide, algidité, coma). Nous aurons à nous occuper plus loin du rôle des accidents gastro-intestinaux, par rapport aux troubles mentaux. Admettons provisoirement que la relation qu'ils pourraient avoir ici ne prévaut pas contre l'association des trois accidents que nous avons mentionnés tout à l'heure.

Il est très regrettable que, ni dans l'observation IV, ni dans l'observation XV, les urines n'aient été dosées et complètement analysées ; mais l'intensité des lésions nécropsiques, dans les deux cas, ne laisse guère de doute sur l'état de la fonction urinaire, presque complètement supprimée probablement par l'arrêt de l'excrétion (obs. IV), comme par l'arrêt de la sécrétion (obs. XV).

Dans l'observation I, III, V, il y a de légères lésions de néphrite.

Il en est de même dans les plusieurs observations du 2ᵉ chapitre. Les faits nous montrent qu'en même temps que des lésions accentuées du foie, de petites lésions rénales peuvent être observées, et ne sauraient être considérées comme un élément négligeable. Dans quelques observations, il n'est pas fait nettement mention de signes d'altérations rénales, mais il en existait peut-être, puisqu'elles n'ont pas été spécialement recherchées. Il s'ensuit que l'altération du rein prend une place importante dans l'ensemble morbide que nous décrivons, et que si notre syndrome mental peut coexister quelquefois avec la lésion de l'un des 2 organes seulement, il coexiste, bien plus souvent encore, avec la lésion associée du rein et du foie. C'est donc, en définitive, à l'insuffisance fonctionnelle de ces 2 viscères, que nous devons le considérer comme habituellement lié.

RELATIONS DES LÉSIONS DU REIN ET DU FOIE. — Nous avons à nous demander, par conséquent, quelle est la relation qui unit la lésion du rein et la lésion du foie. Nos connaissances, plus avancées dans le domaine de la pathologie rénale que dans le domaine de la pathologie hépatique, nous permettent de répondre, sans aucune discussion, que les mêmes causes que nous avons dû invoquer pour expliquer les lésions hépatiques peuvent aussi expliquer les lésions rénales, c'est-à-dire la tuberculose, l'état infectieux, quelle qu'en soit l'origine, et l'alcoolisme, qui coexistaient chez la plupart de nos malades. En outre, nous savons que le rôle d'émonctoire, dévolu au rein, se complique et se surcharge, lorsque le foie accomplit mal ses besognes transformatrices des substances toxiques du sang et des milieux intérieurs. Il s'ensuit que le rein supplée, dans une certaine mesure, le foie, lorsque celui-ci remplit insuffisamment sa tâche. C'est précisément le cas chez beaucoup de nos malades, dont nous avons vu le foie lésé, dans ses éléments primordiaux, et sa fonction péricliter nécessairement, à la suite de cette lésion. Les reins de ces sujets avaient donc un rôle supplémentaire à jouer, et, par suite, nous ne pouvons nous étonner que, déjà lésés eux-mêmes, ou seulement surmenés par ce surcroît de travail, ces reins soient devenus le siège d'altérations et de troubles fonctionnels, qui ont compliqué d'autant plus l'état général que l'intégrité de la fonction rénale y était devenue doublement nécessaire. Le faible degré des lésions des reins dans nos observations, le caractère récent de quelques-unes, nous autorise à admettre, si nous les comparons aux lésions beaucoup plus étendues, profondes et durables du foie, que c'est bien parfois, dans le rein, une complication, un accident secondaire dont nous avons observé les stigmates, et que la lésion principale et première reste hépatique.

La physionomie de ces lésions rénales, dans la plupart des cas, est la même que celle des lésions hépatiques : lésions épithéliales principales (substance corticale jaune — épithéliums abrasés ou détruits), et quelques lésions interstitielles. Ce sont des néphrites toxi-infectieuses subaiguës, justiciables des mêmes explications, des mêmes discussions, que les hépatites.

Dans d'autres cas, la néphrite est chronique et scléreuse. De même, dans le chapitre précédent, nous avons cité des hépatites-chroniques et scléreuses (cirrhoses). Alors l'alcoolisme prend une part pathogénique très importante, et, lorsqu'il n'existe pas dans l'observation, il faut chercher l'action permanente de quelque toxique produite par l'organisme lui-même (Dyscrasie.)

Des lésions diffuses et légères peuvent, dans le rein, prendre plus d'importance que dans le foie (1). En effet, dans les deux cas, ce qui

(1) On trouvera, dans la remarquable thèse de mon collègue et ami H. Claude, l'étude des altérations néphritiques et rénales qui résultent, chez des animaux, de l'injection répétée de toxines microbiennes. Le mécanisme de ces altérations est

importe, c'est le trouble de la fonction. Or, dans le rein, tout prend
part efficacement à la sécrétion : les glomérules et les vaisseaux, les
épithéliums. Si le glomérule ou ses vaisseaux s'oblitèrent, si seulement le cours du sang y devient anormal, si les épithéliums sont lésés,
la fonction est compromise, dans tous les cas. Réciproquement, si le
rein a un surcroît d'élimination à accomplir, tous ses éléments anatomiques y concourrent et, par suite, sont surmenés et lésés. Nous avons
vu que, dans le foie, il en était tout autrement, et que la lésion de la
cellule hépatique avait une importance particulière, au point de
vue de la fonction. Il en résulte que des lésions rénales diffuses et
légères retentiront plus facilement sur la fonction que les lésions hépatiques. Elles se compliqueront de tous les accidents qu'amène la gène
ou la suppression de la fonction urinaire. Ces lésions sont, en outre,
mieux connues que les lésions hépatiques, de même que les accidents
qui les accompagnent, et c'est, sans doute, pour cette raison, que les
travaux qui étudient la relation des lésions rénales et des troubles
mentaux sont nombreux et documentés, alors que ceux qui s'occupent de la même relation, en ce qui concerne le foie, nous ont paru si
rares. Cela nous permettra d'abréger beaucoup de notre étude, et de
savoir très aisément, en compulsant les travaux de nos nombreux prédécesseurs, si le syndrome mental que nous avons étudié est rare ou fréquent au cours des maladies des reins, et s'il peut leur être relié.

TROUBLES MENTAUX ET TROUBLES URINAIRES. — Depuis très longtemps,
des troubles mentaux ont été signalés et décrits au cours de l'évolution
des néphrites chroniques. Nous trouverons, dans les magistrales publications de MM. Raymond, Dieulafoy, Joffroy, Florant[1], un nombre d'observations assez grand pour nous permettre de fixer, en quelques
traits, la physionomie ordinaire de ces troubles mentaux, et ensuite de
les comparer à ceux que nous avons observés.

Cette physionomie varie beaucoup. Voici, classés par analogie, les
accidents mentaux qui sont le plus fréquemment signalés :

1° L'agitation, l'excitation, se manifestant par des paroles et par des
actes, — l'incohérence.

tout à fait semblable à celui des hépatites et néphrites toxi-infectieuses qui accompagnent une petite infection prolongée, telle qu'une caverne pulmonaire, par exemple.
Ces altérations expérimentales du foie et du rein sont analogues à celles que nous
avons observées chez quelques-unes de nos malades (H. CLAUDE. Lésions du foie et
du rein. *Carré, édit., 1897, Thèse Paris*).

(1) Voyez la bibliographie à la fin de l'ouvrage.

2° La rêvasserie, le rêve tranquille et diffus, la somnolence, les hallucinations visuelles.

3° Le mutisme, la dépression, la tristesse, la mélancolie, les idées de persécution combinées aux idées d'auto-accusation et de culpabilité.

4° L'affaiblissement mental, la stupeur, la stupidité.

Plusieurs de ces accidents coexistent chez un même malade, et, suivant l'intensité de certains d'entre eux et le mélange des autres, ils réalisent des syndromes nombreux et différents. Comme les troubles de la 1re catégorie sont le plus souvent observés, nous pouvons en déduire, d'ores et déjà, que l'on rencontrera, d'ordinaire, au cours des maladies du rein, des troubles mentaux différents et plus accentués que ceux observés par nous, et que ceux qui dominent d'ordinaire, ne ressemblent point à ceux qui dominaient chez nos malades. Le syndrome observé par nous est, en effet, assez rare au cours des maladies rénales. Il ne figure dans aucune des observations jusqu'ici publiées, au moins sous la forme d'une description précise et complète. Comme ces observations sont très nombreuses, et qu'au contraire les observations de troubles mentaux hépatiques, examinées dans le précédent chapitre, étaient fort rares, nous sommes bien certains que notre syndrome est incomparablement plus fréquent avec le trouble de la fonction hépatique qu'avec le trouble de la fonction rénale.

Il y a cependant quelques réserves à faire : d'abord ce syndrome est peu bruyant, peu démonstratif, et ne peut être reconnu et décrit complètement que si on le recherche. Or, dans beaucoup d'observations anciennes, la recherche n'a certainement pas été faite. D'autre part, s'il est certainement rare, à l'état complet et isolé, dans les observations de troubles mentaux néphritiques, les éléments qui le constituent sont, au contraire, assez fréquents parmi ces troubles mentaux.

En effet, ce sont les symptomes du 2e et du 4e groupe qui constituent notre syndrome mental, et les symptômes du 3e groupe peuvent y être vaguement et incidemment rencontrés. Il en résulte que, si notre syndrome est rare au cours des maladies du rein, il faut cependant le considérer comme étant de la même famille que ceux que l'on y observe habituellement, malgré des différences résultant de la prédominance de certains symptômes, qui font défaut dans nos observations inaugurales, ou y sont très peu accentués.

Une autre réserve peut être tirée de cette considération que les troubles mentaux hépatiques seront probablement plus variés quand le nombre des observations publiées sera plus grand. Aujourd'hui, l'on connaît peu d'observations et elles sont analogues ; quand on en connaîtra davantage, elles seront sans doute plus variées.

TROUBLES MENTAUX AU COURS DE L'ALBUMINURIE ET DE L'URÉMIE. — Le grand nombre des recherches publiées sur les troubles mentaux néphritiques nous permet de faire quelques remarques intéressantes. Ainsi, dans un très grand nombre d'observations, il n'y a pas d'autopsie, mais on suppose l'existence d'une lésion rénale, parce qu'il y avait de l'albuminurie ou de l'urémie.

En ce qui concerne l'albuminurie, on sait maintenant qu'il ne faut point la considérer nécessairement comme l'effet nécessaire d'une lésion rénale et qu'un état général infectieux ou toxique peut suffire à la produire. Or, dans ce cas, le trouble mental est, comme l'albuminurie, l'effet, le symptôme de l'état général toxique ou infectieux ; le rattacher à l'albuminurie seule, ou bien à une lésion rénale hypothétique, est évidemment erroné. Il s'ensuit que beaucoup d'accidents mentaux, considérés comme liés à des néphrites, étaient peut-être liés seulement à des intoxications ou des infections variées. On peut, dès lors, trouver là une explication hypothétique de la multiplicité de formes des troubles mentaux associés à l'albuminurie : leurs causes toxiques ou infectieuses différentes leur communiquent sans doutes des formes cliniques différentes.

En ce qui concerne l'urémie, il est bien certain que, sans savoir exactement ce qu'est l'état général ainsi désigné, nous pouvons admettre, sans crainte d'erreur, qu'il est lié à la rétention dans le sang des produits toxiques que le rein devrait éliminer. Or, nous avons fait remarquer, dans le précédent chapitre, que ces produits de l'activité hépatique ou rénale étaient multiples, complexes, et que leur toxicité variable pouvait se manifester par des accidents différents. Ainsi, l'école de M. le Professeur Bouchard a montré, dans l'urine, des poisons convulsivants, stupéfiants, excitants, somnifères, etc. On comprend que la rétention des uns ou des autres peut amener des résultats cérébraux fort différents. Voilà donc quelques explications plausibles de la multiplicité de formes des troubles mentaux associés aux troubles de la fonction rénale.

TROUBLES URINAIRES CHEZ LES ALIÉNÉS. — Il nous a paru intéressant de mettre ici, en parallèle avec cette étude sommaire des troubles mentaux au cours des maladies du rein, les résultats fournis par l'étude des troubles urinaires au cours de l'aliénation mentale. Le mot d'*aliénation mentale* désigne l'ensemble des troubles mentaux de toute origine et de toutes formes, sans indiquer les unes ni les autres.

Différentes statistiques établissent qu'on rencontre l'albuminurie, lorsqu'on la recherche systématiquement, chez un tiers environ des aliénés.

Il y a augmentation d'élimination des urates pendant les accès graves de mélancolie (*Mazocchi*).

Les urines sont rares et leur densité se trouve accrue, au cours d'accès de mélancolie avec conscience, survenant chez des sujets dont les ascendants ont été atteints de goutte, de diabète et d'arthritisme. Le plus faible chiffre de l'urée, de l'acide urique et des phosphates, accompagne souvent l'accès. Il y a des décharges d'acide urique précédant et annonçant le retour à la raison (*Mabille et Lallemand*).

L'agitation augmente les échanges nutritifs et les éliminations urinaires, la dépression les ralentit (*Mairet*).

Il y a augmentation de l'acide urique après l'épilepsie et la migraine.

Il y a très souvent des cylindres hyalins dans les urines des aliénés (*Vassale et Cihari*).

Chez les aliénés qui ont de l'urobiline dans les urines, la quantité d'urobiline est parallèle à l'intensité du délire (*Klippel*).

Les hallucinations effrayantes coïncident avec l'acétonurie (*Luehr, Rivano, Murro, Albertoni*).

Dans les états d'excitation la toxicité des urines est diminuée, celle du sang est augmentée; c'est le contraire dans la dépression (*Chevalier-Lavaure*).

Dans l'éclampsie, la toxicité du sang et celle des urines sont en raison inverse : celle du sang est accrue, celle des urines est diminuée (*Tarnier* et *Chambrelent*).

Il y a production exagérée de substances toxiques dans l'organisme des aliénés et par là, insuffisance rénale et rétention (*Chevalier-Lavaure.*)

La toxicité des urines paraît en général diminuer chez les maniaques (*Chevalier-Lavaure, Raphaël Dubois et Weil*).

L'urine des mélancoliques est beaucoup plus toxique que l'urine normale (*Brugia, Raphaël Dubois et Weil*).

L'urine des excités est moins toxique que l'urine normale. Dans la folie à double forme on peut suivre l'hyper et l'hypotoxicité des urines coïncidant avec la dépression et l'excitation (*Chevalier-Lavaure*).

La toxicité du sang est diminuée dans la folie tranquille, augmentée pendant l'agitation (d'*Abundo*) (1).

Il nous paraît évident que de semblables recherches pourront fournir un jour la matière de très intéressantes études. Mais ce jour n'est pas venu, à notre avis du moins, pour deux raisons que voici :

1º Malgré que quelques-unes de ces recherches aient abouti à des conclusions assez conformes, il est cependant prudent d'attendre que des recherches plus nombreuses aient établi, d'une manière stable, la technique et les résultats de chaque enquête, car, jusqu'ici, les conditions des observations et les méthodes ne paraissent pas absolument identiques. Cela explique aussi certains résultats contradictoires, qui, par conséquent, ne suffisent pas à faire condamner les opérations qui y ont abouti, mais doivent plutôt faire supposer que les observateurs n'ont pas opéré de la même manière.

2º L'esprit avec lequel ces recherches ont été conduites nous paraît mériter à la fois un éloge et une critique : un éloge, parce que les observateurs ont supposé que le trouble mental était en rapport avec un état général morbide, et que cet état général pouvait être décelé par d'autres symptômes que les symptômes psychiques ; — une critique, parce que ces mêmes observateurs ont groupé, dans la même série, des mélancoliques, — dans une autre série, des maniaques, etc., avec l'idée que la *Mélancolie*, la *Manie*, étaient des états morbides généraux constants, des *Maladies*, alors qu'en réalité les idées mélancoliques, l'état maniaque, peuvent être probablement en rapport avec des perturbations générales très différentes. Supposons un instant (ce n'est

(1) Voir les indications bibliographiques à la fin du volume.

qu'une hypothèse et elle n'a pas d'autre prétention que de faire comprendre ce que nous voulons dire), supposons que le syndrome appelé *Manie* soit, comme le syndrome mental que nous avons décrit dans ce livre, en rapport tantôt avec l'insuffisance d'un organe (foie), tantôt avec l'insuffisance d'un autre organe (rein ou tube digestif). Il est bien évident que, dans l'un ou l'autre cas, les modifications urinaires seront tout à fait différentes et que, par suite, la moyenne urinaire construite avec les observations de malades aussi dissemblables donnera des résultats peu encourageants.

Notre avis est donc que si nous devons tous continuer et encourager de semblables recherches, nous devons nous garder de rien établir encore sur les résultats qu'elles ont donnés, si ce n'est des constatations très générales, comme par exemple la différence de l'élimination et de la toxicité urinaire chez les excités et les déprimés, l'exagération ou la diminution de cette élimination et toxicité avant, pendant ou après un accès mental, etc. En outre, cette idée que la manie, la mélancolie, etc., sont dues à des états généraux distincts et constants, bien loin de guider nos recherches, ne peut que les gêner, attendu que c'est là une hypothèse qui n'est pas appuyée sur des faits. Il ne faut donc pas la mettre au point de départ de nos enquêtes, car nous risquons ainsi de faire partir nos raisonnements et nos recherches d'une erreur initiale.

Conclusion. Le syndrome mental que nous étudions peut coexister avec la suppression ou perturbation de la fonction urinaire *seule*, mais il n'est pas habituellement observé au cours de l'évolution des lésions qui réalisent cette perturbation urinaire. Cependant, les troubles mentaux sont fréquents avec l'urémie, l'albuminurie, les néphrites, etc, et ils ont été bien étudiés (folie brightique, délire urémique). Parmi eux, on trouve parfois des éléments symptomatiques que l'on retrouve aussi dans notre syndrome ; plus souvent encore, on trouve des éléments différents.

Tout en établissant solidement la relation du trouble des fonctions urinaires avec les troubles mentaux en général, et avec notre syndrome en particulier, nos recherches nous permettent donc de conclure que ce syndrome est de la famille des accidents mentaux urémiques, mais qu'il n'en est pas une manifestation habituelle.

§ II. — Tuberculose.

L'importance et la fréquence des lésions de tuberculose rencontrées chez nos malades (Obs. I, II, III, V, VI, VII, VIII, etc., etc) nous oblige à étudier avec attention la relation de cette infection avec les multiples accidents observés, et notamment le trouble mental.

Nos tuberculeux doivent être divisés en deux groupes :

1° Ceux qui présentaient des lésions de tuberculose disséminées à plusieurs organes, des poussées aiguës de tubercules jeunes. Dans l'un de ces cas, en effet, on a trouvé des signes certains de tuberculose méningée (Obs. IX). On peut se demander s'il n'existait pas quelques lésions analogues inaperçues dans les autres cas, et, par suite, en inférer que, peut-être, les troubles mentaux étaient liés à des méningites tuberculeuses.

Nous ne croyons pas que l'on puisse admettre cette proposition. En effet, il est bien certain que, dans la plupart des cas, nous pouvons tenir pour certain que toute lésion de tuberculose méningée était inappréciable et même peu probable. D'autre part, il nous a été donné d'observer des malades atteints de troubles mentaux avec méningite tuberculeuse (aphasie, délire) (¹) et ces cas n'offraient pas d'analogie avec ceux que nous venons de décrire ici (²). Enfin, s'il y eut dans nos observations quelques signes de méningite (Obs. IV, IX, etc,) on ne peut aucunement confondre l'ensemble symptomatique qu'on y rencontre avec ceux que réalise habituellement la méningite tuberculeuse. Aussi, malgré ces rapports intéressants entre l'infection tuberculeuse, l'altération méningée et les accidents que nous avons décrits (³), nous ne pensons pas pouvoir relier, en aucune manière, notre syndrome mental à la méningite tuberculeuse.

2° Le deuxième groupe de tuberculeux comprendra ceux qui n'eurent que des lésions localisées, c'est-à-dire des lésions pulmonaires.

Ces 2 groupes sont réunis par les cas intermédiaires où, malgré le peu d'intensité des lésions pulmonaires, nous avons observé de vastes lésions du foie et des reins, que nous avons cru devoir attribuer, pour une part, à la tuberculose.

L'étude que nous avons faite de ces lésions dans les pages précé-

---

(1) Notre collection d'observations nous fournirait des exemples de tout ce que nous avançons ici, si nous ne voulions pas éviter de surcharger cet ouvrage.

(2) Nous nous expliquerons ultérieurement à leur sujet dans une publication prochaine : G. BALLET et M. FAURE : Lésions cellulaires corticales dans les méningites

(3) Nous aurons à nous préoccuper plusieurs fois dans cet ouvrage de la relation des troubles mentaux avec les diverses variétés de méningite infectieuse.

dentes, nous dispense d'y revenir ici. Il nous suffira de résumer les données qui nous semblent acquises.

Dans un cas, il y avait certainement de la tuberculose du foie ; dans les autres cas, les lésions de dégénérescence graisseuse cellulaire et d'infiltration embryonnaire conjonctive du même organe, nous ont paru pouvoir être reliées à la tuberculose, par l'intermédiaire de l'action toxinique. On sait, en effet, qu'au cours des infections, les toxines sécrétées dans les foyers agissent sur tout l'organisme, et principalement sur le foie et le rein. Elles y amènent des lésions qui, dans le foie, revêtent précisément la forme de celles que nous venons de décrire, et c'est ce qui explique la fréquence de pareilles altérations hépatiques au cours des maladies infectieuses. C'est dans la tuberculose, incontestablement, que cette altération est le plus fréquemment rencontrée, sans doute à cause de la marche et de la forme de cette infection subaiguë, favorable à l'hépatite subaiguë. Tout concourt donc à faire admettre l'influence prépondérante de la tuberculose dans la genèse de certaines des lésions hépatiques que nous avons rencontrées.

Il en est de même pour le rein. Nous n'avons point vu de tuberculose rénale, et il n'y avait probablement que des altérations néphritiques secondaires à la tuberculose des autres organes. La physionomie de ces altérations : dégénérescence jaune de la substance corticale, périnéphrite et adhérences légères de la capsule, lésions diffuses des glomérules et des épithéliums — leur fréquence dans les maladies infectieuses subaiguës, et particulièrement dans la tuberculose, nous amènent à admettre l'action causale des toxines, dans ce genre de lésions tuberculeuses.

Or, nous avons considéré le rapport qui unit ces lésions rénales et hépatiques au trouble mental comme trop solidement établi pour hésiter à penser que c'est en altérant le foie et le rein, par ses tubercules ou ses toxines, que la tuberculose se relie au syndrome mental que nous avons décrit, chez nos malades tuberculeux.

La tuberculose chez les aliénés et l'aliénation chez les tuberculeux. — Nous devons cependant nous demander si la tuberculose *seule*, et sans le concours des lésions néphritiques et hépatiques, pourrait coïncider avec le trouble mental que nous étudions.

Nous ne connaissons pas d'observations qui permettent de l'affirmer, on n'en trouvera point parmi les nôtres, et il n'en n'existe pas dans les publications de nos devanciers.

Cependant, les relations de la tuberculose pulmonaire avec les troubles mentaux a été fort bien étudiée. On sait combien la tuberculose est fréquente dans les asiles (¹). et la tendance habituelle des malades chroniques à se tuberculiser, lorsqu'ils vivent en communauté, ne peut expliquer, dans tous les cas, cette coïncidence.

La présence de lésions latentes pulmonaires chez des s., ts atteints de troubles mentaux, et chez lesquels on ne croyait pas devoir suspecter la tuberculose, a été aussi plusieurs fois signalée. Sans rappeler la série des travaux remarquables auxquels l'étude de cette relation a donné naissance (²), je me reporterai seulement aux récentes études MM. La Bonnardière, Chartier, Kara Eneff qui permettent de supposer que nombre de troubles mentaux rencontrés chez des tuberculeux sont liés à la tuberculose, comme le délire d'une fièvre typhoïde, par exemple, est lié à cette affection. Dans des recherches très suggestives, mon ami H. Dufour a pu mettre en évidence (par la réaction de la tuberculine de Koch), des tuberculoses ignorées chez des aliénés, et a attiré l'attention, à plusieurs reprises, sur la forme latente que revêt la phtisie évoluant sur ce terrain. D'où la nécessité de rechercher systématiquement la tuberculose chez les sujets atteints de troubles mentaux.

Mais les descriptions, qui ont été jusqu'ici données, des accidents mentaux accompagnant la tuberculose, ne ressemblent pas à celle du syndrome que nous avons observé, chez nos malades. Voici comment on les peut caractériser : c'est un délire de persécution à allures dépressives (manie du soupçon). *La Bonnardière.* — C'est une aliénation dépressive avec idées de persécution, de jalousie. *Kara Eneff.* — C'est une altération de l'humeur et du caractère (dépression mélancolique avec idées de persécution, manie du soupçon). *Chartier.* — C'est le syndrome mélancolique. *H. Dufour*, etc.

En résumé, si la tuberculose pulmonaire semble pouvoir être aujourd'hui considérée comme s'accompagnant fréquemment de troubles mentaux à physionomie mélancolique et soupçonneuse, elle ne paraît pas, jusqu'ici du moins, coexister *seule* avec le syndrome mental que nous avons observé. D'autre part, chez nos malades, c'est très probablement par l'intermédiaire des lésions hépatiques et rénales que la tuberculose doit être rattachée au trouble mental. C'est donc encore à ces lésions rénales et hépatiques, et non à la tuberculose, que nous considérons le trouble mental comme directement lié.

(¹) Plusieurs statistiques établissent qu'on l'a rencontrée chez un cinquième des aliénés.

(²) On en trouvera l'énumération à la bibliographie.

§ III. — Cancer.

Chez l'un de nos malades il existait un cancer utérin. Y a-t-il lieu de se demander si le cancer peut coexister *seul* avec le trouble mental ?

Les travaux où cette coexistence a été notée sont fort rares (¹). D'autre part, on désigne évidemment sous le nom de *cancer* des affections très différentes par leur siège et leur nature. Par leur siège, elles entrainent nécessairement des accidents très variés : un cancer du rein, du foie, du pancréas, etc., s'accompagne des troubles qui naissent de la perturbation des fonctions de ces viscères, et ces troubles seraient à peu près les mêmes si la fonction était troublée par d'autres lésions. D'autre part, on ne peut plus aujourd'hui considérer le cancer comme une unité morbide, et, personnellement, nous n'avons pas de doute sur la multiplicité des causes, d'ailleurs inconnues, qui amènent ces réactions anatomiques de certains tissus.

Les cancers sont seulement les tumeurs malignes, et le nom de « tumeur » ne désigne qu'une lésion et non pas sa cause. En conséquence, il est impossible d'écrire aujourd'hui une étude sur *les troubles mentaux et le cancer*, puisque ce nom de cancer s'applique à des lésions différentes, et que les troubles mentaux peuvent résulter directement de la nature de l'organe malade, et non pas de la nature de la lésion qui l'atteint.

Chez notre malade IV nous relierons donc les troubles mentaux à la lésion rénale seulement.

§ IV. — Troubles digestifs.

Il y avait des troubles digestifs accentués chez plusieurs de nos malades. Y a-t-il lieu de penser que ces troubles digestifs puissent être en relation avec le trouble mental ?

D'une manière générale, on peut affirmer que les troubles des fonctions digestives s'accompagnent très fréquemment d'accidents mentaux. L'opinion populaire, continuant sur ce point la tradition médicale, a su, depuis longtemps, reconnaitre l'influence des dyspepsies gastriques et

(¹) On les trouvera mentionnés à la bibliographie des psychoses diathésiques.

intestinales sur l'apparition de certains états mentaux. D'ailleurs, ici, comme à propos du foie et du rein, nous devons faire remarquer que la nature de la lésion ou du trouble gastro-intestinal importe peu : son résultat seul doit être considéré, et ce résultat est la suppression de l'émonctoire intestinal et la résorbtion des produits qui devraient trouver une issue par cet émonctoire. Par suite, tous les désordres qui réalisent la stase stercorale et une altération des fonctions intestinales capable d'amener la résorbtion des matières stagnantes, amènent des conditions favorables à l'apparition du trouble mental (¹).

Lorsqu'à ces conditions se joignent des infections gastro-intestinales anormales, augmentant la virulence des matières, stimulant leur résorbtion, des accidents mentaux graves peuvent apparaitre.

Depuis quelques années, l'attention d'observateurs perspicaces, attirée sur ces faits, a permis de donner des exemples précis et certains de cette relation (²).

FORME DES ACCIDENTS MENTAUX DANS LES TROUBLES DIGESTIFS. — La forme mentale habituellement observée au cours des troubles des fonctions gastro-intestinales est caractérisée par un état de dépression accentuée, accompagnée de préoccupations relatives à la santé et aux affaires. Ce sont les préoccupations relatives à la santé qui le plus souvent dominent la symptomatologie. Le sujet se croit atteint d'une maladie viscérale grave : cancer, tuberculose, etc., et il lui attribue ses souffrances, sa faiblesse, et la crainte d'une mort prochaine. Cette croyance, accompagnée d'ennui, de tristesse, — d'idées de ruine, de déchéance, de défiance, — d'asthénie physique et mentale, réalise un état mental fort commun. Les sujets qui en sont atteints sont habituellement désignés sous le nom de « Neurasthéniques ».

Les troubles mentaux peuvent être plus accentués. Ce n'est plus une maladie ordinaire que le sujet croit avoir, ce sont des maux inconnus, des perturbations extraordinaires : il sent son cerveau qui se dilate et se rétrécit, il a conscience que les aliments, au lieu de suivre la voie

---

(1) Il est nécessaire de savoir reconnaitre les signes qui permettent de diagnostiquer la réunion de ces conditions favorables. On voit, en effet, que ces conditions peuvent exister sans maladie des organes digestifs, et, réciproquement, qu'il peut exister une maladie des organes digestifs sans que ces conditions soient réunies. Il ne faut donc pas confondre lésion ou maladies gastro-intestinales avec résorbtion des poisons intestinaux, ce dernier fait ayant seul de l'importance, au point de vue qui nous occupe. (Voir à la fin du chapitre.)

(2) Ce sont principalement les travaux de M. Régis qui ont élucidé cette question et ont apporté les faits sur lesquels s'appuie l'exposé que nous faisons ici. Voyez Bibliographie REGIS — CHEVALIER-LAVAURE — BETTENCOURT RODRIGUE — FEYAT, etc.

ordinaire, passent directement de l'estomac dans le rectum, etc. Dans les cas que la littérature médicale nous conserve comme les exemples les plus accentués et typiques de cet accident psychique, le sujet pensait avoir un animal enfermé dans les entrailles, lézard, vers ou scorpion, qui causait ses souffrances, sa maladie et sa mort. En règle générale, une lésion, ou du moins un trouble fonctionnel très accentué du tube digestif, cause les souffrances très réelles des malheureux malades, qui se trompent seulement sur l'interprétation qu'il convient de donner à leurs trop justes sensations. Pour cette raison, il ne faut pas dire de ces sujets qu'ils sont des « malades imaginaires », ainsi qu'on le fait trop souvent.

Quand le trouble mental se réduit à cette fausse interprétation, et au délire plus ou moins étendu qui résulte de cette idée fixe, le sujet est dit « Hypochondriaque »; mais, parfois, des idées de culpabilité, d'expiation, de persécution, s'ajoutent à ce délire ; le malade vit dans un état d'attente anxieuse, fort pénible, il s'isole, devient impropre à tout emploi, à toute occupation, et, dès lors, on le dit « Aliéné » ou « Mélancolique ».

Ces formes mentales ne sont pas les seules que l'on observe au cours des maladies du tube digestif. L'on en voit de plus légères, de plus transitoires : ainsi les hallucinations nocturnes visuelles, silencieuses et effrayantes, qui accompagnent quelquefois la stase gastrique ; — le cauchemar, fréquent avec les digestions difficiles, etc.

L'on en voit aussi d'intenses, et parfois graves, à brève échéance : la torpeur avec rêve intérieur violent — le rêve en action (somnambulisme) — l'agitation avec affaiblissement mental et incohérence (délire aigu), etc., — dans la rétention stercorale avec infection et résorbtion très virulente.

Nous ne sommes point encore assez avancé dans ces études pour dire si ces différents syndromes doivent toujours faire songer à l'embarras ou à l'infection gastro-intestinale. Il est possible qu'on les rencontre en l'absence de tout accident de ce genre, et liés à d'autres affections bien différentes. Nous n'avons point à résoudre ici ce problème, et si nous nous sommes étendus quelque peu sur ce sujet, c'est parce qu'il nous paraît tout particulièrement intéressant, en raison de la fréquence des exemples que l'on en peut observer, de la nouveauté des faits qui en fixent la physionomie et de la rareté des exposés d'ensemble sur cette question.

Ici, ce qui nous importe seulement, c'est que le trouble mental présenté par nos malades ne ressemble pas aux syndromes de la première catégorie (Neurasthénie, Hypochondrie, Mélancolie). Par contre, il a certains points communs avec ceux de la deuxième catégorie (Rêve, Cauchemar, Hallucinations visuelles). Mais il convient de faire remarquer : 1° que, souvent, au cours des affections hépatiques et rénales, il apparaît des accidents gastro-intestinaux qui n'en sont que des complications (ce fut probablement le cas chez quelques-uns de nos malades) ; 2° que la résorbtion des matières excrémentitielles retenues dans un intestin, atone ou fabriquées dans un intestin malade, lèse promptement le foie et le rein, qui sont obligés évidemment de compenser cette défaillance intestinale en transformant et en éliminant un surcroît de poisons.

Il s'ensuit que, lorsque des troubles gastro-intestinaux aigus et graves surviennent, il est impossible de dire si les fonctions du rein et du foie restent indemnes.

En outre, le trouble digestif peut non seulement se compliquer d'une infection intestinale secondaire intense, mais aussi être lui-même l'œuvre d'une infection grave qui l'a précédé et engendré. De même, il peut être l'œuvre d'une intoxication. C'est ainsi que dans l'alcoolisme, la tuberculose, il y a presque toujours des troubles digestifs, et ce fut le cas de plusieurs de nos malades.

Les accidents mentaux que l'on observe dans ces conditions (délire aigu — torpeur — rêve), ne peuvent donc être reliés, avec certitude, au malfonctionnement intestinal *seul* : l'intoxication, l'infection, le trouble hépato-rénal y méritent une part.

Il faut donc nous résoudre à clore cette question à peine ouverte et sur laquelle la vue rapide que nous venons de jeter ne peut donner qu'un renseignement provisoire, en disant que la forme de troubles mentaux habituelle dans les affections gastro-intestinales subaiguës ou chroniques, et en rapport certain avec ces affections, c'est seulement la forme hypochondriaque, neurasthénique, mélancolique, telle que nous l'avons esquissée. Les types délirants observés avec des infections gastro-intestinales graves ont des relations plus complexes, et l'étude de ces relations est à peine commencée.

D'autre part, les mêmes types — hypochondriaque, neurasthénique, mélancolique, — peuvent être observés avec des affections subaiguës ou chroniques d'autres viscères, et, par suite, tout en faisant soupçonner l'existence d'une affection des voies digestives, il ne peuvent permettre d'en affirmer l'existence.

En Résumé, les troubles mentaux, d'ailleurs fréquents, que l'on rencontre avec les maladies du tube digestif, n'ont point la même physionomie que ceux que nous avons observés. Chez ceux de nos malades qui avaient des troubles digestifs, il y avait aussi d'autres désordres (infection, tuberculose, alcoolisme, lésions hépatiques et rénales). Il en est très souvent ainsi, et le trouble digestif n'est qu'un des épisodes d'un ensemble. Par suite, certains troubles mentaux ressemblant un peu à ceux que nous avons décrits, peuvent être observés au cours de ces états complexes, sans pouvoir être reliés nécessairement et uniquement à l'état du tube digestif. D'ailleurs, ces études sont trop peu avancées pour que nous puissions, sur ce point, exprimer des conclusions précises et fermes. Chez nos malades, les troubles mentaux ne méritent pas d'être reliés sûrement aux accidents digestifs ; c'est tout ce que nous pouvons affirmer, et nous nous en tiendrons à cela.

DIAGNOSTIC DE L'INTOXICATION GASTRO-INTESTINALE. — Voici les signes qui permettent de diagnostiquer l'état toxique ou toxi-infectieux par résorbtion des poisons intestinaux :

1° *Signes de probabilité.* — État général toxi-infectieux, avec infection à siège indéterminé ou à siège gastro-intestinal — Elévation ou abaissement de la température — Constipation ou diarrhée — Albuminurie — Eruptions cutanées à forme ortiée ou scarlatineuse — Amaigrissement — Fétidité de l'haleine — Langue saburrale ou typhique — Prostration ou excitation — Bouche fuligineuse, sèche — Ballonnement abdominal, etc.

On comprend que certains de ces signes peuvent manquer ou même la plupart.

2° *Signes de certitude.* — Indice du passage dans les urines, et par conséquent dans le sang, des matières excrémentitielles anormalement résorbées dans l'intestin.

On décèle dans l'urine l'indican, le scatol, l'acétone, les acides diacétiques et β oxybutyriques, les sulfoconjugués, etc.

Entre les signes de probabilité et de certitude se placent l'extrême intensité de la constipation, la fétidité spéciale de la diarrhée. La réunion de ces 2 signes, c'est-à-dire la présence d'un bouchon stercoral dur et volumineux, en amont duquel s'amassent des matières liquides très toxiques, donne une presque certitude.

CHAPITRE IV

ALCOOLISME. INFECTION. — EPUISEMENT

§ I. — Alcoolisme.

Dans les observations I, II, VI, VII, VIII, etc, l'alcoolisme habituel et ancien a été signalé. Dans plusieurs autres (obs. III, V, etc.), les conditions de l'enquête ne permettent pas d'affirmer que la malade n'avait pas fait des excès de boisson. La relation de l'intoxication chronique par les boissons alcooliques avec les divers accidents observés chez nos malades, doit donc être considérée comme probable, et mérite de fixer notre attention. Cependant, nous n'entreprendrons pas, à propos de cette relation, une étude aussi développée que celles qu'on a lues dans les chapitres précédents : en effet, si la recherche des relations d'un trouble mental avec des lésions hépatiques, rénales, etc., peut présenter un certain caractère d'originalité, il n'en est pas de même de l'exposé des troubles mentaux de l'alcoolisme, dont la description a une place dans tous les traités classiques d'études médicales.

Ce n'est que sur des points de détail que nous pourrons ajouter aux connaissances de tous, ou les modifier. Nous renverrons donc, pour l'exposé général de ce sujet, aux études que lui consacrent les auteurs classiques (¹), et nous n'en donnerons qu'une vue d'ensemble succincte, en insistant seulement sur certaines relations qu'il nous paraît utile de mieux préciser et de faire connaître davantage.

Le terme d'*alcoolisme* désigne une intoxication très complexe. Les

(¹) Particulièrement aux articles du *Manuel de Médecine de Debove et Achard* Klippel. *Alcoolisme — Délire.*

boissons dites « alcooliques » sont nombreuses : le même intoxiqué en absorbe d'ordinaire plusieurs, et chacune de ces boissons contient des poisons multiples et d'effets différents.

L'alcoolique n'est donc pas seulement celui qui est la victime d'un empoisonnement par un alcool ou par une variété d'alcool, mais encore celui qui a ressenti les effets des multiples toxiques contenus dans les boissons fermentées, de consommation ordinaire ou exceptionnelle (essences, éthers, etc.). Nous ne savons, d'ailleurs, distinguer qu'avec incertitude, les accidents imputables à telle ou telle variété de ces toxiques. Ne cherchant donc point à établir des catégories, nous considérerons ici l'alcoolisme comme un bloc, réunissant tous les empoisonnements qui arrivent par l'intermédiaire des boissons fermentées. C'est d'ailleurs ainsi que l'on comprend généralement le sens de ce ce terme.

Les syndromes mentaux alcooliques. — Au cours de cet empoisonnement complexe, on observe des troubles mentaux variés. C'est d'abord l'*ivresse*, sur laquelle nous n'avons point à nous appesantir, puisqu'elle ne peut être comparée au trouble mental que nous avons observé. En effet, l'ivresse est un accident immédiat et transitoire, lié à l'ingestion d'une forte quantité de boisson, tandis que notre syndrome mental est permanent et persiste en dehors de toute ingestion alcoolique.

C'est ensuite le *delirium tremens*, dont la physionomie clinique se différencie nettement de celle du trouble mental décrit par nous. Ce sont des *délires*, des *rêves somnambuliques*, tels que ceux des hystériques et des épileptiques, qui ont aussi un aspect caractéristique et spécial.

On observe encore, dans l'alcoolisme, des accidents mentaux plus localisés : des *amnésies*, des *hallucinations visuelles*. Il existait bien, chez nos malades, des amnésies, des hallucinations (et l'on peut dire aussi que l'on y voyait un léger degré de délire et de rêve), mais aucun de ces accidents n'avait l'aspect particulier habituel chez les alcooliques.

Enfin, l'alcoolisme aboutit parfois à la démence, c'est-à-dire à la déchéance générale des fonctions psychiques. Il n'est pas douteux que, dans notre syndrome, il n'y eut une déchéance générale de ces fonctions, beaucoup moins accentuée d'ailleurs que dans la démence. Mais il y avait aussi d'autres accidents que l'on ne voit point dans le tableau de la démence. Il est possible que l'accentuation progressive du trouble mental que nous avons observé ait réalisé la démence. Mais « la démence » ce n'est point un état mental bien limité : c'est l'aboutissant de tous les processus destructeurs des fonctions cérébrales ; on le retrouve à la fin de tous les troubles mentaux capable de se généraliser et de s'accentuer progressivement. Il n'y a donc pas lieu d'insister sur les rapprochements ou les différences que peuvent présenter notre syndrome et le syndrome démentiel.

En résumé, le trouble mental que nous avons observé ne peut être confondu avec ceux que l'on considère comme les manifestations ordinaires de l'intoxication alcoolique, cependant il y a entre ces syndromes quelques éléments de comparaison.

LEURS RELATIONS AVEC LES TROUBLES DES FONCTIONS DIGESTIVES, HÉPATIQUES ET RÉNALES. — Au cours de l'intoxication alcoolique chronique, on observe de multiples lésions viscérales, que l'on attribue à l'action des poisons alcooliques sur les viscères chargés de les absorber, de les transporter, de les éliminer. Telles sont les lésions si fréquentes du tube digestif et de l'estomac, du foie, du rein, des vaisseaux abdominaux. Ces lésions, qui sont, pour ainsi dire, de règle chez l'alcoolique chronique, amènent des troubles fonctionnels des organes correspondants. Ainsi, l'on voit des états dyspeptiques et des ecchymoses, des érosions, des ulcérations des muqueuses gastro-intestinales ; des ictères et des états congestifs ou dégénératifs du foie (dégénérescence graisseuse) : des troubles de la circulation abdominale (ascite, etc.) et des scléroses des veines portes et hépatiques (cirrhoses du foie) ; des lésions des épithéliums, des vaisseaux, du tissu des reins (néphrites mixtes), avec divers troubles de la sécrétion rénale et parfois de l'urémie.

Des troubles fonctionnels accentués, brusques, intermittents peuvent précéder l'apparition nette de ces lésions. Parfois, au contraire, la lésion est déjà constituée, alors qu'aucun trouble apparent ne l'a encore révélée.

A propos de l'étude des lésions rencontrées dans les foies, les reins de nos malades, à propos des troubles de leurs fonctions digestives [1], nous avons dû rechercher et reconnaître l'action de l'alcoolisme sur la genèse de ces troubles et de ces lésions (Chap. II et III). Donc, à cet égard, le rôle important des excès alcooliques dans la genèse du complexus symptomatique observé chez nos malades n'est pas douteux.

Mais ce n'est point seulement sur les viscères abdominaux que les poisons alcooliques portent leur action nocive, c'est encore sur le système nerveux. Les troubles nerveux rencontrés chez nos malades (polynévrites et troubles mentaux) ne peuvent-ils être l'œuvre de lésions du tissu nerveux réalisées par l'alcool ? Nous examinerons plus commo-

[1] Signalons le rôle des troubles digestifs et des lésions des muqueuses digestives dans la pathogénie des lésions du foie alcoolique.

(Thèses de LAFFITTE et de BOIX.)

dément ce point dans un chapitre spécial, consacré à l'étude anatomique du système nerveux de nos malades (Chap. VII). En réservant actuellement les conclusions auxquelles nous serons amenés sur cette question, nous pouvons déjà prévoir que, si les troubles mentaux que nous avons la tâche d'expliquer doivent être reliés à l'alcoolisme, c'est certainement par l'intermédiaire des lésions des viscères abdominaux ou de la substance nerveuse, puisque le poison alcoolique lui-même peut être depuis longtemps supprimé, lorsque les troubles mentaux apparaissent.

L'action des lésions viscérales mérite d'être signalé avec une insistance particulière, non pas seulement au cours de ces troubles mentaux, qui, plus ou moins, se rattachent indirectement à l'alcoolisme, mais encore au cours des accidents mentaux considérés comme caractéristiques de l'alcoolisme chronique, tels que nous les avons signalés tout à l'heure. Le delirium tremens éclate d'habitude à l'occasion d'une infection, même minime et inaperçue (¹), qui surcharge l'élimination réno-hépatique et force ainsi l'insuffisance de ces organes à éclater. Le délire alcoolique, si fréquent dans les maladies aiguës, apparaît surtout chez les malades atteints de lésions hépatiques (²).

Il en résulte que l'on peut se demander si les accidents mentaux dits *alcooliques*, faisant partie intégrale du tableau mental de l'alcoolisme chronique, ne sont pas seulement des troubles mentaux d'origine hépatique ou rénale, et si on ne les observe pas, en dehors de tout alcoolisme, chez des sujets porteurs de lésions hépatorénales (³).

La même réflexion peut être faite à propos des troubles mentaux d'origine digestive. C'est ainsi que M. Régis a publié des observations

(¹) C'était une otite moyenne dans une des observations de notre collection.

(²) Parmi les 9 observations qui appuyaient notre communication au Congrès de Lille sur les accidents délirants des maladies aiguës, deux, recueillies chez des alcooliques, offraient des exemples typiques de délire alcoolique. Or, nous avons trouvé, à l'autopsie de ces deux malades, de grosses lésions hépatiques (dégénérescence graisseuse dans un cas, cirrhose dans l'autre cas), que nous n'avions point soupçonnées du vivant du malade, car nul signe apparent ne les mettait en évidence. Nous n'avions pas d'ailleurs recherché les signes urinaires de l'insuffisance hépatique.

M. KLIPPEL qui, nous l'avons dit plus haut, a signalé la fréquence de l'insuffisance hépatique chez les aliénés en général (Chap. II), a remarqué que les accidents délirants de l'alcoolisme chronique ne survenaient guère que chez les alcooliques dont le foie était altéré.

Enfin, parmi les 4 observations sur lesquelles M. CHASLIN s'est appuyé pour admettre l'existence d'une folie hépatique, plusieurs reproduisent des accidents habituels au délire alcoolique (*Soc. de Biologie*. 1892) et l'une est un type exemplaire de ce syndrome mental (*Soc. méd. des hôp.*, 1896).

(³) Il est vraisemblable qu'il en est ainsi, et cela explique pourquoi l'on ne rencontre pas toujours de commémoratifs d'alcoolisme dans l'observation des malades présentant ces accidents mentaux. On est porté à admettre l'alcoolisme quand même, et, sans doute, à tort quelquefois.

avec délire et rêve somnambulique, tout à fait semblable au rêve
alcoolique, survenant au cours d'accidents digestifs et en dehors de
tout alcoolisme.

En résumé, les accidents mentaux considérés comme caractéristiques de l'alcoolisme chronique n'en sont probablement pas réellement
caractéristiques (¹), et paraissent même ne s'y rattacher qu'indirectement (²). Ils sont liés habituellement aux lésions rénales, hépatiques et
digestives que l'alcoolisme provoque, et cette raison, qui explique
l'apparition de notre syndrome mental au cours de l'alcoolisme chronique, explique aussi les ressemblances de ce syndrome avec ceux
ordinaires de l'alcoolisme, puisque tous ces syndromes ont vraisembla-
blement les mêmes origines.

Ainsi se confirme la relation hépatorénale des troubles mentaux que
nous avons décrits dans nos premières observations.

§ II. — Infection.

Les éléments permanents des états infectieux. — Nous avons remarqué (Chap. I) que, chez 4 de nos malades, un état général infectieux
(caractérisé par la fièvre, l'inappétence, l'amaigrissement, les troubles
digestifs, la sécheresse de la peau, la dyspnée, l'augmentation du
nombre et de la force des battements du cœur) persiste pendant
toute la durée de leur séjour à l'hôpital. Or, au cours des états
infectieux (quelle que soit la nature de l'infection qui les entretient),
on observe assez fréquemment des troubles mentaux. Ces troubles
ont été signalés souvent sous les noms de Psychoses influenziques, Folies
typhique, pneumonique, cholérique, etc., Délire fébrile, etc., (³). On
peut dire qu'aujourd'hui il n'y a presque point de maladie infectieuse

---

(¹) En réalité, ainsi que le fait remarquer M. Klippel, le seul accident mental nettement imputable à l'alcoolisme est l'ivresse. Tous les autres accidents ne sont pas
dus aux poisons alcooliques, mais aux troubles chroniques qu'ils ont engendrés.
Nous pouvons donc les nommer *para-alcooliques.*

(²) Cette intéressante discussion mériterait d'être exposée avec plus de détails. Mais
les limites de cette thèse nous obligent à ne donner sur ce sujet que des résultats
d'ensemble et des opinions très résumées.

(³) Voyez, pour cette étude, notre revue, sur les troubles mentaux dans les maladies infectieuses (*Gaz. des hôpitaux*, 1900).

aiguë au cours de laquelle on n'en ait remarqué. Le nombre de ces Psychoses, de ces Folies, doit faire penser que la qualité de l'infection n'est pas l'élément principal de leur apparition, mais qu'elles sont plutôt un des symptômes de l'état infectieux, comme la dyspnée, la tachycardie, l'hyperthermie, etc. Ainsi l'infecté aurait, du fait de son infection, et quelle que soit la nature de celle-ci, des troubles cérébraux, comme il a des troubles thermiques, circulatoires, respiratoires, digestifs. La forme la plus simple, la plus compréhensible de ces troubles cérébraux, c'est le délire des maladies aiguës (¹).

Ainsi compris, les troubles mentaux des états infectieux mériteraient une étude d'ensemble, fixant leur physionomie clinique et leurs rapports avec les multiples éléments qui forment l'état infectieux. Nous avons, depuis longtemps déjà, cherché à embrasser l'ensemble de ce vaste sujet, et bientôt, nous pourrons publier les résultats de nos études. Mais ces résultats, encore incertains et inédits, devraient, pour figurer ici, s'appuyer sur des développements qui sortiraient du cadre de cet ouvrage. Aussi donnerons-nous seulement une esquisse des questions auxquelles se rattache l'examen du trouble mental que nous avons observé, envisagé dans ses rapports avec l'état infectieux en général, et abstraction faite de la nature de l'infection.

Quelle que soit en effet celle-ci, il y a, dans l'état infectieux, des éléments qui ne varient pas, ou qui varient peu. Ce sont ces éléments dont il faut examiner le rapport avec les troubles mentaux qui les accompagnent.

Doit-on les relier aux variations de la température ? — A l'inappétence, à l'inanition, qui sont les compagnes de la maladie ? — Aux troubles de la circulation cérébrale ? — A l'état du sang, des humeurs, viciés par les toxines de l'infection ? — Aux troubles des fonctions rénales, que l'albuminurie et les variations urinaires traduisent dans la plupart des états infectieux ? — Aux fermentations digestives, que la constipation, la diarrhée, la fétidité des selles font deviner ? — Aux troubles des fonctions hépatiques enfin, dont la fréquence des lésions du foie au cours ou à la suite des infections graves permettent d'affirmer l'existence ?

Nous ne pouvons faire à ces questions, en l'état actuel de nos connaissances, qu'une réponse éclectique : il est possible et probable que toutes ces causes agissent sur l'apparition des troubles mentaux infectieux. Il est certain que ces troubles mentaux sont assez variés de

____

(¹) Aussi est-ce par cette forme de trouble mental que nous avons commencé l'étude des Psychoses infectieuses (congrès de Lille, 1899).

forme, de durée, de relations, pour légitimer l'hypothèse que nous formons et que nous étudierons plus tard, dans d'autres publications, pour l'admettre ou la rejeter définitivement : c'est que, sans doute, chacune de ces causes détermine l'apparition d'un ou de quelques-uns des accidents mentaux dont la réunion forme les psychoses et la folie des états infectieux. Il serait intéressant de savoir si les accidents mentaux dus à l'hyperthermie, ont une physionomie différente de celle des accidents mentaux dus au trouble de la sécrétion rénale, par exemple, etc., et si ces accidents peuvent être cliniquement distingués. Lorsque ce travail général sera terminé, il restera à déterminer si des caractères spéciaux peuvent distinguer les troubles mentaux dus aux toxines typhiques par exemple, de ceux qu'engendrent sans doute les toxines influenziques, etc. Aujourd'hui, nous ne savons rien de tout cela.

Aussi, de l'exposé de cette question complexe, nous ne retiendrons qu'un seul point : la possibilité de relier quelquefois les troubles mentaux des états infectieux aux perturbations fonctionnelles et aux lésions du foie et du rein, habituelles aux infections. L'importance de cette relation peut nous être révélée par la constatation suivante : Dans cinq observations de délire au cours de Pneumonie (¹), réunies par nous, des lésions très nettes et non diagnostiquées, anciennes ou récentes, du foie et du rein, coexistaient dans *tous* les cas. Nous avons fait remarquer d'ailleurs (Chap. II et III) combien souvent le foie gras, le foie jaune-paille, les hépatites toxi-infectieuses, les néphrites mixtes, la dégénérescence des épitheliums rénaux, étaient rencontrés au cours des états infectieux, où ils sont presque *de règle*, lorsque l'état est grave ou se prolonge.

En résumé, on pourrait envisager les troubles mentaux apparaissant dans tous les états infectieux en une étude d'ensemble, qui négligerait de tenir compte de la nature propre de telle ou telle infection, pour ne s'occuper que des symptômes communs à toutes les infections. Certains troubles mentaux pourraient certainement ainsi être imputés à ces accidents généraux, et l'on peut se demander si ceux que nous avons observés ne rentreraient pas dans ce groupe. Une constatation vient consolider cette hypothèse : c'est que, parmi les multiples perturbations de l'infection, une des plus fréquemment observées — surtout lorsqu'il y a concurremment délire — est assurément la perturbation des fonctions réno-hépatiques. Il s'ensuivrait que ce serait par l'intermédiaire

---

(¹) Quelques-unes de ces observations ont été publiées dans notre communication au Congrès de Lille, et la thèse de G. Desvaulx, d'autres sont inédites.

de cette perturbation que l'infection se relierait au trouble mental. Nous ne pouvons nous avancer davantage, ni être plus affirmatifs, à cause du caractère indécis de ces déductions tirées d'études complexes, encore dans une période de tâtonnements.

LES SYNDROMES MENTAUX DES INFECTIONS. — Il reste à nous demander si le syndrome mental que nous avons observé se retrouve parfois dans les conditions que nous venons d'exposer.

L'ensemble des troubles mentaux décrits dans les maladies infectieuses peut être divisé en trois groupes.

1° Les troubles de l'esprit apparaissant au cours d'une maladie, suivant les vicissitudes de cette maladie et disparaissant avec elle, forment un premier groupe qui peut être nommé : *Délire des maladies aiguës*. Ce titre, qui ne préjuge la solution d'aucun des problèmes que nous avons posés tout à l'heure, nous a paru préférable au nom de « délire fébrile », habituellement employé, et qui a, suivant nous, le tort de faire penser que le délire est seulement lié à la fièvre ou à l'hyperthermie, ce qui est inexact. Nous avons plusieurs observations (¹), qui montrent que le délire apparaît quelquefois ou persiste dans des périodes où la température est revenue à la normale, où la fièvre a disparu. Réciproquement, il disparaît parfois quand la température remonte.

Ce n'est évidemment pas dans ce premier groupe que nous pourrons ranger le syndrome mental que nous avons observé puisque, dans la plupart de nos observations, il n'évolua pas parallèlement aux vicissitudes de l'état infectieux.

2° Les accidents mentaux, formant au cours d'une maladie infectieuse aiguë ou chronique des syndromes nets et constants, dont l'évolution est indépendante de celle de la maladie (c'est-à-dire qu'ils peuvent persister quand celle-ci est disparue ou alterner avec les manifestations symptomatiques habituelles de la maladie), méritent d'être groupés dans une catégorie spéciale, qui peut porter le nom de *Psychoses de la période d'état* (des maladies infectieuses). C'est dans ce groupe que pourra se ranger notre syndrome, puisque, dans plusieurs observations, il apparut et évolua dans ces conditions.

3° Enfin les syndromes mentaux qui suivent une maladie, lui succèdent et la remplacent pendant un temps plus ou moins long, porteront le nom de *Psychoses de la convalescence* (des maladies infectieuses). Ils

____

(¹) Elles trouveront peut-être place dans des travaux ultérieurs.

méritent une place à part à cause de leur indépendance apparente, plus grande encore que celle des accidents du 2e groupe, et aussi à cause de leur importance exceptionnelle. Mais nous n'avons pas à y insister, puisque notre syndrome ne peut trouver place parmi eux.

Cette classification très simple ([1]) n'a d'autre but que de faciliter l'étude. Elle nous parait préférable à la classification et à la nomenclature généralement admise jusqu'ici, qui a fait désigner tous ces troubles mentaux par le nom de Folie ou Psychose, accompagné du nom de la maladie au cours ou à la suite de laquelle ils étaient apparus. Ex. : Psychoses influenzique, pneumonique, cholérique, Folie typhique, etc. Ces titres pourraient, en effet, faire penser que ces psychoses sont différentes entre elles par leur aspect clinique et par leur genèse, ce qui est généralement inexact pour les raisons que nous exposions tout à l'heure ([2]). Chacun des titres de notre classification, désignant le moment d'apparition du trouble mental, exprimant les conditions différentes qui résultent de ce moment, et n'indiquant rien de plus ne nous paraît pas pouvoir être critiqué. Il se trouve qu'en outre ces accidents mentaux ainsi groupés ont entre eux assez de rapports, dans leur évolution et leur mécanisme, pour que cette classification devienne utile et durable.

Négligeant les troubles mentaux du 3e groupe, dont la physionomie et les raisons d'être sont très variées, nous constatons, en examinant l'aspect clinique des accidents des 2 premiers groupes (d'après les travaux de nos devanciers) ([3]) qu'ils sont formés des mêmes éléments psychiques. Voici ces éléments :

1° La rêvasserie, le rêve, les hallucinations visuelles.

2° L'affaiblissement mental, la torpeur.

3° Les idées fixes et les délires systématisés.

Nous consacrerons prochainement à ce troisième élément une étude spéciale ([4]). Il n'apparaît nullement dans le syndrome mental observé chez nos malades et, par suite, nous n'avons point à nous en préoccuper ici.

([1]) Elle est analogue à celles que plusieurs auteurs ont établies d'après l'étude de psychoses influenziques (KRŒPELIN, ALTHAUSS), de la folie typhique (MARANDON DE MONTYEL, GLOVEN, RAYNAUD, etc.) Voir les indications bibliographiques à la fin du volume.

([2]) Les accidents mentaux liés à la fièvre, à l'insuffisance rénale et hépatique, aux troubles digestifs, sont évidemment les mêmes dans toutes les infections.

([3]) Nous devons citer particulièrement ceux de MM. RÉGIS ET CHEVALIER-LAVAURE (Rapport au Congrès de La Rochelle), TOULOUZE (Les causes de la folie), CHRISTIAN (La folie consécutive aux maladies aiguës).

On trouvera les autres indications bibliographiques à la fin de ce volume.

([4]) M. FAURE et H. BERNARD. — Les délires systématisés dans les maladies infectieuses et particulièrement la fièvre typhoïde (Méd. mod., 1900).

Par contre, les deux premiers éléments sont précisément ceux qui constituaient les accidents mentaux que nous avons décrits. Aussi, dans le chapitre suivant, leur consacrerons-nous une étude approfondie.

Ce sont les groupements divers de ces trois éléments essentiels, auxquels s'ajoutent quelques éléments secondaires et incidents, qui constituent les multiples aspects des troubles mentaux au cours des états infectieux. On conçoit que, par conséquent, des syndromes voisins de celui que nous avons décrit, et analogues par leur aspect et leurs conditions d'apparition, soient rencontrés au cours d'états infectieux d'origines multiples et variées.

Voici une observation qui montre précisément comment un état mental comparable à celui que nous avons signalé, mais non semblable, survint dans des conditions analogues, mais non pas identiques.

OBSERVATION XVI ([1])

Tuberculose pulmonaire aiguë et infection indéterminée post-partum. Délire, affaiblissement mental.

Mme Bru...., 36 ans.

Histoire. — A eu des crises de nerfs dans sa jeunesse. Pas d'alcoolisme. Pas d'antécédents tuberculeux connus.

Le 15 juin 1898 elle accouche normalement.

Le 19 juin, elle est prise d'un délire violent avec fièvre. Elle annonce un héritage qu'elle vient de faire, parle des richesses qu'elle croit avoir, des sommes importantes qu'on lui devait et qu'on lui a rendues. Elle ne reconnaît plus ses parents ni ses amis ; on ne peut la retenir dans son lit qu'en employant la force. Elle parle constamment à des personnes qu'elle croit présentes et qu'elle a l'air de voir.

Quelques jours après, le délire et la fièvre (on n'a pris la température à aucun moment) disparaissent.

Dans les premiers jours de juillet, rechute, avec symptômes identiques. Elle entre à l'hôpital Laënnec, dans le service de M. le professeur Landouzy.

Examen. *9 juillet.* — La température oscille entre 39 et 40°. La malade a une soif ardente, et boit 7 litres de lait. Le facies est hébété, la malade regarde les personnes qui lui parlent d'un air ahuri et sans les reconnaître. Néanmoins, elle répond aux questions lorsqu'on insiste, mais sans ordre ni à propos. Ce qu'elle voit dans la salle et ce qu'on lui dit est interprété faussement : ainsi,

([1]) Un résumé de cette observation a figuré dans notre communication au Congrès de Lille. (Voir *Médecine moderne* d'août 1899) et a été inséré dans la thèse de G. Desvaulx, *Le délire des maladies aiguës*, (Vigot éd., Paris, 1899).

voyant un paquet qui contient une robe, sur un lit voisin, elle déclare qu'elle part en voyage et que c'est là son colis. Un garçon passant avec, sur le bras, une alèze, elle déclare qu'elle a fait des achats importants au Bon Marché et que voilà des draps qu'on lui apporte.

Aucune suite dans ses idées : Elle veut s'en aller, on va venir la chercher. Elle se plaît bien avec nous, se porte bien, se trouve fort agréablement ici, à la campagne.

Elle ne sait pas où elle est, et ne se rappelle, ni son âge, ni le jour, ni le mois, ni l'année où nous sommes. Quelquefois, elle regarde avec obstination la personne qui lui parle, suit des yeux quelque chose qui passe dans la salle, et sa figure exprime un effort pour comprendre, effort d'ailleurs vain.

Le plus souvent, son visage n'exprime que la stupidité. D'ailleurs, la plupart du temps elle somnole tranquillement. Quand elle est réveillée, elle parle et agit d'une manière incohérente, mais n'est point agitée, ni difficile à garder.

État des viscères. — Râles humides disséminés dans les 2 poumons. Matité. Exagération des vibrations thoraciques. Signes nets de ramollissement pulmonaire aux 2 sommets.

Incontinence des urines et des matières, diarrhée fétide, très abondante. Un peu d'albumine dans les urines.

Douleurs à la pression de toutes les masses musculaires. Réflexes normaux. Pupilles inégales

En présence de ces symptômes d'infection graves, post partum, on mande un chirurgien qui, examen fait du petit bassin, repousse l'idée d'une intervention.

11 juillet. — La température monte à 40,6. Les lésions pulmonaires augmentent.

16 juillet. — Coma. Mort. (¹)

Résumé.

Une femme de 36 ans, n'ayant d'autre histoire pathologique que des attaques de nerfs très anciennes, est prise violemment, après ses couches, d'un état infectieux grave dont la nature exacte reste indéterminée. En même temps que cet état infectieux, se montre un délire intense, qui évolue parallèlement à la fièvre et laisse ensuite la place à un état mental analogue à celui que nous avons décrit dans nos premières observations : Ahurissement, incohérence, interprétations fausses, affaiblissement mental, stupidité.

Cette observation nous montre la réunion d'accidents mentaux habituels aux psychoses infectieuses, réalisant un état mental bien connu maintenant de nos lecteurs, mais auquel s'ajoutent des éléments un peu différents.

(¹) L'autopsie et l'examen histologique de cette malade seront l'objet d'une publication et d'une discussion ultérieures.

Conclusion. — De cette étude, doit résulter pour nous cette opinion, que le syndrome que nous étudions est relié à l'état infectieux de nos malades, comme beaucoup de psychoses infectieuses sont reliées à cet état. Nous retiendrons que l'altération du foie et des reins peut être l'intermédiaire entre l'infection et le trouble mental.

Notre syndrome doit donc prendre place dans le groupe des psychoses infectieuses, qui sont d'ailleurs habituellement formées des mêmes accidents mentaux que lui, ce qui fait que de ressemblances peuvent être signalées entre la physionomie de beaucoup de ces psychoses, et celle de notre syndrome mental.

La complexité de ce sujet et le caractère dubitatif des déductions que cette courte étude peut autoriser, nous oblige à n'en tirer que ces conclusions générales, sans chercher à les préciser davantage en approfondissant des questions encore à l'étude.

§ III. — Fatigue, Epuisement, Cachexie et Troubles mentaux.

Épuisement général. — A la suite de l'infection et dans le même ordre d'idées, nous pourrions chercher à déterminer les relations du trouble mental que nous avons observé avec la cachexie, l'inanition, la misère physiologique, le surmenage, l'épuisement que l'on rencontrait chez plusieurs de nos malades. Il est certain que le trouble mental se montra avec la déchéance générale, et progressa avec elle. On peut donc rechercher si ce n'est point cette déchéance qui était en rapport avec le trouble mental, c'est-à-dire si celui-ci n'était pas seulement l'indice de la déchéance cérébrale, comme l'insuffisance hépatique était l'indice de la déchéance du foie, — l'insuffisance rénale, l'indice de la déchéance du rein, etc.

Ce problème délicat nous ramène à chercher, comme nous l'avons fait à propos de l'infection, si l'état général de cachexie ou d'épuisement (abstraction faite des conditions multiples et diverses qui peuvent le réaliser) ne suffit pas à conditionner le trouble mental.

Les mêmes difficultés que nous avons rencontrées à résoudre ce problème à propos de l'état infectieux, se rencontrent ici, et d'autres encore. En effet, si les mêmes causes qui réalisent l'état infectieux (c'est-à-dire les infections), réalisent aussi l'état de cachexie ou d'épuisement, bien d'autres causes y peuvent aussi suffire, et, par exemple, toutes les lésions chroniques des viscères, peu à peu incompatibles avec la vie, toutes les causes de dénutrition générale ou de nutrition insuffisante, — qu'elles soient sociales, constitutionnelles ou acquises, internes ou externes, etc. (¹).

Par suite, et sans refaire les mêmes réflexions que nous a inspirées l'étude de la relation de l'état infectieux avec notre syndrome mental, nous dirons seulement que les troubles mentaux qui accompagnent l'épuisement et la cachexie, et qui en sont un symptôme, sont formés d'éléments analogues à ceux qui constituent les psychoses infectieuses et notre syndrome. En conséquence, il est vraisemblable qu'au cours d'états cachectiques, des troubles mentaux analogues à ceux que nous avons observés pourront être rencontrés, et qu'il faudra les relier soit à la déchéance générale de l'organisme, soit à l'épuisement spécial du cerveau, soit aux troubles concomittants des fonctions réno-hépatiques, etc.

Fatigue cérébrale. — Il nous paraît probable que le seul surmenage cérébral produit, soit par un travail trop prolongé, soit par une émotion ou un effort intellectuel trop intense, pourrait réaliser un état mental plus ou moins analogue à celui que nous avons observé. Ce qui est plus certain, c'est que de semblables causes pathogènes réalisent très fréquemment l'état nerveux connu sous le nom de «neurasthénie». Mais entre le syndrome psychasténique de l'état neurasthénique, et le syndrome observé par nous, il y a peu de rapports cliniques et cependant on observe des cas de transition.

Nous n'examinerons point ici s'il faut ramener le surmenage à une intoxication, et si les syndromes résultant de la fatigue cérébrale peuvent être rapprochés des syndromes résultant des empoisonnements cérébraux. Remarquons seulement que, dans un muscle, l'état de fatigue se traduit chimiquement par un empoisonnement, et que l'état neuras-

---

(¹) L'inanition est assurément une des causes les plus simples pouvant réaliser l'épuisement, la cachexie. M. Lassignandie, élève de M. Régis, s'est donné la tâche d'étudier les troubles mentaux observés chez les jeûneurs célèbres, Succi, Merlatti, et au cours des famines, des naufrages, ayant déterminé des jeûnes prolongés, complets ou incomplets. Il nous paraît résulter des très intéressants documents réunis dans la thèse de M. Lassignandie, que les troubles mentaux que l'on rencontre, le plus habituellement, dans la période d'état de l'épuisement, de la cachexie par famine, sont : 1° des rêves, des cauchemars *nocturnes* avec illusions, hallucinations, somnambulisme ; 2° des troubles analogues *diurnes* marquant un degré plus accentué ; 3° l'affaiblissement mental. A ces accidents s'ajoutent des impulsions irrésistibles (résultant, soit des hallucinations, soit du désir de trouver de la nourriture) qui peuvent déterminer des actes criminels (Lassignandie. — *Thèse de Bordeaux* 1897, Imprimerie du Midi, rue Porte-Dijeaux, 91).

thénique résulte aussi bien d'une infection, d'une intoxication que d'un surmenage cérébral.

Il est donc probable qu'à la suite des infections et des intoxications que nous venons d'étudier, nous pourrions placer l'état de surmenage cérébral, comme l'occasion possible du syndrome mental que nous décrivons. Les chagrins, les soucis, l'excès de travail, la privation de sommeil, etc., prendraient place alors parmi les influences pouvant précéder ce syndrome et l'accompagner. On les trouve d'ailleurs mentionnées dans quelques-unes de nos observations (obs. I, XI, etc.).

Il serait donc intéressant de rechercher la présence de notre syndrome dans les observations qui donnent des exemples de troubles mentaux secondaires à des émotions ou à des fatigues intellectuelles. On a signalé aussi des lésions de la substance nerveuse, considérées comme toxiques, secondaires au surmenage musculaire, à la fatigue physique. Nous ne nous sommes point assez avancé dans ces recherches (parce qu'il fallait nous borner) pour donner ici des résultats précis et certains. Mais cette thèse n'est qu'un épisode de l'ensemble de nos travaux et nous aurons à reprendre à d'autres moments l'étude des problèmes que l'état de nos connaissances actuelles nous oblige à laisser aujourd'hui sans solution.

CHAPITRE V

LES ACCIDENTS MENTAUX

L'ensemble des accidents mentaux observés chez les malades dont on a lu l'histoire dans les précédents chapitres, peuvent être classés dans les groupes suivants :

§ I. — Affaiblissement mental

Par ce terme, nous désignerons une série de troubles mentaux analogues, aboutissant au ralentissement, à la gêne, ou même à la suppression des opérations psychiques ordinaires.

Diminution de la mémoire. — Interrogé sur la date du jour, du mois, de l'année, le malade donne, quelquefois sans hésiter, des renseignements inexacts. Souvent il hésite, parfois il refuse de répondre, après avoir fait un effort momentané pour calculer. L'on observe des erreurs du même genre lorsqu'on demande au malade son âge, son adresse, la durée de son séjour à l'hôpital, l'âge de ses enfants, etc. Il a parfois de fausses réminiscences, c'est-à-dire qu'il se rappelle comme vrais des évènements faux.

Diminution de la faculté d'attention. — Ce caractère est assurément le signe le plus intéressant, au point de vue psychologique, de l'affaiblissement mental, car il est possible qu'il tienne sous sa dépendance tous les autres accidents de ce syndrome. Peut-être l'insuffisance de l'attention est-elle en effet la cause de la faiblesse de la mémoire, de la compréhension, etc. Il ne faut point oublier, d'ailleurs, que, d'une manière générale, l'attention est la condition de l'intelligence, et qu'on est presque d'autant plus intelligent qu'on est plus attentif. Les animaux n'ont qu'un pouvoir d'attention très faible. Les enfants, les peuples inférieurs sont beaucoup moins attentifs que les adultes et que les peuples cérébralement plus développés.

Le premier degré et la condition fondamentale de l'affaiblissement mental est donc la diminution de la faculté d'attention. Par le jeu d'un mécanisme psychologique que nous ne connaissons pas, il semble que cette diminution atteigne surtout l'attention volontaire, pour respecter (relativement) l'attention spontanée, comme si le mécanisme de l'attention volontaire était plus fragile, moins ancien, moins solidement établi, que le mécanisme de l'attention spontanée (ce qui d'ailleurs est vraisemblable).

Ce caractère est très développé dans quelques-unes de nos observations (Obs. III, IV, XVI.)

Les malades y font de visibles efforts pour fixer leur attention. On leur parle, et leur face hébétée se tourne du côté de l'interlocuteur et exprime la tension d'esprit. Mais un incident léger, un pli du drap, une mouche qui vole devant les yeux, détourne presque aussitôt l'attention, avant que la phrase prononcée ne puisse être comprise. Parfois, point d'incident nécessaire : après quelques secondes d'effort, la malade est lasse, détourne la tête et échappe à l'influence qui l'avait un instant fixée, oubliant ce qu'elle avait commencé à comprendre. On observe des états d'esprit analogues lorsqu'on cherche à instruire un enfant ou un jeune animal.

DIMINUTION ET PERVERSION DE LA FACULTÉ D'ASSOCIER DES IDÉES. — A l'état normal, nos associations d'idées peuvent être plus ou moins abondantes, mais elles se font suivant des règles à peu près constantes, pour un même individu. Dans l'état d'affaiblissement mental, il arrive que des sensations, des mots, qui devraient éveiller chez le malade des associations très habituelles, n'en éveillent plus, ou, du moins, ne les éveillent que si confusément et si fugitivement qu'elles sont inutilisables. Ne pas reconnaître les personnes que l'on a coutume de voir, les objets dont on a coutume de se servir, ne pas comprendre des phrases très simples, ainsi qu'on le voit dans les observations IV et XVI, sont des exemples du défaut d'association d'idées.

D'autre part, des mots, des phrases, des sons, des sensations visuelles, éveillent des associations d'idées inattendues et baroques. Souvent, l'interlocuteur surpris se demande, en vain, pourquoi la malade lui a répondu ainsi, pourquoi la vue de tel objet lui a fait prononcer des paroles inexplicables.

Quelquefois la genèse de l'association d'idée anormale se fait par un mécanisme que l'on arrive à saisir : elle se fait par assonance, comme dans notre observation IV.

Ainsi la *brume* éveille dans l'esprit d'un de nos malades délirant l'idée d'une belle *brune*... Dire de l'infirmière qu'on vient de *la voir*, fait penser à Mme Car... (Obs. IV) qu'elle l'a vue *au lavoir*. La consonnance de la fin d'un mot, qui est la même que celle du début d'un autre mot, appelle celui-là ; le son d'une syllabe qui se trouve dans 2 mots très différents fait énoncer, en un vocable jargonique, le commencement de l'un et la fin de l'autre, etc. On devine que, pour un observateur non prévenu, un pareil langage et une semblable suite d'idées semble incohérente.

DIMINUTION DE LA FACULTÉ DE COMPRENDRE. — Cet accident n'est que la conséquence des précédents. Privé d'une partie de ses souvenirs, ne formant pas les associations d'idées habituelles, ne pouvant se contraindre à suivre une idée, le malade ne perçoit que très incomplètement les phénomènes extérieurs, ne peut les comparer à ceux qu'il a antérieurement perçus, et, par suite, ne les comprend pas.

DIMINUTION DE LA FORMATION DES SOUVENIRS ET DU MOI CONSCIENT. — C'est encore une conséquence : faute d'attention, faute de perceptions complètes et réfléchies, le malade ne peut se former des souvenirs et enrichir sa conscience. Les sensations glissent sur lui, l'effleurent, sans pénétrer dans sa mentalité.

STUPEUR, STUPIDITÉ. — Lorsque l'état d'affaiblissement mental est fortement accentué, il arrive à la *stupeur*, à la *stupidité*. Le premier de ces deux mots désigne un état mental fixe, accentué, transitoire, tel qu'on peut l'observer, par exemple, au cours d'une maladie aiguë grave, qui inhibe complètement et momentanément toutes les fonctions psychiques.

Le terme « stupidité » s'applique à un état mental plus mobile, mais plus profond et durable. C'est la désorganisation et la suppression des fonctions psychiques, lentement et sûrement réalisée au cours d'une maladie chronique.

§ II. — Torpeur, Somnolence

Tout près de l'affaiblissement mental se place l'état de torpeur et de somnolence, si fréquent dans nos observations. Certains de nos malades restent constamment plongés dans un état de demi-sommeil, dont les interrogations les plus impératives ne les tirent qu'avec peine. Les abandonne-t-on à eux-mêmes, cet état de somnolence se transforme aussitôt en un sommeil profond, qu'accompagne parfois un ronflement sonore. Dans une journée de 24 heures le malade dort 18 heures, et durant les 6 autres il retrouve à peine, et par instants, son état intégral de veille.

D'autres sujets ne dorment point d'une manière aussi apparente ; mais, lorsqu'on cherche à causer avec eux, on a nettement la sensation que, si leur aspect extérieur ne révèle point le sommeil, leur cerveau cependant est engourdi comme par l'action d'un puissant narcotique. La figure du malade exprime l'hébétude, l'ahurissement, la stupéfaction. Ils sont toujours dans l'attitude et l'aspect de quelqu'un surpris dans un profond sommeil et qui cherche avec peine à rassembler ses idées. L'étonnement, la difficulté de comprendre, l'incapacité d'un effort intellectuel un peu prolongé révèle la torpeur où sont plongées leurs facultés psychiques, et les rapprochent de l'état d'affaiblissement mental, de stupeur, de stupidité, que nous avons signalé tout à l'heure.

Le degré le plus accentué de ce trouble mental aboutit au coma, transitoire ou définitif, qui n'est, en somme, qu'une forme progressive ou foudroyante de torpeur cérébrale et de somnolence, portées à leur maximum.

§ III. — Interprétations délirantes

Dans l'état d'affaiblissement mental et de torpeur, lorsque la destruction des processus psychiques normaux n'est pas trop accentuée, on voit apparaître des déviations de ces processus.

Alors une sensation, correspondant à un fait vrai, peut donner lieu à une interprétation fausse qui devient le point de départ d'une idée délirante. Un malade de l'hôpital Saint-Antoine, qui entend dans la rue les trompes des pompiers, en conclut que le feu est à l'établissement et cherche à se sauver. Dans l'observ. V, la malade, qui voit passer le garçon de salle, portant une alèze pliée, déclare que voici un livreur du Bon-Marché qui lui apporte des draps qu'elle vient d'acheter. La même malade, apercevant sur un lit voisin un paquet volumineux, nous fait observer qu'il faut nous dépêcher de terminer l'interrogatoire, car elle va partir en voyage et voici son colis, etc.

La cause de cet accident mental est double :

1° L'affaiblissement de la mémoire, de l'attention, de l'association des idées, fait que la sensation ne s'enchaîne pas, comme elle ferait normalement, avec des sensations antérieures, concomitantes ou postérieures.

2° En même temps que l'affaiblissement mental, se montre une tendance marquée à l'automatisme psychologique, c'est-à-dire qu'en même temps que les rouages habituels de la pensée cessent de fonctionner, des rouages analogues se mettent spontanément en mouvement, sans que le malade puisse les diriger ni les empêcher. Ainsi une sensation, au lieu d'éveiller des associations d'idées, des souvenirs, des actes ordinaires, va éveiller d'autres associations, d'autres souvenirs, dont la trame, plus ou moins bien organisée, va se dérouler devant le malade qui y assiste sans y rien modifier, et qui, parfois, se rend compte que son esprit erre.

Nous avons eu des exemples du degré le moins accentué de ce phénomène, lorsqu'en étudiant l'affaiblissement mental, nous constations que des assonances pouvaient diriger la pensée et la parole du malade, au lieu des associations de mots et d'idées ordinaires. On conçoit que si la désorganisation des processus psychiques ordinaires est nécessaire pour l'apparition de l'interprétation délirante, un degré accentué de torpeur ne lui serait pas favorable, parce qu'elle supprimerait l'automatisme psychique.

Entre l'interprétation délirante d'une sensation vraie, et la conception purement imaginaire d'une scène, dont le point de départ est une sensation fausse, tous les intermédiaires peuvent être rencontrés. Une sensation très minime peut être transformée en une sensation intense ; celle-ci peut même être complètement inventée (hallucination). Cette sensation peut amener une série d'interprétations tout à fait disproportionnées d'avec leur point de départ (rêvasserie). Parfois enfin, la trame de la pensée se déroule d'elle-même et sans appel extérieur, d'une façon automatique et ininterrompue, arrivant à fatiguer, à surmener le malade par sa kaléidoscopie et son incohérence (rêve).

§ **IV**. -- **Hallucinations**

Dans cet état intermédiaire à la veille et au sommeil, où nos malades sont souvent plongés, les hallucinations se produisent aisément.

En cet état, l'homme qui s'endort, ne distingue plus nettement ce qui est de ce qu'il imagine, ses perceptions vraies de ses imaginations extériorisées.

Voici un très bel exemple de cet accident mental rapporté par Moreau, de Tours.

« Un de mes anciens condisciples, aujourd'hui professeur de philosophie dans un lycée de province, avait assisté aux derniers moments de son père, qu'il chérissait. Le même jour, dans la soirée, tombant de lassitude, mais sans éprouver le besoin de dormir, bien qu'il eût passé plusieurs nuits sans prendre un moment de repos, il se jette sur son lit tout habillé. Il y était à peine depuis cinq ou six minutes, tout entier au regret d'avoir perdu son père, que celui-ci lui apparaît, pâle et amaigri, tel qu'une longue maladie l'avait fait. Bien persuadé, me dit mon ami, que cette triste apparition était le résultat et comme le retentissement de quelque mauvais rêve, je n'ai eu d'abord aucun effroi, et cherchai à porter ailleurs mes idées. Cependant, l'image de mon père était toujours devant moi ; je m'assurai que je ne dormais pas, mais j'avais la tête extrêmement lourde ; j'étais peu maître de mes idées, absolument comme cela arrive quand on lutte contre l'invasion du sommeil. Bientôt enfin je ne fus plus maître de ma frayeur, bien que je ne doutasse pas que j'étais le jouet d'une vision. Je sautai à bas de mon lit, je montai dans mon grenier, toujours poursuivi par le fantôme qui disparut peu de temps après. »

Ces troubles sensoriaux produits par le passage insensible de la veille au sommeil, c'est-à-dire par l'affaiblissement des impressions extérieures, sont très compatibles avec un parfait état de santé. On les observe encore après des journées de lassitude, dans un moment de grande fatigue physique ou morale, au cours d'une digestion nocturne laborieuse (cauchemars) et, en somme, dans tous les cas où peut être réalisé l'affaiblissement des impressions extérieures (obscurité, affaiblissement des sensations) et le défaut de surveillance des imaginations.

Pourquoi ces hallucinations sont-elles surtout visuelles ? Pourquoi sont-elles surtout terrifiantes ? Ce qui est tout à fait remarquable, c'est que des hallucinations analogues se produisent au cours d'autres états mentaux différents, en apparence. Il en est ainsi dans l'abstinence (naufrages de la *Méduse*, de la *Ville de Saint-Nazaire*, etc., Famines, Eboulements, Misère, Jeûnes volontaires de *Succi*, *Merlatti*, etc.). Les hallucinations sont visuelles, nocturnes, s'accompagnent de rêvasseries, de délire. Le sujet se mêle à des scènes qu'il voit se dérouler, il parle, il agit. Il y a à la fois hallucinations vraies, interprétations délirantes, hallucinations hypnagogiques, cauchemar, etc. Ceci doit nous intéresser, car il est évident que beaucoup de fébricitants qui nous occupent sont en état d'abstinence, et que, par suite, cette abstinence doit jouer un rôle dans leur délire.

Le même accident s'observe, avec les mêmes caractères, au cours de certaines intoxications : fumeurs d'opium, mangeurs de haschich, ont conté des rêves, mêlés d'hallucinations visuelles, dont l'assemblage est formé sur le même mécanisme mental que nous venons d'analyser. De semblables accidents font aussi partie de la symptomatologie de l'hystérie, de l'épilepsie.

Il s'ensuit que toutes ces hallucinations, se produisent par le même mécanisme, qu'elles ont un aspect clinique analogue, et qu'elles apparaissent au cours de la fatigue, de l'abstinence, des intoxications et des infections.

Ce sont, pour le plus grand nombre, des hallucinations dues à une sensation réelle mais amplifiée, exagérée et pervertie. Ainsi un malade, regardant le rideau de sa fenêtre, y distingue confusément le dessin de personnages, qui bientôt se précisent, se meuvent et sortent du rideau. L'on observe aussi des hallucinations survenant en l'absence de sensation occasionnelle. Les unes et les autres sont visuelles, souvent terrifiantes.

Leur caractère transitoire et indécis fait que l'on n'obtient pas souvent du malade un renseignement net sur leur nature. Cependant, dans l'une de nos observations (Obs. III), une hallucination très nette se produisait : la malade parlait à l'un de ses parents qu'elle voyait devant elle, et qui, en réalité, n'y était pas. Dans quelques autres, les malades apercevaient des animaux dans leur lit ou dans la salle. (On sait que cette dernière hallucination se rencontre fréquemment chez les alcooliques.)

Au cours des indispositions passagères, (maladies aiguës, indigestions, cauchemars), les hallucinations de même espèce que celles que nous décrivons sont trop fréquentes pour qu'il nous paraisse nécessaire d'insister davantage sur leur physionomie.

MÉCANISME DES HALLUCINATIONS. — L'hallucination est l'exagération morbide de ce phénomène psychique normal en vertu duquel nous nous représentons, nous nous imaginons (1) à volonté des personnes ou des choses? Or, cette représentation, cet acte d'imagination laisse nos sens accessibles aux impressions du dehors, et nous faisons nettement la différence entre l'image évoquée et la sensation concomitante qui s'impose à nous. Mais lorsque nos sens sont moins accessibles aux impressions du dehors, lorsque notre attention volontaire est très relâchée, notre imagination et notre mémoire s'exercent involontairement ; et, tout natu-

(1) L'hallucination suppose une modification cérébrale analogue quoique plus forte à celle qui à l'état normal accompagne l'acte de l'imagination. (H. JOLY, *L'Imagination*, 1883.)

rellement, l'image, spontanément évoquée, prend des proportions inaccoutumées et tend à s'objectiver, car il n'y a plus antagonisme entre elle
et une sensation actuelle : une fois objectivée elle constitue l'hallucination
(Desvaulx).

Ces conditions sont réalisées dans l'état de somnolence, et dans l'état hypnagogique (intermédiaire à la veille et au sommeil), par le seul fait de
l'affaiblissement de l'attention volontaire et de toutes les fonctions psychiques, qui ne permet plus aux malades d'exercer un contrôle sur leur automatisme mental. De même que le jeu de leurs associations d'idées se fait de
lui-même et en dehors de leur surveillance, le jeu de leur imagination leur
échappe aussi et ils extériorisent ce qu'ils imaginent.

§ V. — Rêve. Délire

Sur le fonds mental que nous venons de décrire, caractérisé par
l'affaiblissement, la torpeur, la somnolence, les interprétations délirantes, les hallucinations, apparaît quelquefois une trame délirante.

RÊVASSERIE. — C'est sous la forme de rêvasserie que se manifeste le
plus habituellement ce délire. Le malade est dans un état intermédiaire à la veille et au sommeil. Les perceptions du monde extérieur lui parviennent confusément, mais elles sont l'objet d'interprétations fausses. En même temps, une imagination déréglée, comme
dans le rêve du sommeil normal, enfante des images dont la suite mal
coordonnée s'enchevêtre avec les perceptions incomplètes venues du
dehors. L'esprit affaibli du malade ne sait plus faire de différence
entre le réel et l'irréel, et il flotte dans un monde incertain, prenant
des imaginations pour des réalités et des réalités pour des imaginations. Ses discours paraissent incohérents, parce qu'il entretient de ses
visions les personnes réellement présentes, ou parle d'objets réels et
de faits véridiques à des personnages imaginaires. Bref, dans cet état,
le patient somnole constamment sans être vraiment ni éveillé ni
endormi, et vit au milieu d'un mélange confus de sensations indécises,
d'interprétations fausses, et d'imaginations fantastiques.

CAUCHEMAR. — Cette rêvasserie prend quelquefois un caractère d'intensité et d'horreur qui lui donne une physionomie spéciale. Alors le
malade est plus profondément endormi, c'est-à-dire que les perceptions
extérieures sont pour peu de chose dans son délire, qui n'est qu'une

cohue d'imaginations tumultueuses, bizarres et épouvantables. Nous trouvons dans une de nos observations (1) un récit qu'il nous suffit de transcrire pour éviter de plus longues descriptions.

Au cours de son cauchemar, voici ce qu'a dit Léon Phil. : « J'ai été à la mairie trouver les bonnes femmes pour voir ce qu'il y avait dans le corps de leur petit. On les avait fait décolleter précieusement par les hommes de la localité. Il y en avait qui fouillaient là-dedans avec de l'eau très chaude, faisant du grabuge... »

Un matin, il raconte ainsi sa nuit : « Il y avait une grande foule dans la salle. Il tombait des averses et des orages. J'étais pris dans des cohues, des écrasements. Il m'arrivait des accidents de chevaux emportés, de trains déraillés, etc. » Après ces heures mouvementées, il avait mal à la tête, et ne se rappelait que confusément ce qui lui était arrivé.

Quelquefois tout se réduit à des visions de figures grimaçantes, de personnages effrayants, etc. Souvent l'on devient la proie d'une bête féroce, ou bien encore on est poursuivi par un assassin, etc. Chacun peut reconnaître là les accidents qui apparaissent chez des individus, même normaux, sous l'influence de causes banales (digestions pénibles, excès alcooliques, impression de chaleur ou de froid durant le sommeil).

RÊVE. — A un degré plus accentué. c'est un rêve qui se déroule. Il est généralement confus, désordonné, absurde. Les scènes auxquelles le malade assiste sont incohérentes et ridicules.

Quelquefois ce sont des épisodes de sa vie ordinaire, toujours les mêmes, qui reviennent. Il y a lieu de remarquer avec quelle facilité le malade passe de son rêve à la réalité et réciproquement. Il suffit qu'il ouvre ou ferme les yeux pour changer d'existence (2). En réalité, il

(1) Thèse de G. DESVAULX. Service de M. le professeur Landouzy.
(2) Nous avions remarqué ce détail et nous l'avions signalé dans la première rédaction de ce travail (1898. *Mémoire pour le concours des Prix de l'Internat*). M. Régis a aussi appelé l'attention sur ce caractère qui rapproche les délires infectieux de l'hypnose des hystériques. Depuis, nous l'avons observé plusieurs fois. Une de nos malades, intelligente et instruite, nous a une fois signalé spontanément ce phénomène qu'elle avait observé sur elle-même, sans que nous l'ayons jamais interrogée à ce sujet. « Elle rêve, dit-elle, constamment, et il n'est pas nécessaire qu'elle soit endormie pour rêver ; il suffit qu'elle ferme les yeux. Aussitôt, elle voit des personnages s'agiter dans sa chambre, sa mère, sa sœur, etc., qui vont et viennent et s'occupent à diverses besognes invraisemblables et ridicules. La malade sait bien que cela n'est pas vrai, et cependant elle ne peut s'empêcher d'observer ces personnages et de leur parler. Il suffit qu'elle ouvre les yeux pour que tout disparaisse. En quelques secondes, le phénomène se montre et cesse devant nous. La malade, dont l'esprit est parfaitement calme et lucide à l'état de veille, est atteinte de bronchite tub. subaiguë avec température 38°-39°. Elle n'est pas très nerveuse et n'a point d'alcoolisme.

y a en ce moment deux hommes en lui : l'un qui agit comme l'homme sain, l'autre qui est couché dans un lit et dort. Une sensation un peu vive, une interpellation à haute voie, l'arrivée d'une lumière dans une chambre obscure, l'entrée d'une personne, peuvent interrompre brusquement le rêve en même temps que la somnolence : alors le patient peut retrouver un esprit normal. Aussitôt l'événement disparu, la rêvasserie, le cauchemar ou le rêve recommencent.

Mais parfois, au contraire, le rêve est bien coordonné. C'est toute une série de tableaux que le sujet voit défiler devant ses yeux : il prend part à l'action qu'ils représentent, il y joue un rôle et se voit jouer.

Au degré le plus accentué, la sensation est assez intense pour déterminer le mouvement. Le sujet rêve-t-il qu'il parle ? — il se met à parler en effet. Voit-il en songe des objets effrayants ? — il pousse réellement des cris de terreur. Rêve-t-il qu'il faut fuir ? — il se lève et fuit. C'est le *somnambulisme*.

Enfin, parfois, le rêve lui-même est tout entier en action : c'est la *fugue*, telle qu'on l'observe habituellement chez les hystériques et les épileptiques.

Nous n'insisterons pas sur ces différentes formes, complètes et accentuées du rêve car, en aucun cas, chez nos malades, les accidents mentaux observés ne dépassèrent la rêvasserie et le cauchemar. Mais le rêve est un épisode fréquent des troubles mentaux infectieux : il peut, nous semble-t-il, apparaître dans des cas semblables aux nôtres, et pour cette raison, nous en énumérons les divers aspects.

Idées fixes. — Il arrive enfin que, durant la scène rêvée, le malade a reçu une impression assez profonde pour persister, alors que le rêve lui-même aura disparu. Un jeune homme aura rêvé, par exemple, qu'il se mariait au début d'une maladie : l'affaiblissement mental, le défaut de synthèse, de comparaison et de critique, empêche l'esprit du patient de contrôler l'exactitude de l'idée ainsi conçue, et d'en reconnaître l'erreur ; durant toute la maladie, le sujet, qui d'ailleurs n'a plus d'autres rêves, demeure persuadé qu'il est marié ; alors que, sur tout autre point, il pense et parle raisonnablement, il déraisonne au contraire, sur ce seul point (Grasset.)

Si, au lieu d'une idée quelconque, comme le mariage, c'est une idée de persécution, de ruine, de culpabilité, de grandeur, qui s'est ainsi ancrée dans l'esprit, le sujet prend, pendant plusieurs jours ou plusieurs semaines, l'aspect d'un *délirant systématique*, en ajoutant à son idée fixe des idées fausses et variées.

Cet accident, qui n'est pas rare dans les maladies infectieuses, ne fut point rencontré chez nos malades.

Le rêve, élément du délire infectieux. — Le rêve est l'élément psychique qui a été le plus étudié, parmi les divers troubles mentaux décrits sous le nom de *Délires*, au cours des maladies infectieuses.

C'est la ressemblance du délire dans les maladies avec le sommeil et le rêve normal qui a frappé d'abord les auteurs. Georget (1820) dit : « Le malade est presque toujours assoupi, somnolent, paraît *rêver* ». — Delasiauve (1851), parlant des délires infectieux, s'exprime ainsi : « Le jeu machinal du cerveau produit ici des scènes fantastiques, dont le rapprochement avec *les songes* permet une interprétation plausible ». — Moreau (1864), à propos du délire dans la pneumonie, dit : « On observe des *rêvasseries*, des divagations qu'il est facile d'interrompre ». — Becquet (1866), donnant une description très frappante du délire dans les maladies aiguës, note que : « les patients, *en état de rêve*, ont perdu la notion de l'endroit où ils se trouvent et ne reconnaissent pas les personnes qui les entourent ». Morer (1872) dit : dans le délire des maladies aiguës il y a : « des *rêvasseries* dès que le malade commence à s'assoupir » et, plus loin « le malade se laisse aller facilement à son trouble intellectuel comme *à un rêve* ; mais, si on lui cause, si on l'appelle, son esprit reprend le dessus pour plus ou moins longtemps.... quand le délire est trop violent, le malade n'en conserve plus le souvenir ; il croit *sortir d'un rêve* plus ou moins pénible, et ignore absolument tout ce qui s'est passé ». — Raynaud (1877), parlant du délire typhique, dit : « les malades, plongés en apparence dans une stupeur profonde, se trouvent néanmoins dans un état d'excitation considérable : ils ressemblent à des *gens qui rêvent tout éveillés* ». — « Ils se livrent à un voyage au long cours dans le pays *des rêves*. »

Legrain (1892), décrit le délire dû à une infection microbienne : « Tantôt l'attention du malade est tournée exclusivement vers ses conceptions délirantes ; une interpellation parvient à détourner son attention, il répond avec netteté aux questions, puis reprend le cours *de sa rêvasserie* ». — Toulouse, (1893) rapproche les délires fébriles des maladies infectieuses du délire alcoolique, « lequel n'est pas un délire mais *un rêve* ». (Lasègue). — Jeanny Roux (1897), rappelant le mot de Pitcairn, « *Le délire est le songe de ceux qui veillent* », raconte un délire qu'il eut lui-même au cours d'un érysipèle grave : ce délire fut un *rêve coordonné* d'où l'auteur conclut que « le délire fébrile peut, dans certains cas, être assimilé *a un rêve* se produisant à l'état de veille et se mélangeant à des doses diverses à la réalité extérieure » (1).

Cette ressemblance fréquente du délire et du rêve peut être considérée aujourd'hui comme un fait acquis, et il n'y a plus de discussions que touchant l'interprétation de ce fait.

Avec **M. Régis**, une première interprétation apparaît. Je cite d'abord différents textes où la manière de voir de mon maître est exposée.

« Ce qui m'a frappé le plus jusqu'à ce jour, dans le délire, dit fébrile ou

<hr>

(1) Je remercie mon ami G. Desvaux, qui, sous ma direction, a bien voulu se charger de cette partie de nos recherches bibliographiques, utilisées d'ailleurs dans sa thèse *le Délire des maladies aiguës*. (Paris 1899.) déjà citée.

infectieux, c'est qu'il est *une sorte de rêve* allant, suivant son degré d'intensité, depuis le rêve immobile et muet, jusqu'au rêve d'action, en passant par le rêve simplement parlé. Écoutez et regardez attentivement un malade qui délire sous l'influence de la fièvre typhoïde, du typhus, de l'érysipèle, de l'influenza..... et vous croirez assister à un *rêve porté à son maximum*. Comme le rêveur hypnagogique, ce malade, si gravement atteint qu'il soit, fait entrer la réalité ambiante dans sa conception hallucinatoire, et si vous le secouez ou si vous lui adressez une brusque interpellation, il revient à lui, vous répond correctement, puis retombe aussitôt dans sa fantasmagorie, absolument comme le rêveur qu'on arrache à son sommeil ou l'alcoolique à son délire ». (1894, Congrès de Clermont.)

« Cet état de rêve..... n'est pas un *état de rêve normal*. C'est un *rêve pathologique, somnambulique, une sorte d'état second*, analogue à celui de l'hypnose. »

Ainsi, pour M. Régis, le délire est *une sorte de rêve, un état de rêve, un rêve pathologique*. Ce n'est pas une simple ressemblance entre les caractères du délire et ceux du sommeil et du rêve normal que signale cet auteur, c'est une identité entre le délire des infections et le rêve de l'hypnose ; le rêve n'est pas un des caractères du délire, c'est le délire qui est *un rêve* et un *rêve pathologique*. En résumé, ce que l'on nomme délire des maladies aiguës n'est qu'un rêve, un rêve somnambulique.

Cette constatation est, pour M. Régis, l'occasion d'une généralisation grandiose. Ce délire-rêve est le délire de toutes les intoxications, de toutes les autointoxications, de toutes les infections. « *L'état de rêve est la caractéristique psychique des délires infectieux et toxiques.* »

Cet état de rêve, on peut le provoquer chez les toxi-infectés par les moyens qui servent à obtenir l'hypnose chez les hystériques.

« Nous nous étions demandé s'il ne serait pas possible d'arriver à hypnotiser les malades atteints de délires infectieux, toxiques, et, en cas de succès, si ces malades ne recouvreraient pas, dans le sommeil artificiel, le souvenir perdu de leur délire. Mettant cette idée à exécution, nous avons été assez heureux, dans quelques cas, pour mettre les sujets en état d'hypnose, et chaque fois le souvenir perdu de l'accès reparaissait dans l'état hypnotique, pour disparaître à nouveau au réveil... Un ancien paludéen, non buveur, faisait, à chaque retour de ses accès, un rêve délirant où il revivait les scènes de la campagne de Tunisie dans laquelle il avait contracté ses fièvres. L'ayant endormi, il tomba spontanément dans le même rêve, et, tout d'un coup, se mit à nous parler comme si nous étions ses camarades et les officiers de son régiment, au milieu d'un combat. L'hypnose avait déterminé chez lui exactement le même rêve d'action que l'accès de paludisme.

Chez quelques autres malades, atteints de fièvre typhoïde et de typhus exanthématique avec délire, nous avons pu faire cesser ou faire revenir le délire à volonté, en leur ouvrant les yeux ou en les fermant. Un typhique, entre autres, placé dans le service de notre ami, le professeur Arnozan, et très agité la nuit, revenait à lui le jour, mais à la condition d'avoir les yeux ouverts ; dès qu'il les fermait, il s'assoupissait, et se croyait dans sa maison, occupé à son travail. Il nous fut facile, chez cet individu, de provoquer artificiellement ces deux états, et nous le faisons passer ainsi successivement de la vie consciente ou éveillée à la vie subconsciente ou onirique, de la raison au délire, absolument comme on le fait chez les hystériques hypnotisés... Je crois donc pouvoir conclure que le délire toxi-infectieux n'est autre qu'un état second, un état somnambulique, analogue aux autres états de somnambulisme, spontanés ou provoqués » (Régis).

Voilà un pont jeté entre les délires toxi-infectieux et l'hystérie. D'ailleurs, « les notions les plus récentes, permettent d'envisager le délire de l'attaque d'hystérie comme un rêve passager » (Ballet, Congrès de Clermont, 1894). Et M. Régis ajoute : « M. Ballet aurait peut-être pu insister, non seulement sur le délire des hystériques, sorte de rêve, mais aussi sur certaines de leurs hallucinations essentiellement visuelles, variables parfois avec la position des paupières, surtout nocturnes (oniriques, comme je les appelle). Mais on retrouve ce délire et ces hallucinations dans les intoxications, notamment dans l'alcoolisme, les intoxications et les infections. » Voilà le rapport clinique établi clairement par M. Régis.

Il s'établit encore, et pour les mêmes raisons, avec le délire des épileptiques ([1]).

On peut encore joindre à ce groupe les délires des choréiques, etc... « Or, tous ces états sont des empoisonnements, par des voies différentes, de l'organisme, de ces états dont l'histochimie donnera peut-être un jour la formule pathogénique exacte (Pierret). »

Ainsi, voilà qui est simple et clair : Le délire des maladies aiguës est un rêve, comme le somnambulisme d'une hystérique ou d'un épileptique. Le délire d'un alcoolique a les mêmes caractéristiques cliniques (hallucinations visuelles, etc.), que le délire d'un fébricitant. Tous les délires des infectés, des intoxiqués, des auto-intoxiqués sont des rêves. Les hystériques, les épileptiques, les choréiques, les délirants des maladies aiguës et chroniques sont des toxi-infectés et des intoxiqués. Le délire de rêve suffit à faire diagnostiquer l'existence d'une toxi-infection, d'une intoxication. — On conviendra que cette généralisation ne manque pas de vraisemblance et de grandeur.

§ VI. — Perturbations affectives et émotionnelles

Pour terminer la peinture de l'état mental observé chez nos malades, il faut remarquer l'affaiblissement ordinaire des sentiments et des affections. En cet état, le sujet se rend mal compte des relations qui l'unissent à sa famille, et les êtres qu'il aimait le plus lui deviennent à peu près indifférents. En outre, un sentiment général de bien-être et de satisfaction remplit sa pensée, à moins que ce ne soit un sentiment de tristesse et de crainte. D'ailleurs, le même sujet passe de l'un à

([1]) Je renvoie, pour ce point, à un mémoire encore inédit, que l'Académie de médecine vient d'honorer d'une récompense : MAURICE FAURE. *L'épilepsie et les délires toxiques*, (Concours pour le prix Herpin, de Genève, Académie de Médecine, 1899).

l'autre de ces 2 sentiments en une journée, et sans qu'on puisse déterminer les motifs de l'un ou de l'autre. Leur caractère commun est la niaiserie, la puérilité, l'enfantillage. Comme chez un petit enfant, les impressions de satisfaction et de tristesse sont mobiles et légères, et les motifs les plus futiles suffisent à les déterminer.

§ VII. — Conclusions

Nous venons de passer en revue les principaux accidents mentaux que l'étude de nos malades nous a appris à connaître. Nous résumerons ainsi cette étude :

Chez nos malades, le trouble mental observé consiste en un affaiblissement général de toutes les activités psychiques se traduisant 1° par le ralentissement ou même la disparition des opérations mentales ordinaires, 2° par l'apparition d'actes mentaux inattendus, inaccoutumés, incohérents, mais toujours faibles et passagers. — Dans tous les ordres de l'activité psychique ce même trouble se montre, et ses formes différentes lui viennent des formes différentes de cette activité, sans qu'il y ait lieu de supposer des variétés dans le trouble lui-même. La physiologie pathologique de l'affaiblissement de la mémoire, de la conscience, de l'affectivité, etc. est la même.

Sur le fonds mental ainsi caractérisé apparaissent quelques hallucinations visuelles, analogues à celles que l'on rencontre dans l'état de somnolence, de revasserie, de demi-sommeil, et aussi dans l'inanition, les intoxications et les infections. L'on observe aussi, souvent, un état de rêve plus ou moins accentué et coordonné, qui, avec les hallucinations et les interprétations délirantes, constitue l'accident appelé *délire* (¹).

Parallèlement à l'état de rêve, nous avons constaté l'état de torpeur, de somnolence, parfois accentué, qui se manifestent chez beaucoup de nos malades.

Nous allons maintenant rechercher parmi les tableaux de divers troubles mentaux, décrits par nos prédécesseurs, des états analogues à ceux dont on vient de lire la description et l'analyse.

(¹) Le mot délire s'emploie aussi pour caractériser d'autres troubles mentaux dont nous n'avons pas à nous préoccuper ici.

CHAPITRE VI

LE SYNDROME

§ I. — Caractéristique et définition

Le syndrome que nous avons décrit étant formé des éléments
symptomatiques que l'on rencontre habituellement dans les troubles
mentaux toxi-infectieux, il s'ensuit que ces éléments symptomatiques ne donnent point au syndrome d'autre caractéristique particulière que celle d'être lui-même une forme des Psychoses toxi-infectieuses. Mais si chacun des symptômes n'a point de caractéristique,
il n'en est pas de même de leur réunion, c'est-à-dire du syndrome.
Celui-ci, en effet, a une physionomie très nette : elle fut exactement
la même chez tous nos malades, et elle fut bien distincte, de celle
qu'affectent d'autres syndromes toxi-infectieu:. dont il serait aisé
de rencontrer des exemples dans certaines des observations publiées
sous le titre de Psychoses infectieuses (par exemple des syndromes mélancoliques, des délires hallucinatoires, des délires systématisés, etc.).
Qu'il n'y ait entre ces syndromes que des différences provenant de
l'accentuation excessive de certains accidents, .de l'atténuation extrême
de certains autres ; que, dans tous, le fonds mental reste, sinon semblable, du moins analogue : cela est probable. Ces dissemblances sont largement suffisantes pour assurer un diagnostic différentiel.

Entre ces états mentaux et ceux que l'on distingue encore des Psychoses toxi-infectieuses sous le nom de *vésanies*, les différences sont
encore plus nettes, et, malgré les cas de transitions, les dissemblances
de ces syndromes permettent de baser une classification clinique qui
rendra toujours des services auprès des malades, à la condition qu'on ne
préjuge pas, en reconnaissant un syndrome, la nature de la cause qui

l'a fait apparaître, avant d'avoir démontré la réalité de liens qui réunissent ce syndrome à telle cause distincte. L'intérêt de ce livre sera précisément dans la recherche des causes de l'un de ces syndromes, permettant, lorsqu'il sera reconnu, d'établir un diagnostic pathogénique très supérieur au diagnostic clinique, par les conséquences thérapeutiques qu'il entraîne.

Le syndrome que nous avons décrit sera sans doute facilement reconnu désormais de ceux qui auront lu les observations réunies dans cet ouvrage. Les détails cliniques de quelques-unes nous dispensent complètement de faire ici une peinture nouvelle de ce tableau mental, car notre description, qui serait nécessairement schématique et littéraire, n'aurait jamais l'éloquence scientifique du fait. Nous renvoyons donc aux observations XV, XIV, IV, etc. En outre, l'étude séméiologique contenue dans le chapitre V, les détails cliniques qu'on a rencontrés çà et là dans toutes les pages précédentes, ont certainement fixé le lecteur sur l'analyse et l'évolution du syndrome que nous étudions. Nous n'avons plus qu'à en donner la définition et la voici : c'est *un état mental caractérisé par l'affaiblissement progressif de toutes les facultés, la perturbation légère des associations d'idées et des états émotionnels, dûs au trouble qu'apporte dans les fonctions cérébrales la somnolence, la torpeur et le rêve, peu accentués et permanents.*

Lorsqu'un tel état mental sera constaté, nous savons maintenant qu'il faut soupçonner et rechercher la coexistence de troubles de la fonction réno-hépatique, souvent réalisés au cours des infections et des intoxications. Du reste, nous savons aussi que ce même état mental peut être rencontré dans tous les états de déchéance générale de l'organisme, surmenage, inanition, cachexies de toute origine, sans qu'il soit possible d'incriminer spécialement la déchéance du rein et du foie, puisque tous les organes, y compris le cerveau, sont en même temps insuffisants. Nos recherches n'apportent donc qu'une indication et non pas une certitude générale et absolue. Mais ce genre de certitude n'existe pas d'ailleurs dans le domaine des faits qu'étudie la science médicale. L'indication que nous fournissons a pour conséquence principale de déterminer une ligne de conduite thérapeutique, et c'est par là, à notre avis, que se juge l'intérêt d'une étude médicale. La médecine est l'art de soigner et de guérir, et cela seul qui tend directement à ce but, peut arrêter un médecin soucieux d'utiliser son temps et de connaître son métier.

§ II. — **Sa place dans l'histoire**

Trouverons-nous, dans la littérature médicale, la description de faits analogues à ceux que nous avons observés? Les conditions capables de les reproduire sont si étendues et nombreuses que certainement ces faits ont dû frapper d'autres observateurs avant nous.

Nous allons donc rechercher si notre syndrome a été décrit, et quelles relations on lui a attribuées.

Voici comment Esquirol parle d'un état mental qu'il nomme *démence aiguë*, et qui survient à la suite d'écarts passagers de régime, d'une fièvre, d'une hémorrhagie, de la suppression d'une évacuation habituelle, etc. (¹)

« Dans la *démence*, les impressions sont faibles, soit parce que la sen-
« sibilité des organes des sensations, est affaiblie, soit parce que les
« organes de transmission ont perdu de leur activité, soit enfin
« parce que le cerveau lui-même n'a plus assez de force pour percevoir
« et retenir l'impression qui lui est transmise ; d'où il résulte nécessaire-
« ment que les sensations sont faibles, obscures, incomplètes. Les indi-
« vidus en démence ne sont pas susceptibles d'une attention assez forte ;
« ne pouvant se faire une idée claire et vraie des objets, ils ne peuvent
« ni comparer, ni associer les idées, ni abstraire ; l'organe de la pensée
« n'a pas assez d'énergie, il est privé de la force tonique nécessaire à
« l'intégrité de ses fonctions. Dès lors les idées les plus disparates se
« succèdent indépendantes les unes des autres, elles se suivent sans
« liaison et sans motif ; les propos sont incohérents ; les malades répè-
« tent des mots, des phrases entières sans y attacher de sens précis ;
« ils parlent comme ils raisonnent, sans avoir la conscience de ce
« qu'ils disent. Il semble qu'ils aient des comptes faits dans leur tête
« qu'il répètent, obéissant à des habitudes anciennes ou cédant à des
« consonnances fortuites. »

La lecture de ces lignes nous apprend que, parmi les faits qu'Esquirol

---

(¹) La plupart de ces citations sont empruntées à l'excellent historique de M. Chaslin, que je suis pas à pas. M. Chaslin a fait de tous ces états mentaux une étude des plus consciencieuses. (*La confusion mentale etc. Asselin et Houzeau, éd., Paris*).

a groupés sous le nom de *Démence aiguë*, il y avait certainement des observations analogues aux nôtres, et que ces observations étaient assez nombreuses pour que leurs traits contribuassent à former, dans l'esprit de l'auteur, le schéma de l'abstraction *Démence aiguë*. Un des malades dit à Esquirol après sa guérison : « Dans cet état « mon intelligence est nulle, je ne pense pas, je ne vois et n'entends « rien; si je vois, si j'apprécie les choses, je garde le silence, n'ayant « pas le courage de répondre. Ce défaut d'activité dépend de ce que « mes sensations sont trop faibles pour qu'elles agissent sur ma « volonté. ».

Mais Esquirol a réuni dans la classe « Démence aiguë » une foule de faits disparates. Beaucoup d'autres traits de sa description s'éloignent de notre tableau mental. Par suite, si nous admettons qu'il a vu et décrit des faits analogues à ceux que nous avons observés, il faut admettre aussi qu'il ne les a pas isolés d'un très grand nombre de faits plus ou moins voisins, mais différents par leur expression clinique, et peut-être aussi par d'autres côtés.

GEORGET, parlant de la *Stupidité*, cite des malades qui présentaient « une telle défaillance d'esprit qu'il leur était impossible d'assembler « deux idées malgré tous les efforts tentés pour cela ».

BAILLARGER étudiant la *Mélancolie avec Stupeur*, écrit ces lignes, qui s'appliquent exactement à nos cas :

« Les symptômes qui dominent ici sont : l'embarras des idées, des « illusions, des hallucinations; une sorte de fatigue de tête, ou même, « pour me servir de cette expression caractéristique de la malade, une « sorte d'*ahurissement;* puis, en dehors de ces symptômes, l'apathie, « l'immobilité, un état général d'oppression, et, en effet, elle ne s'agite « pas, ne crie jamais, passe sa journée sans dire un mot, et répond à « peine aux questions qu'on lui fait. » Mais Baillarger décrivait aussi sous ce même nom des cas bien différents des nôtres.

DELASIAUVE, parlant de la *Stupidité* dit : « Il y a une torpeur intellec- « tuelle, une absence plus ou moins absolue d'idée, l'exercice de la « pensée abolie ou entravée, une disposition enfin pareille à celle dont « chacun de nous peut se surprendre atteint dans certains moments où « les fonctions cérébrales sont inertes, comme paralysées. » Cet état mental, que Delasiauve a complètement étudié et qu'il s'est efforcé de distinguer d'autres états mentaux morbides, et notamment de la mélancolie, mérite, d'après lui, une place à part dans la classification de ce que l'on nomme les « Maladies mentales ». Fidèle aux manières de penser de son temps, qui sont d'ailleurs encore celles de la majeure partie des psychiatres d'aujourd'hui, Delasiauve érige cet état mental en

une sorte d'entité, et il la place dans la catégorie des « *Aliénations générales ou intellectuelles* ». Voici le groupe et les sous-groupes :

<table>
<tr><td rowspan="6">Stupidité
Confusion
Chaos</td><td>Ordinaire.</td></tr>
<tr><td>Épileptique, Extatique, Hystérique.</td></tr>
<tr><td>Delirium tremens.</td></tr>
<tr><td>Délire saturnin.</td></tr>
<tr><td>Par substances délétères.</td></tr>
<tr><td>Suites de fièvres graves.</td></tr>
</table>

On voit que cet arrangement est, en reproduisant une des expressions de Delasiauve, assez *chaotique*. Retenons seulement que cet excellent observateur a remarqué qu'un état mental, différant cliniquement
d'autres états mentaux, était habituellement accompagné de signes
d'alcoolisme, de saturnisme, de maladie fébrile et, d'une manière générale, d'infections et d'intoxications. L'hystérie et l'épilepsie, qui accompagnent parfois cet état mental, sont, par ce clinicien, mises à leur
vraie place, parmi les états toxiques et infectieux. Mais, pour définir et
caractériser la *Stupidité* ou *Confusion*, Delasiauve rencontra des difficultés insurmontables, à cause de la variété des cas qu'il étudiait et de
l'existence de cas de transition, entre ces formes mentales et celles qu'il
voulait en distinguer.

Retenons que les symptômes dominants de ces états mentaux étaient
la stupidité, la confusion, dont le nom même servait à caractériser
l'ensemble de l'état mental. Le délire n'y est qu'un symptôme secondaire : « Le jeu machinal du cerveau produit des scènes fantastiques,
« dont le rapprochement avec les songes permet une interprétation
« plausible... Les accidents psycho-sensoriaux des stupides ne diffè-
« rent point des symptômes que présentent les gens endormis. Le
« sommeil est le fond, les rêves l'accessoire .» On reconnaît là, nettement, l'analyse de l'état mental de nos malades.

Comme exemples de *Stupidité légère*, de *Semi-Stupidité*, Delasiauve
décrit des exemples très nets de l'état mental que l'on a nommé depuis
« Neurasthénie ». Ce clinicien clairvoyant avait, là encore, saisi une relation très exacte entre l'état dit neurasthénique et les troubles mentaux
des infections et des intoxications. Le délire épileptique, hystérique, le
délire des fièvres, les folies de la grossesse, de la puerpéralité et de différentes maladies générales, sont ramenées à des types de stupidité
plus ou moins accentuée, « l'obtusion mentale étant le fond de la séméiologie, le rêve et l'hallucination étant l'accessoire » (Chaslin).

En résumé, Delasiauve, après Esquirol, Georget, Baillarger, a vu les
troubles mentaux que nous nommons aujourd'hui. *Psychoses toxi-infec-*

tieuses. Mieux que ses prédécesseurs, il a embrassé l'ensemble et la variété de leurs manifestations, mais, comme eux, il a eu le tort de les vouloir faire entrer dans un seul groupe clinique. De ce qu'ils forment un groupe pathogénique qui paraît homogène (sans l'être), il ne s'ensuit pas, en effet, qu'ils puissent former un groupe clinique unique.

Un tableau mental, qui va de l'état neurasthénique léger à l'état de stupidité complète, en passant par les manifestations hystériques, épileptiques, en réalisant le délire hallucinatoire, le rêve et le somnambulisme, peut bien naître de l'action d'une cause unique, mais il ne peut être présenté comme un syndrome mental unique, puisqu'il est une série de syndromes très divers. Il faut revenir à Delasiauve pour retrouver la notion si exacte, et malheureusement si souvent égarée depuis, de la communion de tous ces accidents mentaux dans leurs origines toxi-infectieuses, mais il faut abandonner ce maître lorsqu'il nous propose une classification si générale et si insuffisante. Comme ses prédécesseurs, il a vu notre syndrome dans un ensemble et ne l'a point isolé.

Marcé, à propos de la fièvre typhoïde, Becquet, à propos du délire d'inanition, Foville, à propos des paralysies générales consécutives aux maladies fébriles aiguës, Dagonet, parlant de la *Stupeur*, rappellent les caractéristiques des états mentaux que les auteurs précédents avaient étudié.

Ball, dans ses leçons, donne à un état mental analogue le nom de *Torpeur*.

En somme, le syndrome mental que nous avons observé, et plus encore les accidents mentaux qui le constituent, ont été rencontrés au cours ou à la suite d'états toxiques ou toxi-infectieux, par un assez grand nombre d'aliénistes français.

C'était là ce que nous avions prévu. Mais, jusqu'ici, nous ne voyons pas que ce syndrome ait été considéré en lui-même et isolé de la multitude des autres syndromes toxi-infectieux. L'œuvre de nos prédécesseurs nous apprend cependant un fait nouveau et important : c'est que la fréquence des accidents mentaux qui constituent notre syndrome, et celle de ce syndrome lui-même seul ou associé à d'autres, sont telles, que c'est la peinture de ce syndrome et l'analyse de l'état mental qui le constitue qui forme la base des descriptions de la *stupidité* de Georget, de la *mélancolie avec stupeur* de Baillarger, de la *démence aiguë* d'Esquirol, de la *confusion* de Delasiauve, de la *stupeur*, de la *torpeur*, etc., toutes descriptions cliniques s'appliquant en réalité à des accidents assez variés, qui, en majeure partie, forment aujourd'hui le groupe des psychoses toxi-infectieuses. En définitive, notre syndrome devient donc, par l'histoire de cette question, une des formes les plus habituelles des troubles mentaux toxi-infectieux.

§ II. — Classifications et Nomenclatures

Depuis quelques années, M. Chaslin a repris la doctrine de Delasiauve et, dans une série de travaux très remarqués, il a retracé les limites d'un cadre nosologique, telles que Delasiauve les pressentait, mais avec plus de précision et de détails explicatifs. Ce cadre contient les multiples accidents mentaux que Delasiauve avait cherché à isoler des formes mentales morbides connues de son époque. M. Chaslin a dû faire un effort d'esprit considérable, pour abstraire, de cette réunion de troubles variés, un type idéal et schématique qu'il a nommé *la Confusion mentale primitive idiopathique*. Pour s'appliquer à la peinture des réalités, cette entité abstraite, qui est la Confusion idiopathique, a dû être accompagnée d'autres types, schématiques, mais moins irréels, qui sont les *Confusions primitives symptomatiques* et les *Confusions secondaires*. Ainsi, lorsque le trouble mental apparaît au cours d'une autre maladie mentale, il est dit *secondaire*. Lorsqu'il se montre au cours d'une maladie générale il est dit *primitif symptomatique*. C'est seulement lorsqu'il se montre en dehors d'une maladie mentale ou d'une maladie générale qu'il est dit *primitif idiopathique*. On voit qu'il n'y a, entre le groupe idiopathique et les précédents, que la place d'une erreur de diagnostic sur l'état général du patient.

Pour pouvoir embrasser les accidents mentaux si variés qu'elle prétend absorber, la Confusion mentale primitive idiopathique doit évidemment avoir bien des formes cliniques. M. Chaslin lui décrit une *forme complète et moyenne*, (Confusion mentale primitive proprement dite), une *forme suraiguë* (ou Délire de collapsus), une *forme profonde* (ou Démence aiguë), avec ses deux variétés, *agitée et stuporeuse*, une *forme légère*, une *forme typhoïde,* une *forme méningitique,* etc. Je n'énumérerai pas les formes, beaucoup plus nombreuses, des Confusions mentales primitives symptomatiques et des Confusions secondaires, car il y en a à peu près autant qu'il existe de maladies mentales et de maladies générales.

M. Toulouse a accepté la classification de M. Chaslin, mais, au moment de tracer une description clinique unique, pouvant s'adapter à ces cas si divers, ils s'est avoué embarrassé ; puis, il a pris le sage parti d'être moins complet, moins précis et moins abstrait que M. Chaslin, et de réduire la Confusion mentale à trois formes et à deux sous-formes : **A**, *la Démence aiguë sans stupeur.* — **B**, *la Démence aiguë avec* *stupeur simple*, **b,** *la Démence aiguë avec stupeur délirante.* — **C,** *la forme maniaque avec hallucinations,* **c,** *la forme maniaque sans hallucinations.*

M. Séglas reproduit les idées de M. Chaslin, et considère la confusion mentale sous trois aspects : la *Confusion-symptôme* (confusion primitive symptomatique), — la *Confusion-épisode* (confusion secondaire), — la *Confusion-autonome, essentielle* (primitive, idiopathique). Chacune des diverses formes de ces 3 confusions a 2 variétés : *l'asthénique* et *l'hallucinatoire ou délirante.*

Jusqu'ici, l'abstraction « *Confusion mentale idiopathique* », est la principale préoccupation des auteurs (bien qu'on la voie diminuer progressivement d'importance). Avec M. Régis le « primitif », l' « essentiel » s'efface, et l'on sent qu'il n'y a plus que des confusions plus ou moins « secondaires ». Cependant M. Régis accepte au moins les termes de la classification. Comme M. Séglas, il trace deux grandes variétés. **A** *l'asthénique* (stupidité, épuisement). **B** *l'hallucinatoire* (délire, délire aigu), et il en ajoute une troisième. **C** *délire avec confusion,* correspondant à des méningo-myélites infectieuses, dont le degré le plus accentué est la paralysie générale.

Alors la question s'élève, et le cadre de M. Chaslin se rompt. Nous revenons à la réalité diffuse et concrète, que la classification précise et abstraite nous empêchait de voir nettement. La confusion mentale est un accident, un symptôme, qui est le trouble mental le plus fréquemment observé dans les infections et les intoxications. Mais, par suite, une foule d'états mentaux toxiques et infectieux, malgré leur variété d'aspects cliniques, peuvent porter le nom de « *Confusion mentale* », puisqu'on y trouve cet élément symptomatique, auquel on a accordé une physionomie quasi-caractéristique, et qui a donné son nom à la classe toute entière.

Aussi, dans les livres de M. Régis, le nom de « Confusion mentale » va s'appliquer à des malades atteints de rêves somnambuliques toxiques (qu'on pourrait aussi bien nommer hystériques), à des malades atteints de tremblements fibrillaires, d'inégalité pupillaire, d'affaiblissement mental, de gâtisme (qui ressemblent beaucoup à des paralytiques généraux), etc. Entre le stupide, le délirant halluciné, et le paralytique général, tous les intermédiaires cliniques existent, et le nom de « Confusion mentale » s'applique à tous.

Ainsi tiraillée et étendue, la Confusion mentale pourrait perdre l'existence. Cependant, M. Régis la garde comme entité nosologique, bien qu'il lui soit difficile de soutenir jamais qu'elle a une physionomie clinique, anatomique ou pathogénique distincte, après l'usage qu'il a fait d'elle.

Cette qualité d'entité nosologique, M. Ballet est tenté de l'effacer :

La confusion mentale « est plutôt un syndrome qu'une entité nosologique ; .... elle constitue moins une psychose qu'un état cérébral susceptible de se montrer, à titre de complications, dans des circonstances très diverses........ On a eu le tort d'étendre outre mesure le domaine de cette affection. »

M. Ballet décrit ensuite des variétés symptomatiques plutôt que des formes ; l'état de confusion, depuis l'apathie légère jusqu'à la stupidité complète, restant le fond de l'état mental, et les hallucinations n'étant que des épisodes.

On peut admettre une variété secondaire et une variété primitive, mais si cette dernière survient en dehors du cadre d'autres états pathologiques, elle n'est pas pour cela indépendante de l'influence de ces états.

Telle est la série des principales conceptions qui, depuis quelques années, ont reformé, en France, le groupe nosologique qui, tant de fois déjà, avait été esquissé, et que Delasiauve avait presque réussi à faire admettre, dans la classification de son temps. Aujourd'hui, il semble que, grâce à l'effort de M. Chaslin, le résultat ait été obtenu, et le nombre des travaux où la confusion mentale est considérée comme une « *affection* », voire même comme une « *maladie* », est maintenant assez nombreux pour que nous n'en tentions pas l'examen.

Dans la bibliographie étrangère ([1]) on retrouve des essais analogues. Mais, bien que les auteurs français nous aient déjà paru manquer d'accord et d'entente, les différences que l'on observe entre les conceptions des auteurs étrangers sont encore beaucoup plus grandes ([2]). L'on ne peut qu'en déduire ceci : il existe des états mentaux, qui sont habituellement en relation avec des infections et des intoxications, et qui ont, sinon des physionomies cliniques analogues, au moins un air de famille. Ces états mentaux, étudiés en France pendant ce siècle, réunis actuellement en un groupe assez chaotique sous le nom de Confusion mentale, sont connus des médecins étrangers sous les noms de *Amentia* (Meynert), *Acute primäre Verwirrtheit* (Westphal), *Verwirrtheit* (Wille), *Hallucinatorischer Wahnsinn* (Krafft Ebing), *Hallucinatorischer Irresein* (Fürtsner), *Mania hallucinatoria* (Mendel), *Delirium Hallucinatorium* (Mendel), etc.

____

([1]) On la trouvera à la fin du volume, d'après celle que donne M. Chaslin et les quelques indications que nous y avons pu ajouter.

([2]) Pour cette raison, nous n'avons pas entrepris l'exposé de ces conceptions, estimant que déjà la question est assez complexe en France.

§ III. — Critique.

Que le syndrome mental, que nous avons observé chez nos malades, rentre dans le groupe des multiples accidents décrits sous les noms divers que nous venons d'énumérer, cela nous paraît incontestable. Les quelques citations, que nous avons empruntées plus haut aux anciens auteurs français, nous paraissent le démontrer suffisamment. Les auteurs modernes français, que nous citions tout à l'heure, diffèrent certainement d'opinion sur les limites du groupe qui porte le nom de Confusion mentale, mais l'on a pu remarquer qu'ils étaient tout à fait d'accord sur la physionomie des accidents qui constituent le fond de ce groupe. M. Chaslin donne certainement au mot « Confusion mentale » un sens beaucoup plus étendu que M. Ballet. M. Régis donne à certains états mentaux le nom de Confusion mentale, que M. Chaslin et M. Ballet leur refuseraient sans doute. Mais, tous s'accordent à nommer Confusion mentale certains états, dont les symptômes constants et caractéristiques sont la confusion des idées, l'affaiblissement de la perception, les hallucinations, les conceptions délirantes, etc. (¹)

Or, ces symptômes sont à peu près ceux que nous avons distingués dans l'étude du syndrome présenté par nos malades, et nous renvoyons aux descriptions séméiologiques de MM. Chaslin, Seglas, Ballet, pour retrouver, dans leurs tableaux schématiques, l'expression plus complète des troubles que nous avons décrits.

Nous pouvons donc admettre que notre syndrome mental serait une des formes de la Confusion mentale, si ce terme désignait une maladie, une affection, une entité. Parmi les différents noms qui ont été, à diverses périodes, appliqués aux états mentaux confondus sous ce nom, il en est même un qui nous paraît plus particulièrement convenir à notre syndrome, c'est le nom de « *stupidité* ». Si nous étions dans l'obligation de choisir un nom pour ce syndrome, c'est certainement celui de « *stupidité* » que nous lui appliquerions, parce qu'il exprime exactement la physionomie des malades, même dans le langage vulgaire, et qu'il n'est pas employé en nosologie mentale dans d'autres sens que celui-là. Un mot, qui peut être ainsi compris de tous, sans

(¹) J'emprunte le nom de ces symptômes à l'article de M. Ballet (Traité de méd. Charcot-Bouchard).

éducation préalable, qui représente exactement ce qu'il doit repré-
senter, nous paraît rare et utile. Le nom de « stupeur », nous paraît
s'appliquer à des états différents, celui de « torpeur » est moins com-
préhensif, celui de « confusion », comme nous le verrons tout à l'heure,
n'a aucun sens précis, enfin le terme de « démence » a un sens beaucoup
trop général.

Nous arriverons donc à cette conclusion que notre syndrome peut
être nommé « *un état subaigu de stupidité* », qu'il a été observé déjà sous
ce nom, et qu'il est classé aujourd'hui dans l'immense groupe des troubles mentaux décrits sous le nom de *Confusion mentale*, parmi lesquels
il se perd.

Devons-nous laisser les choses en cet état et accepter l'ordonnance
et l'esprit de cette classification ?

Telle n'est point notre manière de penser et voici nos raisons.

Les divers sens donnés au mot Confusion. — Dans cette courte excur-
sion historique, nous avons déjà vu donner plusieurs noms à un seul
et même groupe nosologique. Le nom qui paraît aujourd'hui devoir
l'emporter, celui de Confusion mentale, a lui-même au moins trois sens
différents. Dans le sens « *Confusion-symptôme* », il désigne un accident
mental qu'il définit assez clairement : c'est l'obscurcissement des
notions fondamentales de la personnalité, du temps, de l'espace ; la
perte de la connaissance juste des personnes et des choses, que l'on
confond les unes avec les autres ou dont on a oublié incomplètement
l'emploi et les relations ; c'est, en somme, la confusion des idées, qui
n'ont ni la netteté ni l'indépendance habituelle : tout est perçu incomplètement, obscurément, insuffisamment.

Dans le sens « *Confusion-syndrome* », le mot désigne des états mentaux, dont la note dominante est l'état que nous venons de caractériser,
et à laquelle s'ajoutent des accidents variés, transitoires et peu accentués,
tels que des réminiscences de scènes imaginaires, des hallucinations,
des rêves, des rêvasseries, des interprétations délirantes, des idées
fausses, des associations d'idées bizarres, etc.

Enfin, dans le sens « *Confusion-entité* » le mot n'est plus qu'une
étiquette, qui recouvre alors des états mentaux nombreux, variés, dans
la plupart desquels (mais non dans tous) figure le symptôme *confusion*,
qui n'y donne pas nécessairement la note dominante, et dont les causes,
le mécanisme et les relations, qu'on pourrait croire analogues dans
tous les cas, sont peut-être très différents.

On conçoit qu'un mot, qui est couramment employé de manière à
désigner tantôt un symptôme, tantôt un syndrome, tantôt une entité.

ne peut qu'amener des difficultés d'exposition au moins inutiles... J'entends bien que chacun des auteurs qui nous ont précédé considère le sens qu'il donne lui-même au mot « Confusion mentale » comme le seul sens exact, et rejette l'interprétation de ses confrères comme des erreurs, en vertu de l'axiome universellement accepté et jamais exprimé, « la Vérité, c'est ma manière de voir ».

Il demeure pour nous certain que les auteurs qui ont tenté l'étude d'ensemble de la confusion mentale ont senti ces difficultés, ont tenté de les tourner et ont abouti à l'exposé d'une série d'opinions, dont les variations ont pour conséquence de mettre la confusion dans l'esprit des médecins, sans la diminuer dans l'esprit des malades.

LES SYMPTOMES DE MALADIE GÉNÉRALE ACCOMPAGNANT LES TROUBLES MENTAUX NOMMÉS « CONFUSION ». — Si nous examinons les cas que M. Chaslin nous présente comme des cas de Confusion primitive idiopathique, nous y voyons une peinture de l'état général des malades, qui nous paraît infiniment plus intéressante que celle de l'état mental, contrairement à l'opinion de l'auteur. C'est la fièvre, l'hyper ou l'hypothermie, la langue saburrale, l'haleine mauvaise, la diarrhée, la constipation ; un pouls petit, faible et lent ; une maigreur excessive, une peau sèche, sale, flasque ; des œdèmes, parfois de la cyanose ; des crampes, des secousses, des douleurs sur le trajet des troncs nerveux ; de l'albuminurie, de la glycosurie, de l'indicanurie, de l'urobilinurie ; la suspension des règles ; du tremblement des lèvres et de la langue ; etc. etc. — Joignez à cela les accidents souvent mentionnés en même temps que la Confusion mentale, la forme typhique, la forme méningitique, la coexistence fréquente des troubles nommés méningisme, épilepsie, hystérie ; la préexistence d'une fièvre éruptive ou d'une autre maladie infectieuse : l'apparition assez habituelle d'éruptions cutanées ; d'accidents pulmonaires, intestinaux ; de troubles infectieux graves ; de néphrites mortelles ; etc. ; — considérez que la guérison coïncide avec le retour d'un émonctoire (crise sudorale, crise urinaire, diarrhée, salivation, règles profuses), avec l'apparition d'un abcès, d'une furonculose, d'une crise fébrile, d'un exanthème, etc.; — et vous serez tentés de penser que les cas où la Confusion parut évoluer indépendamment d'une maladie générale, sont seulement ceux dont on n'a pas fait l'autopsie et dont le diagnostic clinique fut incomplet. Pour nous, la lecture des pages remarquables que M. Chaslin consacre à la peinture de l'état somatique dans la Confusion mentale, nous suffit pour affirmer que les sujets qui lui ont fourni cet exposé mouraient de lésions hépatiques et rénales, ou d'une infection subaiguë.

Rappelons-nous nos malades : dans les obs. I, II, V, VII — nous n'avons

pas diagnostiqué, ni même soupçonné, l'intensité des lésions hépatiques
et rénales. Il faut l'avouer, ce fut une surprise de l'autopsie qui nous
montra leur existence dans deux observations, leur importance dans les
deux autres. Comme ces observations furent les premières que nous
avons rencontrées, il est certain que si nous n'avons plus refait les mêmes
oublis dans les diagnostics qui suivirent, c'est seulement parce que nos
erreurs précédentes nous avaient instruits. C'est précisément la constatation de ces erreurs qui nous amena à faire les recherches dont cette thèse
est née. Nul doute, pour nous, que d'autres, s'étant trouvés dans le même
cas que nous, aient procédé de même, et, s'ils n'ont pas eu d'autopsie
pour réformer leur conception de l'état morbide de leurs sujets, aient
conservé une opinion inexacte, incomplète, et peu conforme à la
réalité.

On s'explique alors certaines réflexions de M. Chaslin : « Ce qui frappe
d'abord, c'est l'aspect du patient, ... la face pâle, plombée, comme
celle d'un *vrai* malade. » (1) .... « Ce qu'il y a de plus frappant,
c'est que ce patient fait absolument penser à *une affection médicale pro-*

(1) Il faut expliquer cette expression « *vrai malade* » qui peut sembler extraordinaire.
Elle me paraît éclairée par la lecture d'un passage emprunté à une excellente étude de
M. Toulouse, sur la folie brightique. Après avoir constaté son importance et sa fréquence, M. Toulouse remarque que la folie brightique n'occupe cependant qu'une
place bien petite dans les préoccupations des aliénistes. Cela tient, dit-il, à ce que
« les aliénés attirent assez rarement l'attention sur les troubles de leurs fonctions
physiologiques ; aussi est-il peu d'endroits où l'on ait moins parlé de folie urémique
que dans les asiles. J'ai consulté de nombreuses statistiques dressées par des médecins
aliénistes, où cette cause psychopathique ne figurait pas dans les tableaux étiologiques : ce qui a été fait, dans l'étude de cette question des troubles mentaux urinaires,
l'a été, pour beaucoup, en dehors du monde psychiatrique. »

Il résulte de ces citations que les aliénés ne sont pas regardés comme des *malades*
ordinaires. Lorsqu'on constate chez eux des signes de *maladie*, « c'est parce qu'ils ont
attiré l'attention sur les troubles de leurs fonctions physiologiques » — ce qui, d'ailleurs, arrive « rarement ». Et, alors même que le médecin fait cette constatation, qui
pourrait l'entraîner à diagnostiquer une *maladie*, il faut qu'il prenne garde, afin de ne
pas confondre son patient avec un *vrai* malade.

M. Chaslin, M. Toulouse, pressentent que leur langage n'est pas conforme à la
réalité, et parfois en sont troublés. M. Toulouse se demande si la psychiatrie
« n'aurait pas reçu en partage, comme champ d'études, un fabriqué de toutes
les rognures déversées par les maladies les plus diverses, cérébrales, hépatiques, puerpérales, urémiques, et qui auraient été classées, non d'après leur rapport
avec ces états morbides générateurs, mais suivant des considérations psychologiques».
Ce serait la déchéance de l'*aliénation mentale*, sans doute, mais il faudra s'y résigner.
s'il est vrai que « le préjugé atavique de l'indépendance des fonctions psychiques a
poussé les aliénistes à délaisser les recherches séméiologiques, seules utiles, seules
raisonnables, et à constituer des cadres nosologiques bien fermés, et contenant des
espèces parfaitement définies, qui représenteraient des troubles primitifs du cerveau,
n'ayant que très peu ou pas d'attaches pathogéniques avec les autres appareils »
(Toulouse).

L'on saisit ici les preuves du combat que livre, dans des esprits consciencieux et
clairvoyants, l'étude des réalités, contredisant les opinions théoriques, les idées abs-
traites et les habitudes prises.

prement dite ». Souvent aussi, l'auteur cherche à exprimer combien la relation de cet état général somatique avec les troubles mentaux lui paraît probable, et cependant, c'est « la Confusion mentale » qui reste, dans son exposé, la maladie principale. Combien la tâche de M. Chaslin eût été plus facile, si, au lieu de considérer les troubles somatiques comme des accidents de la Confusion mentale, il eût simplement regardé la confusion mentale comme un accident de l'état général morbide que ces signes somatiques révèlent, et dont le trouble mental n'est lui-même qu'un symptôme cérébral.

Sur le sens des termes « primitif, idiopathique, essentiel » en pathologie nerveuse et mentale. — Les termes « primitif, essentiel, idiopathique » nous paraissent des mots dangereux. Et ici, on nous permettra de dépasser les limites du sujet qui nous occupe, pour étendre le procès à tous les accidents dits *Névroses et Psychoses primitives, essentielles, idiopathiques.*

En ce qui concerne la Confusion mentale, la discussion sera facile. « Cette Confusion mentale, dit M. Chaslin, dans laquelle les troubles somatiques jouent un si grand rôle, *semble*, après que la cause qui l'a produit a agi, évoluer d'une façon indépendante ; on pourrait l'appeler Confusion mentale primitive idiopathique, *jusqu'à plus ample informé* ». Ainsi, M. Chaslin n'est pas certain que l'indépendance de la confusion mentale soit autre chose qu'une apparence, et aucun auteur n'est plus affirmatif que lui. M. Ballet refuse même cette indépendance, en disant que la confusion mentale idiopathique reste *sous l'influence* des états morbides qui l'ont engendrée.

Malgré cette incertitude, M. Chaslin choisit des termes dont la précision ne peut laisser de doutes à personne : pour tous ceux qui n'auront pas lu les explications de M. Chaslin et des auteurs qui ont accepté sa nomenclature, l'énoncé des épithètes qui qualifient la Confusion mentale *primitive, idiopathique, essentielle*, suffira à faire considérer cet état mental comme étant, en effet, primitif, idiopathique, essentiel, ce qui n'est pas vrai. Nul n'imaginera que ces mots ont la mission d'exprimer autre chose que ce qu'ils expriment.

Il y a une explication de cette anomalie de langage : c'est que d'autres états nerveux et mentaux sont également qualifiés de «primitifs, essentiels, idiopathiques », sans plus de raisons que la confusion mentale. Mais, du moins, l'erreur n'est-elle pas aussi apparente. Que tous ces états soient des symptômes, des syndromes, cela n'est pas douteux ; — qu'un symptôme, qu'un syndrome, ne soit qu'un signe ou un ensemble de signes extérieurs d'un état intérieur morbide, cela est assuré. Par suite, non seulement un symptôme ou un syndrome n'est jamais primitif, essentiel, idiopathique, mais il ne peut pas l'être, parce qu'il serait un effet sans cause.

Qu'il y ait une erreur de terminologie [1] à parler d'hystérie essentielle, d'épilepsie idiopathique, on ne le contestera plus dans quelques années ; mais il est certain qu'aujourd'hui nous sommes quelquefois embarrassés pour désigner la nature de l'état intérieur morbide, qui se révèle par les réactions nerveuses anormales que nous nommons les syndromes hystériques, épileptiques, neurasthéniques, etc. Par suite, dans l'ignorance de la nature de ces états [2], on a pu quelquefois douter de leur réalité, et désigner, par les mots de « primitifs et d'idiopathiques » les symptômotes dont la cause n'était pas soupçonnée.

Mais il n'en est pas ainsi de la confusion mentale. Tous ceux qui ont parlé d'elle ont pris soin de signaler ses relations avec les états infectieux et toxiques, et il a fallu le mauvais exemple qu'offraient d'autres classifications, pour déterminer l'entrée, dans une nomenclature où ils n'avaient que faire, de termes inexacts, qui peuvent accréditer une erreur et la répandre. Et c'est là une erreur dangereuse. Conçoit-on, en effet, la différence qu'il y aura entre le médecin qui, près d'un malade, considérera le syndrome confusion mentale comme pouvant être primitif, au sens littéral du mot, et celui qui le considérera comme toujours secondaire ? — Le premier arrivera souvent à ne traiter que le symptôme, c'est-à-dire à diminuer la réaction nerveuse. Le second

(1) On pourrait ne pas s'arrêter à cette remarque, en la considérant comme une dispute de mot, d'intérêt secondaire. Ce serait une erreur. Il est indispensable de préciser le sens des mots dont on se sert couramment, si l'on veut parler avec intérêt des choses qu'ils désignent. Sans doute, rien n'est plus fréquent que les discussions où l'on voit soutenir des avis très différents sur un même sujet, par des adversaires qui ne remarquent pas que, par les mêmes noms, ils désignent des choses fort dissemblables. Réciproquement, l'on s'entend souvent, dans la conversation, sur certains sujets, précisément parce qu'on néglige de définir le sens des mots qui les nomment, et que, par suite, chacun peut y entendre ce qu'il veut. Pour avoir des exemples très démonstratifs de ce vice de langage, il suffit de citer quelques mots abstraits, dont beaucoup de personnes usent avec une extrême facilité : ce sont les mots de « justice, vérité, évidence, clarté, lumière », etc., qui n'ont aucun sens précis, chacun désignant ainsi ce qui lui paraît juste, vrai, évident, clair, lumineux, et chacun, par suite, appliquant ces mots à des opinions différentes et de valeur inégale, mais toujours relative.

(2) Cet état intérieur morbide peut être très varié, héréditaire ou acquis, simple ou complexe, dû à la lésion d'un organe ou au trouble plus général d'une fonction. Dans sa forme la plus facile à comprendre, il est réalisé par la pénétration dans le milieu intérieur d'une substance toxique, minérale ou organique. Le trouble nerveux qui y peut correspondre peut être appelé ivresse ou délire. Conçoit-on une ivresse essentielle, idiopathique, primitive ? Entre l'ivresse et les troubles nerveux qui résultent des perturbations plus complexes des milieux intérieurs, il n'y a pas de différence de nature, mais des différences de forme, de degré, de mécanisme, etc. Pas plus que l'ivresse, ces troubles ne sauraient être « essentiels ».

n'arrêtera pas son enquête avant qu'il n'ait trouvé la cause de la réaction. S'il la trouve, il pourra peut-être la faire disparaître ou l'atténuer. S'il ne la trouve pas, son esprit restera du moins préparé à en accueillir la découverte, le jour où elle lui viendra d'ailleurs. Que l'on juge, à la différence de deux méthodes thérapeutiques, — l'une qui ne vise que le symptôme, l'autre qui vise la maladie, — l'importance d'une terminologie exacte, exprimant une idée juste.

VARIÉTÉ DES SYMPTOMES ET DES LÉSIONS RÉUNIS SOUS LE NOM DE CONFUSION MENTALE. — Nous avons remarqué déjà le nombre et la variété des troubles mentaux réunis sous le nom de « Confusion mentale ». Comme ces accidents ont des physionomies variées, qu'ils correspondent très probablement à des lésions variées et à l'action de causes variées, il en résulte que rien, ou presque rien, ne réunit cet ensemble et ne lui donne la cohésion nécessaire.

Sans doute, ces accidents mentaux font tous, ou presque tous, partie du groupe des Psychoses toxi-infectieuses, mais la pathogénie de ces psychoses est déjà fort complexe, car elle met en jeu un très grand nombre d'actions morbigènes (fièvre, inanition, hyperthermie, infection, insuffisances organiques, surmenage cérébral antérieur, lésions variées, etc.) Sans doute aussi l'aspect clinique de tous ces accidents mentaux peut avoir un air de famille, mais est-ce vrai pour tous et est-ce suffisant ? est-on assuré que cela suffit à les différencier du groupe des accidents mentaux appelés « les Vésanies », que l'on oppose à la Confusion mentale, et que l'on considère comme en dehors de la zone d'influence des infections et des intoxications (arbitrairement d'ailleurs) ? Enfin, il est exact que, dans les cas de Confusion mentale, les lésions cérébrales que l'on rencontre souvent paraissent être des lésions infectieuses, mais est-ce spécial au cas de Confusion mentale ? Est-il certain que, dans les Vésanies, il n'y ait pas de lésions ? — Cela est possible, mais les lésions cérébrales infectieuses sont encore bien variées pour ne former qu'une seule classe. Que dirait-on si l'on présentait, en une seule classe nosographique, tous les symptômes et toutes les lésions qui résultent de l'action des intoxications sur le foie ou sur le rein ? Ce serait présenter en bloc toute la pathologie rénale ou hépatique. Il y a bien des chances pour que les cérébrites toxi-infectieuses n'embrassent aussi bientôt toute la pathologie mentale.

En somme, la formation du groupe nosologique, dit « Confusion mentale », n'est qu'une classification rudimentaire, réunissant des états qui ont trop peu d'analogie. Sans doute, elle est préférable au statu quo ante, puisque ces états méritent, en somme, d'être distingués d'autres états mentaux dont on a voulu les isoler, mais dont il ne faut pas les séparer complètement et systématiquement.

§ IV. — Conclusion

Les différences que l'on observe dans le sens du mot « confusion », la nécessité de bien marquer la dépendance constante des états mentaux décrits sous ce nom (qui ne sont que des symptômes cérébraux d'un état général morbide) la variété même de ces états mentaux, des lésions qui y correspondent et des causes qui les engendre et nous font renoncer à utiliser le cadre nosologique de la confusion mentale, tel qu'il est actuellement constitué.

Nous pensons qu'il est d'abord nécessaire de s'appliquer à isoler des symptômes, des syndromes restreints, précis, aisément reconnaissables, qui seront évidemment reliés par des transitions à d'autres syndromes voisins, mais qui cependant permettront, près des malades, de faire les divisions cliniques nécessaires. Si l'on peut déterminer ensuite les relations de chacun de ces syndromes avec une catégorie particulière de causes morbigènes et de lésions, on aura, par cela même, indiqué sa ligne de conduite thérapeutique au médecin qui aura su reconnaître la physionomie de tel type clinique déterminé. C'est ce que nous avons cherché à faire dans ce livre, et nous regrettons que l'emploi trop général et abstrait que l'on a fait des termes de « confusion mentale », de « stupidité », qui nous paraissent convenir parfaitement à notre syndrome pour le caractériser et le désigner cliniquement, nous empêche de le nommer ainsi, de peur de lui donner l'apparence d'une entité nosologique.

Nous nous refusons à tenter ou à accepter aucune classification générale actuellement, et nous estimons que l'étude patiente de syndromes distincts est la seule méthode capable de mettre enfin un peu d'ordre et de clarté dans le groupe des psychoses toxi-infectieuses, et, nous n'hésitons pas à le dire, dans toute la pathologie mentale. Ce qui fait le retard énorme de cette partie de la médecine, par rapport à la pathologie rénale ou hépatique, c'est que l'on veut toujours faire d'emblée une classification d'ensemble de tous les états mentaux morbides, et cela avec l'aide de lois préétablies, empruntées à des connaissances imaginaires. Or, ce n'est que par la constitution de petits groupements clini-

ques, que l'on pourra s'acheminer, lentement et sûrement, à une classification plus élevée. Toute classification générale, précédant ce travail
de groupements préparatoires, ne peut être que hasardeuse.

Cependant, il n'est pas douteux que, si on limitait le sens du mot
« confusion mentale » au symptôme et au syndrome (ainsi que l'a fait
M. G. Ballet); si l'on retranchait résolument ces épithètes de « primitive,
essentielle, idiopathique », qui ne peuvent, en aucun cas, s'accoler au
nom d'un symptôme ou d'un syndrome (à moins qu'elles ne perdent leur
sens); le groupement ainsi réalisé rendrait des services certains, parce
qu'il condenserait tout ce qui unit les troubles mentaux du groupe «confusion mentale», en éliminant tout ce qui les sépare. Si une telle conception prédomine, nous nous y rallions d'avance. On aurait ainsi un
nouveau syndrome correspondant à *certains* des cas décrits par les auteurs
précédents, et parmi lesquels se rangeraient les nôtres. Ce syndrome,
assez net et constant, malgré l'exagération de quelques éléments symptomatiques dans certains cas, leur atténuation dans d'autres cas, aurait
des liens avec certaines lésions cérébrales, et certains états d'altérations humorales, que nous étudierons dans les chapitres suivants.
Si nous avions à écrire un livre d'enseignement au lieu d'écrire un
livre de recherches, c'est certainement ainsi que nous présenterions cette
question.

On pourra remarquer qu'il faut, pour accepter notre manière
de voir, renoncer à donner le nom de « confusion mentale » à une foule
d'états mentaux décrits actuellement sous ce nom. Il faudrait encore et
surtout renoncer à la considérer comme une maladie, une affection,
voire même une entité nosologique, car elle ne serait plus qu'un épisode,
une manifestation symptomatique d'un état général. C'est, d'ailleurs, le
cas de tous les accidents décrits sous le nom de Névroses et de Pychoses,
dont, avec un amour vraiment excessif de l'abstraction, on a fait des
êtres, ce qui permet, lorsqu'on rencontre, chez un malade, l'un de ces
accidents, de dire « C'est de l'Hystérie, — C'est de la Confusion mentale (¹), », comme si on exprimait ainsi autre chose que la physionomie

---

(1) On pourrait peut-être faire remarquer que la confusion mentale n'est pas une
psychose, puisque l'on dit «psychoses et névroses» les états nerveux et mentaux qui ne
s'accompagnent pas de lésions, et que la confusion mentale s'en accompagne quelquefois. Dans ce cas, j'aurai tort de faire figurer dans cette discussion les psychoses
et les névroses.

Je répondrai que, si l'on pose en principe que les névroses et les psychoses sont
des maladies sans lésion, on se place dans le meilleur état d'esprit pour ne pas modifier,
c'est-à-dire améliorer, cette partie de nos connaissances médicales. Je préfère dire que
les états cérébraux, désignés sous le nom de névroses et de psychoses, correspondent à
des modifications de la substance nerveuse que nos techniques et nos méthodes de
recherches ne nous ont pas encore montré clairement. Dans ces conditions, on est
tout disposé à les rechercher, et il devient indifférent, lorsqu'on les trouve, que le

clinique des accidents, notion d'un intérêt très médiocre et qui ne dépasse pas beaucoup celles que l'on exprime, dans d'autres parties de la médecine, en disant « C'est de la Toux — Ce sont des Vomissements ». Si l'on s'arrête là, il n'y a qu'à traiter la toux, les vomissements, c'est-à-dire l'hystérie, la confusion. Si l'on sait qu'on n'a parlé que d'un symptôme, (que bien d'autres que des médecins peuvent reconnaître et nommer), on cherche à faire véritablement l'œuvre d'un médecin, c'est-à-dire à pénétrer la cause du symptôme et à diriger la thérapeutique contre elle.

Prendre l'hystérie, la confusion mentale, pour des causes, et les traiter comme telles, c'est ne pas voir la partie importante et intéressante du problème.

nom de psychose ou de névrose soit, ou ne soit plus, appliqué à l'état nerveux qu'on a déterminé, car, si le nom change, la chose reste la même, et c'est la chose qui nous importe, et non pas son nom.

Par conséquent, que l'on appelle ou non la confusion mentale une psychose, il n'en demeure pas moins certain que c'est là un de ces états cérébraux que l'on considérait comme sans lésion et dont on commence à connaître maintenant les lésions. Le tour des autres névroses et psychoses viendra aussi.

CHAPITRE VII

ANATOMIE PATHOLOGIQUE

§ I. — Les réflexes

Nous avons, dans les Chapitres précédents, étudié les lésions viscérales observées chez nos malades. Aussi n'avons-nous point à revenir
ici sur leur description ni sur leur interprétation. Mais nous avons
réservé, pour ce Chapitre spécial, l'étude des lésions du système
nerveux, auxquelles nous devons accorder une importance particulière. Le but ce ce livre est l'explication des troubles mentaux présentés par nos malades, et les lésions du système nerveux peuvent, plus
que toutes autres, contribuer à cette explication. C'est, en effet, dans
l'une des parties de ce système, l'écorce cérébrale, que sont localisées
les fonctions psychiques. Comment s'est établi dans la science ce lien
entre les lésions cortico-cérébrales et les troubles de l'esprit, c'est
ce que les limites de cet ouvrage nous interdisent d'exposer. Nous
renvoyons, pour l'étude de cette question, au livre admirable que notre
maître, M. Jules Soury (¹) lui a consacré. On y verra comment l'évolution
des doctrines médicales à travers les âges, comment la série des Ecoles
qui, à chaque époque, enseignèrent aux hommes à établir des relations
entre les manifestations dites « *psychiques* » de leur activité vitale et les
altérations de leurs organes, ont amené la science contemporaine à
fixer, dans l'ensemble du système nerveux et des organes sensoriels,
ces propriétés fonctionnelles que nous nommons « *Esprit* ». Dans cet
ensemble, une partie est plus directement en rapport avec les manifestations principales de cette activité nerveuse, c'est l'écorce cérébrale,
le pallium, le manteau des hémisphères.

(¹) J. Soury. Fonctions du cerveau.— Art. Cerveau (*Dict. de Physiologie de Richet*).
— Le système nerveux central (*Carré, éd., Paris*).

C'est donc, parmi les altérations du système nerveux, celles de l'écorce qui attireront surtout notre attention.

Dans cette écorce, y a-t-il des éléments, y a-t-il des territoires qui semblent devoir être plus particulièrement en rapport avec les troubles mentaux que nous avons étudiés ?

Ces troubles furent, chez nos malades, éminemment généralisés. L'affaiblissement de l'esprit fut total, l'automatisme exigea le déploiement de formes diverses de l'activité psychique (mémoire, association des idées, imagination, etc.) ; le rêve, le délire, les hallucinations sont aussi des phénomènes complexes. Pour comprendre la genèse de ces troubles, il faut comprendre le fonctionnement normal de la substance nerveuse, et pour expliquer celui-ci sommairement, il faut le regarder dans sa forme élémentaire (¹).

Prenons donc un réflexe simple tel que le réflexe patellaire : de quoi est-il constitué ? Une excitation périphérique (choc intéressant la sensibilité de la peau du genou et du tendon du quadriceps fémoral), un neurone sensitif qui transporte l'excitation à un étage de la moelle, un neurone moteur qui transporte l'excitation spinale au quadriceps fémoral. Dans ce court trajet, franchi avec une vitesse de 30ᵐ à la seconde, et sans arrêt, l'excitation s'est à peine transformée. Un choc brusque et léger sur le tendon rotulien fut sa forme au départ, une contraction du muscle quadriceps, produisant une extension brusque et légère de la jambe, est sa forme à l'arrivée. Cependant, cette courte opération nous montre déjà 2 aspects de l'activité nerveuse : 1° le choc extérieur qui est un mouvement, a atteint des organes du tact : il a produit une sensation. 2° La sensation spinale est transmise à la fibre musculaire qui est un organe contractile : elle produit un mouvement.

Ce court circuit nous montre aussi 2 formes de substance nerveuse : un neurone moteur et un neurone sensitif. L'un et l'autre sont ainsi nommés parce que leur excitation correspond toujours à un mouvement ou à une sensation. Mais cette différenciation n'est point dans le neurone lui-même : elle est dans l'organe périphérique avec lequel il est en contact. Le neurone moteur est moteur parce qu'il se termine par un muscle, le neurone sensitif est sensitif parce qu'il se termine par un corpuscule tactile. En lui-même le neurone est seulement conducteur, régulateur, transformateur d'énergie.

(1) Nous allons exposer notre conception de la physiologie nerveuse, telle que les connaissances contemporaines permettent de l'édifier. Nul doute que des découvertes anatomiques prochaines ne puissent modifier profondément ou légèrement ces conceptions, qui ne sont scientifiques qu'à la condition de se changer sans cesse, et qui sont utiles, même en durant peu de temps, à la condition qu'on reconnaisse leur caractère éphémère et hypothétique.

Enfin, l'étude du reflexe nous montre encore la distribution des fonctions dans le neurone : c'est de l'élément périphérique avec lequel il est en contact (organe des sens ou fibre musculaire) que dépend la manifestation de son activité ; — c'est l'élément central, la cellule spinale, qui modifie, règle, transforme l'énergie ; — c'est l'élément intermédiaire, le nerf, qui transmet l'énergie qui devient de la sensibilité ou du mouvement.

Nous connaissons déjà 1° la propriété de conductibilité de la substance nerveuse, et particulièrement des fibres nerveuses ou prolongements de la cellule ; 2° la propriété de réaction de la substance nerveuse, et particulièrement des corps cellulaires ; 3° la propriété d'augmentation, de diminution, de transformation de l'énergie, due à l'ensemble du neurone et à ses connections.

Il nous suffit d'ajouter à cela la propriété de garder, d'accumuler, de conserver l'énergie, pour pouvoir comprendre toutes les formes de l'activité nerveuse. Entre le neurone sensitif et le neurone moteur de notre reflexe élémentaire, interposons maintenant un 3° neurone, et supposons que l'énergie, au lieu de le parcourir avec la même vitesse et la même régularité que les deux premiers s'y arrête, et y demeure pendant plusieurs heures. Ensuite, une autre excitation la remettra de nouveau en marche, et elle apparaîtra renforcée, diminuée, ou transformée, dans le 3° neurone. Cette énergie, qui demeure et semble disparaître pour reparaître ensuite, nous expliquera les souvenirs ; — cette excitation nouvelle, qui fait renaître une excitation ancienne qui semblait disparue, nous fera comprendre l'association d'idée et l'imagination. Nous avions déjà rencontré la sensibilité et la motricité dans notre reflexe à 2 neurones, ce reflexe a 3 neurones nous montre maintenant la mémoire et tout ce qui en dépend.

Multiplions à l'infini cette opération. Au lieu de 3 neurones supposons-en trois mille; au lieu de 2 excitations successives supposons qu'il en est venu deux mille ; au lieu de faire aboutir nos excitations au même point, qui était un corpuscule de tact, dispersons-les sur tous les organes des sens, nous aurons alors une collection de sensations, de souvenirs, dont la réviviscence sera autant d'images ; la réunion de ces images sera l'idée, et, comme le sujet n'a aucune conscience de ces multiples phénomènes, comme l'acte musculaire qu'il accomplit à la suite d'une série de sensations ne lui paraît pas relié à ces sensations, sa spontanéité apparente se nomme volonté.

Examinons maintenant une coupe de moelle colorée par la méthode de Pal. Nous y voyons nettement la place et le nombre des tubes nerveux. Nous savons que ces tubes transmettent, mais nous savons aussi que la moelle n'est pas seulement un organe de transmission. Chaque étage de moelle est un centre, et, dans ces centres, s'accomplissent des actes réflexes complexes. La moelle toute seule suffit à des opérations déjà compliquées.

Examinons ensuite une coupe de cerveau colorée avec la même technique. Devant cet enchevêtrement de tubes, en face de cet écheveau d'une incroyable richesse, pouvons-nous hésiter à comprendre que les actes réflexes qui parcourent de tels circuits doivent arriver à un degré de complexité tellement supérieur à celui des réflexes spinaux, que, vraiment des esprits, même prévenus, hésitent à croire à l'identité des 2 phénomènes ? Cependant, les réflexes cérébraux, même lorsqu'ils se nomment amour, ambition, haine, sont de même nature que les réflexes spinaux, et n'en diffèrent que par leur degré.

Or, pour interrompre ou diminuer le reflexe patellaire, il suffit d'altérer l'un des 2 neurones. Les nerfs sont-ils atteints, les cellules sont-elles malades, l'énergie nerveuse faiblit et son parcours s'interrompt. De même, pour atténuer et faire disparaître les reflexes psychiques, il suffira de léser les fibres blanches ou les cellules cérébrales. La mémoire, l'association des idées, la volonté, l'affectivité, l'émotivité etc., tout cela faiblira ou cessera, parce que le générateur d'énergie ou le circuit qui la transporte seront détruits.

Dans ce vaste champ de l'écorce (2000 cent. carrés), qui suppose l'existence de tant de cellules et de fibres, pouvons-nous distinguer des territoires fonctionnels ? — Il est certain que l'état de nos connaissances nous permet aujourd'hui de limiter des régions qui sont plus particulièrement en rapport avec la conservation des images motrices, avec la conduction des mouvements coordonnés. Ce que nous avons dit du reflexe élémentaire doit nous faire comprendre que, s'il en est ainsi, c'est parce que les fibres émanées de ce territoire sont en rapport avec des terminaisons motrices et sensitives tactiles. En effet, la zone corticale motrice est la zone rolandique, et les fibres qui en émanent gagnent les régions spinales en rapport avec les parties du corps qui se meuvent, c'est-à-dire les membres et le tronc. Les lésions du faisceau pyramidal, en interrompant ces fibres, amènent la disparition des mouvements coordonnés de ces parties.

La zone corticale est donc le centre supérieur de reflectivité des sensations cutanées, musculaires, osseuses, articulaires, etc., de ces régions périphériques, et, par suite, le centre de direction des mouvements qui résultent de ces sensations.

De même, nous limitons des régions corticales en rapport avec l'organe visuel, c'est-à-dire que ces régions recèlent les images visuelles. D'autres recèlent les images auditives.

Mais l'on ne peut localiser, dans un territoire distinct, les fonctions qui s'exercent dans tous les territoires, telles que la mémoire, l'association des idées, l'imagination, etc., puisque tout cela suppose l'intégrité des images, répandues dans l'écorce, et dont ces mots expriment seulement la réviviscence et la réunion. On ne peut localiser davantage l'intelligence, la raison, qui sont des *rapports*, dont le nombre et la netteté résultent de la qualité de la substance nerveuse, variable avec les individus, et du nombre des images, variable avec leur éducation.

Par suite, en dehors des sphères motrices qui sont en même temps sensitives, et des sphères sensorielles, on ne peut limiter sur l'écorce aucun territoire, et la région que nous nommons aujourd'hui « sphère psychique » est seulement l'une des régions dont nous ne connaissons pas encore les rapports particuliers, si elle en a(¹).

Mais quelle que soit la sphère, c'est la cellule qui est l'élément principal, comme d'ailleurs dans tous les viscères. C'est la lésion de la cellule hépatique qui importe pour apprécier l'insuffisance fonctionnelle du foie. De même, ce sera la lésion de la cellule cérébrale qui importera pour apprécier l'insuffisance fonctionnelle du cerveau. Et la seule cellule hépatique traduit sa lésion et son insuffisance par le trouble de fonctions variées : glycogénie, uréogénie, biligénie, etc. De même, la cellule cérébrale traduira son insuffisance par le trouble de fonctions variées, sensibilité, motilité, imagination, volonté, mémoire, intelligence, etc. Cependant il y a plusieurs variétés morphologiques de cellules cérébrales. Mais l'état de nos connaissances ne nous permet pas encore d'établir sûrement entre elles des différences fonctionnelles.

Tels sont donc les raisonnements (²) qui nous déterminent à accorder aux lésions de l'écorce, et particulièrement aux lésions cellulaires (³), une importance spéciale, chez des malades atteints de troubles mentaux.

(¹) Il est possible que cette région n'ait en effet que des rapports corticaux, c'est-à-dire avec les autres régions de l'écorce. Ce serait une région d'association (Flechsig).

(²) Ces raisonnements sont la résultante d'une foule de faits et de l'expérience accumulée par des siècles d'étude. On ne peut nous demander de raconter ces faits : de là l'apparence abstraite et littéraire de cet exposé, que nous sommes obligé de réduire aux proportions d'une conclusion, en le séparant de tout ce qui l'a motivé.

(³) Mais nous n'avons point de raisons actuelles de localiser avec certitude ces lésions, dans tel groupe de cellules ou dans telle zone corticale.

§ II. — Œdème méningé et cérébral.

Parmi les rares et minimes lésions cérébrales rencontrées chez nos malades, il en est une qui doit, la première, attirer notre attention, parce qu'elle a été déjà signalée ([1]), en même temps que des troubles mentaux analogues ou, du moins, voisins de ceux que nous avons observés : c'est l'œdème des méninges et du cerveau.

Dans les observations réunies ici l'œdème, sous des formes diverses, a été mentionné : dans l'obs. IV (un peu de liquide s'écoule à l'ouverture des méninges), — l'obs. XV (à l'ouverture du crâne, une certaine quantité de liquide séreux s'écoule des espaces sus-arachonïdiens. Lorsqu'on enlève le cerveau avec sa pie-mère, on constate un œdème sous-arachnoïdien très marqué sur la face convexe), — l'obs. X (les méninges présentent de la congestion œdèmateuse), — l'obs. XIV (œdème cérébral donnant lieu à un suintement assez marqué).

Mais ce nom d' « œdème » désigne des lésions variées. C'est d'abord l'augmentation du liquide arachnoïdien ou du liquide ventriculaire. C'est encore l'état nommé « œdème histologique » dont mon collègue et ami L. Lévi a fait récemment une excellente étude ([2]).

Ces lésions peuvent coexister ou se montrer séparément. Elles apparaissent dans des conditions multiples, et il est assuré que chacune d'elles peut avoir des causes différentes de celles des autres, et des causes variables. Nous ne pouvons, par suite, entreprendre l'étude de la pathogénie et de la physionomie anatomique de ces lésions, car cette étude est très vaste et ne se confond nullement avec notre sujet. En effet, si l'une ou plusieurs de ces trois lésions peuvent certainement coïncider avec notre syndrome, cette coïncidence n'est certainement pas une règle,

([1]) Etoc-Demazy, *Suffusion œdèmateuse*. — Ferrus et Scipion-Pinel, *Œdème*, Sauze, *Augmentation de la sérosité ventriculaire et arachnoïdienne*. — Wille, *Œdème, hydrocéphalie* — etc. Cette lésion a été admise comme fréquente par la plupart des auteurs qui ont récemment écrit sur les syndromes nommés « confusion mentale ». C'est aussi dans des cas dits « confusion mentale » ou « stupidité » que les auteurs plus anciens, dont nous venons de citer les noms, avaient rencontré cette lésion.

(Voir la bibliographie à la fin du volume.)

([2]) Ce nom d' « œdème histologique » désigne la présence de petites collections séreuses dans le parenchyme cérébral, principalement au pourtour des cellules et des vaisseaux. Cet œdème communique au cerveau un aspect macro et microscopique spécial dont on trouvera la description dans l'article « De l'œdème histologique du cerveau par Léopold Lévi, *Presse Médicale. 1895* ».

puisque que le nombre des cas où elle n'existe pas est beaucoup plus grand que celui où elle existe.

Mais, lorsqu'il y a coïncidence, faut-il penser que cette coïncidence est fortuite. ou, au contraire, qu'il y a lieu d'établir un lien entre l'œdème, sous ses différentes formes, et les troubles mentaux de la catégorie de ceux que nous avons observés ?

Il n'est pas douteux que l'on ne rencontre souvent des autopsies où se montrent des œdèmes cérébraux, sans qu'il y ait eu d'accidents mentaux analogues aux nôtres, du vivant du malade. Certains de ces œdèmes parais‐ sent dus à des altérations cadavériques ou agoniques. D'autres sont relati‐ vement fréquents chez les vieillards. Quelques-uns paraissent se développer assez souvent d'une manière aiguë et, dans ce cas peuvent accompagner le coma. Rien de tout cela ne s'applique à nos malades. En limitant nos recherches aux deux sujets que nous avons personnellement observés, (IV et XV), nous voyons qu'il ne peut être question d'altérations cada‐ vériques, puisque l'œdème s'accompagnait de lésions méningées du même ordre. que nous étudierons plus loin, et qui sont évidemment des lésions développées durant la vie de la malade. Ces sujets n'étaient point des vieillards, et nous verrons tout à l'heure que leurs lésions méningées et cellulaires étaient chroniques : tout concourt donc, dans ces 2 cas, à faire admettre que l'œdème arachnoïdien s'était développé d'une manière chronique ou subaiguë, du vivant des malades, c'est-à-dire parallèlement aux autres accidents et aux autres lésions que nous avons rencontrées chez elles.

Les œdèmes arachnoïdiens, qu'ils soient étendus à toute ia convexité ou qu'ils soient localisés à une seule région, amènent certainement une compression plus ou moins accentuée de l'écorce. Dans les cas où l'œdème est généralisé, considérable et prolongé, les circonvolutions sont aplaties, pâles, exsangues, comme lavées. Si l'œdème est très localisé, il se creuse une dépression dans la circonvolution et amincit à ce niveau l'écorce. On comprend que de semblables actions aboutissent à deux résultats : un trouble fonctionnel cortical, dont une des formes est l'attaque épileptique (¹) — un trouble anatomique dans la circula‐ tion sanguine, séreuse, et dans la nutrition des éléments nobles de l'écorce.

Nous ne connaissons évidemment pas tous les modes du trouble fonctionnel cortical ainsi produit, mais il se trouve que l'une de nos malades (Obs. IV) offrait, précisément, un exemple du seul mode cer-

____

(¹) L'œdème agit ici comme une tumeur extra-corticale, venant comprimer l'écorce, dans une zone épileptogène (région Rolandique).

tainement connu : elle avait des convulsions épileptiques. Il est possible que, parmi les troubles fonctionnels que nous ne connaissons pas encore, puissent se ranger les accidents mentaux observés chez nos malades : l'obs. IV peut le faire présumer. Dans ce cas, on devrait pouvoir rencontrer de semblables accidents mentaux au cours des tumeurs cérébrales, et, d'une manière générale, au cours de toutes les lésions et les perturbations capables d'augmenter la tension intra-crânienne, et, par conséquent, de comprimer l'écorce. Ce sont là des conjectures, car nous n'avons point accompli les recherches qui permettraient d'élucider ces problèmes que nous nous contentons de signaler.

L'hydropisie ventriculaire peut sans doute, mais moins directement, à cause de sa distance de l'écorce, réaliser les mêmes troubles fonctionnels. Sans doute aussi l'œdème histologique y peut concourir. Mais assurément, c'est l'œdème arachnoïdien de la convexité qui est la forme la plus capable d'atteindre le but que nous proposons. Cela explique (si nos hypothèses sont exactes), pourquoi cette forme d'œdème fut rencontrée précisément chez nos 2 malades, et pourquoi c'est elle que l'on observe le plus souvent en pareil cas.

En ce qui concerne le trouble anatomique que la présence d'un œdème cérébral peut amener (gêne de la circulation et de la nutrition cellulaire), les mêmes réflexions peuvent être présentées. Cet œdème peut d'ailleurs être lui-même l'effet d'une gêne de la circulation cérébrale, ainsi que cela s'observe, par exemple, au cours de l'évolution des tumeurs de la base de l'encéphale.

Quel est le rôle présumable de la gêne de la circulation corticale et de la nutrition cellulaire qui en résulte, dans la genèse des troubles mentaux que nous avons décrits ? Sur ce sujet, nous ne pouvons donner aucune réponse : toutes les recherches sont à faire. L'action de ces troubles circulatoires sur les attaques épileptiques est aussi très peu connue : néanmoins, l'on a toujours attribué aux modifications de la circulation cérébrale un rôle important dans l'apparition des accès. Cette opinion nous a déjà paru peu fondée [1]. et nous pensons encore que les troubles de la circulation sont plus souvent l'effet que la cause de l'attaque épileptique. Néanmoins, il est certain que l'état de la circulation cérébrale n'est pas sans influence sur le nombre et l'intensité des accès [2].

[1] Mémoire sur l'épilepsie et les délires toxiques. M. FAVRE, *Concours pour le prix Herpin de Genève, Académie de Médecine de Paris, 1899.*
[2] Voyez nos expériences sur l'épilepsie tabagique expérimentale et la très ingénieuse application qu'en a faite notre confrère VIDAL (de Périgueux).
G. BALLET et M. FAVRE. — Soc. de biologie, 1898, février. — VIDAL. Soc. de biologie, 1898, mai-juin.

Mais l'état de la circulation agit certainement sur la nutrition cellulaire et, par suite, sur son chimisme, sur les modifications d'activité et de forme qui en résultent. Ce n'est pas seulement, d'ailleurs, par l'intermédiaire des troubles de la circulation sanguine ou lymphatique qui l'accompagnent que l'œdème aboutit ainsi à des actions chimiques, c'est encore par sa composition même. Le tissu qu'il baigne est dans un milieu différent du milieu normal et, par conséquent, doit vivre et agir autrement qu'à l'état normal. C'est dans cet ordre d'idées, où nous ne pouvons nous avancer davantage, faute de connaissances précises, que nous trouverions probablement une relation entre l'œdème et le trouble mental que nous avons décrit.

D'ailleurs, une notion très certaine vient à l'appui de cette hypothèse : les deux malades chez lesquelles nous avons observé des œdèmes méningés (Obs. IV et XV) étaient urémiques. Or, les œdèmes, les épanchements séreux (hydrothorax, hydropéricarde, etc.) sont très fréquents chez les urémiques et, par suite, bien que nous ne connaissions pas le mécanisme de ces accidents, c'est bien à l'état urémique que nous devons les attribuer, chez nos malades. Nous avons vu (page 76) que ce terme d' « urémie » ne désignait pas un état chimiquement bien défini, mais, cependant, qu'on pouvait le considérer comme lié à la rétention, dans le sang et les milieux intérieurs, des produits toxiques que le rein devrait éliminer et n'élimine plus. Comment cette rétention toxique amène-t-elle des œdèmes et, en particulier, des œdèmes cérébraux ? Faut-il voir dans ces œdèmes une sorte d'émonctoire ? — Nous ne le savons point, mais voici ce que nous pouvons dire : Quelle que soit la manière dont on conçoit la relation du trouble mental et de l'œdème, et de l'œdème avec l'urémie, c'est avec l'urémie que le trouble mental est en relation certaine, puisque l'œdème n'est qu'un intermédiaire.

Cette constatation nous ouvre une perspective intéressante : la présence, assez fréquente, d'œdèmes cérébraux chez des stupides et des confus, avait fait admettre, par certains auteurs, une relation quasi-obligatoire entre l'œdème et l'état de confusion. Avec l'habitude de l'abstraction, si fréquente dans le langage médical, on a dit « la confusion mentale idiopathique est due à des œdèmes cérébraux », et l'on s'est servi de cette constatation pour opposer cette forme de Confusion mentale aux cas où elle est d'origine toxi-infectieuse. Or, il se trouve que cet œdème, que l'on évoque comme une lésion « essentielle » (1),

(1) On comprend bien qu'il ne peut pas y avoir de lésion *essentielle*, pas plus que de symptôme *essentiel*, puis que l'un n'est que la *réaction* physique et clinique d'un tissu et l'autre sa *réaction* fonctionnelle en face d'une *action* qui l'irrite.

et en dehors de l'action toxi-infectieuse, est, précisément, dans nos
deux cas, un œdème urémique. Plus loin, nous verrons que l'œdème
histologique du cerveau est un œdème toxi-infectieux (L. Lévi). Bref,
bien loin d'éloigner la confusion mentale idiopathique (nous savons ce
qu'il faut entendre par ce nom trompeur), des infections et des intoxications, l'œdème ([1]) l'y ramène avec tant de sûreté, qu'il nous semble
que la seule constatation d'un œdème cérébral chez un confus, doit
faire présumer quelque toxi-infection, et, en particulier, l'urémie.

Quoi qu'il en soit, il est bien évident que l'œdème histologique, quand
il est péricellulaire, doit agir mécaniquement et cliniquement sur la
cellule ; que, lorsqu'il est péri-vasculaire, il agit de même sur le vais-
seau, et, secondairement, sur les éléments que celui-ci nourrit ; que
l'œdème arachnoïdien de la convexité doit avoir principalement une
action mécanique, et qu'enfin l'hydropysie ventriculaire a probablement des modes d'action très différents et n'atteint pas l'écorce aussi
électivement.

En résumé, s'il est assuré que l'œdème méningé et cérébral, sous ses
différentes formes (particulièrement sous la forme d'œdème arachnoïdien
de la convexité), coexiste quelquefois avec le syndrome mental que nous
avons observé et d'autres analogues, cette coexistence n'a rien de nécessaire, et nous en sommes réduits à de simples conjectures pour
l'expliquer et pour rattacher peut-être le trouble mental à l'action de
l'œdème sur les éléments nobles de l'écorce. Cette action, d'ailleurs,
paraît être, à la fois, mécanique (compression), nutritive (troubles de
la circulation), et toxique, mais nous donnons cela comme hypothèses
que nous ne pouvons encore vérifier.

§ III. — Lésions méningées et vasculaires.

PACHYMÉNINGITES. — ADHÉRENCES. — En même temps que l'œdème
arachnoïdien, les observations IV et XV relatent des lésions méningées
notables : — il y a quelques adhérences entre la pie-mère et l'écorce.
Les parois des vaisseaux de l'écorce sont entourées d'un faible degré

([1]) Nous parlons de l'œdème arachnoïdien associé à des lésions méningées comme
dans nos cas, et de l'œdème histologique associé à des lésions vasculaires que nous
étudierons plus loin. Quant à l'hydropisie ventriculaire ses causes peuvent être différentes (tumeurs, etc.).

d'infiltration embryonnaire (Obs. IV). — La pie-mère est épaissie et lardacée mais n'adhère pas à l'écorce (Obs. XV). — Ces lésions, chez deux urémiques, ne doivent pas manquer de nous arrêter : on sait combien il est fréquent de rencontrer, à l'autopsie des urémiques chroniques, des adhérences péri-viscérales, avec épaississement et opacité des séreuses. Nous avons sans doute observé, autour de ces deux cerveaux, des lésions de même ordre que celles que l'on peut rencontrer, en pareil cas, autour d'autres viscères. L'une était même en rapport avec l'épanchement séreux, probablement chronique, qui l'accompagnait. Ces rapprochements nous servent d'ailleurs assez mal, car le mécanisme et les causes de ces épaississements et adhérences séreuses dans l'urémie sont, comme ceux des œdèmes, à peu près inconnus.

Quel est le retentissement possible de ces adhérences et épaississements méningés sur le fonctionnement de l'écorce ? On pourrait ici faire les mêmes réflexions qu'à propos des œdèmes, et nous y renvoyons.

De pareilles lésions ont été très probablement rencontrées plusieurs fois par d'autres auteurs, dans les mêmes conditions que par nous. Cependant, il n'en a pas été fait mention aussi nette et explicite qu'à propos des œdèmes.

Infiltration embryonnaire. — Vascularites toxi-infectieuses. — L'infiltration embryonnaire péri-vasculaire est une lésion plus intéressante : elle coexistait avec l'œdème histologique, dans plusieurs des cas qui ont servi à L. Levi pour étudier cette lésion. Il faut aussi voir un lien entre l'altération vasculaire péri-vasculaire et l'altération de la pie-mère. C'est sans doute, au moins en partie, à ces lésions que sont imputables les adhérences de la pie-mère à l'écorce. La réunion de l'infiltration des parois vasculaires et de la substance péri-jacente, de suffusion œdémateuse au pourtour des vaisseaux, de congestion, d'épaississement et d'adhérences de la pie-mère, constitue un ensemble anatomo-pathologique qui mérite le nom de *méningo-vascularite toxi-infectieuse subaiguë*. Le peu que l'on sait sur de semblables altérations montre, en effet, qu'elles sont un des aspects pathologiques des cerveaux de toxi-infectés, et qu'elles correspondent aux lésions observées dans d'autres viscères, atteints d'hépatites, de néphrites, etc. toxi-infectieuses.

Lors donc que ces lésions cérébrales sont rencontrées ensemble, ou isolément, il faut présumer l'existence d'une toxi-infection à manifestations cérébrales, ayant d'ailleurs aussi, généralement, d'autres manifestations. Nous voici donc amenés, par l'examen de cette lésion, à la notion de l'importance de la toxi-infection dans la genèse d'états mentaux analogues à ceux que nous avons observés. D'ailleurs, nous ne disons point que de pareilles lésions ne peuvent être rencontrées avec des états mentaux forts différents, ou même en l'absence de tout état mental morbide nettement appréciable. L'étude des faits ne permet pas encore d'affirmations catégoriques sur ces points : ces lésions peuvent coexister avec l'état mental que nous avons observé, et cette coexistence n'est pas très fréquente, voilà tout ce que nous pouvons dire.

RELATIONS DES MÉNINGO-VASCULARITES TOXI-INFECTIEUSES AVEC LES PARALYSIES GÉNÉRALES. — Le degré le plus accentué de ces méningo-vascularites toxi-infectieuses est souvent réalisé dans la paralysie générale progressive. Ce sont, en effet, de semblables lésions qui constituent l'aspect anatomique le plus fréquemment rencontré dans les cerveaux des paralytiques généraux [1] : infiltrations embryonnaires dans les parois des vaisseaux et au pourtour ; épaississement et adhérence de la pie-mère ; érosion de l'écorce par l'ablation de la pie-mère, etc. Or, il est remarquable que, chez notre malade IV, qui offrait l'esquisse très légère de ces lésions, nous avons noté l'existence d'un léger tremblement de la parole, qui nous avait conduit à rechercher l'existence d'autres signes de paralysie générale, que d'ailleurs nous n'avons point trouvé. Dans d'autres observations, publiées par Chédevergne, Voisin, Pierret et Paret, Régis et Laroussinie [2], on a constaté des signes beaucoup plus accentués de paralysie générale, en rapport avec des lésions fort nettes de méningo-encéphalite, au cours ou à la suite de fièvre typhoïde et d'autres maladies infectieuses. Souvent, en pareil cas, le tableau clinique et anatomo-pathologique est assez net et complet pour qu'on pose le diagnostic de paralysie générale infectieuse, les infections aiguës pouvant, en effet, réaliser l'ensemble anatomo-clinique de cette affection.

(1) Voyez GILBERT BALLET. Les lésions de la paralysie générale étudiées avec la méthode de Nissl (loc. cit.).

(2) CHÉDEVERGNE. — Cinq observations de méningites et de périméningo-encéphalites aiguës consécutives à la fièvre typhoïde. — VOISIN : Accidents cérébro-spinaux au cours d'une épidémie de fièvre typhoïde (hypergenèse des noyaux remplissant les parois vasculaires, hyperplasie du tissu conjonctif des vaisseaux, éléments embryoplastiques en voie d'évolution dans la substance nerveuse etc.). Les accidents avaient la physionomie de la démence liée ou non à la mélancolie avec stupeur et la P. g. — PARET. Une très remarquable observation de psychose post-influenzique avec un examen histologique de PIERRET (existence de lésions caractéristiques des inflammations d'origine microbienne : stase des globules blancs dans les vaisseaux, diapédèse et accumulation de globules blancs dans les gaines, dans la substance blanche et grise). — LAROUSSINIE : Psychose dans la fièvre typhoïde avec méningo-encéphalites. Voyez Bibliographie.

Dans d'autres cas, le tableau clinique est intermédiaire à celui du syndrome que nous avons observé, et à celui de la paralysie générale, c'est-à-dire que le malade présente des signes empruntés aux deux syndromes (¹). L'étude de ces cas nous a amené à cette conclusion, qu'entre la méningo-vascularite infectieuse la plus légère accompagnant un des syndromes toxi-infectieux (le nôtre par exemple), et la paralysie générale la mieux confirmée, tous les intermédiaires peuvent exister, c'est-à-dire que si notre syndrome est une des formes cliniques des psychoses toxi-infectieuses, la paralysie générale est une autre de ces formes cliniques (²).

Quelle relation peut exister entre les lésions de méningo-vascularite légère ou grave et les accidents mentaux que nous avons décrits ? Nous ne pouvons faire aucune réponse plus précise à cette question qu'à celles analogues que nous avons posées, en étudiant les œdèmes et les pachyméningites urémiques.

Scléroses vasculaires : ischemie — congestion — hémorrhagies capillaires —Enfin, en dehors des lésions vasculaires subaiguës associées aux méningites infectieuses subaiguës, il existe quelquefois, dans nos observations, et aussi dans celles de nos devanciers, des lésions vasculaires scléreuses chroniques. Ces lésions sont trop banales et de causes trop variées (vieillesse, intoxications, diathèses, infections, etc.) pour que nous puissions établir des liens entre elles et notre syndrome, ou tout autre syndrome analogue. Qu'elles préparent son apparition en lui fournissant un terrain favorable dans un cerveau mal irrigué, cela peut être vraisemblable, mais on n'est pas fondé à faire d'autres hypothèses. D'ailleurs, il est des troubles mentaux qui paraissent intimement liés à l'excès de la sclérose vasculaire et périvasculaire cérébrale, c'est la démence sénile, l'état d'esprit du « ramollot », qui sont fort distincts du trouble mental que nous avons décrit.

Ces lésions vasculaires chroniques peuvent être le théâtre d'accidents aigus de congestion, d'ischémie, d'hémorrhagies capillaires. On connaît les signes cliniques qui accompagnent les accès aigus : c'est le coma, les paralysies, l'épilepsie.

---

(1) Rappelons les cas de M. Regis nommés « Confusion mentale » et où l'on voit tant de signes de Pg : inégalité pupillaire, tremblement de la langue, mâchonnements, tremblement de la parole, tremblement des mains, etc.

(²) M. Klippel pense que ce mot de « Paralysie générale » et l'ensemble clinique qu'il caractérise ne correspond pas à des lésions constantes et que beaucoup de désordres cérébraux d'origines et de formes différentes le peuvent réaliser (voir bibliographie). Quoi qu'il en soit, la méningo-encéphalite est, bien certainement, la lésion habituellement rencontrée chez les paralytiques généraux.

En résumé, depuis les troubles légers et transitoires de la circulation jusqu'à la gêne permanente de l'irrigation cérébrale par l'état défectueux des vaisseaux, tout peut être rencontré au cours des états mentaux analogues à ceux que nous avons observés, comme d'ailleurs au cours de bien d'autres états mentaux, ou même en l'absence de tout trouble psychique : nulle raison, par conséquent, d'établir un lien particulier entre notre syndrome et les troubles de l'irrigation cérébrale. D'ailleurs, lorsque ces troubles sont trop accentués ou qu'ils se compliquent de poussées aiguës, ils ont des signes cliniques spéciaux.

Les lésions des méningo-vascularites infectieuses sont plus proches des syndromes que nous étudions, mais cela tient probablement à la communauté des origines (les toxi-infections), et non pas à une action particulière de ces méningo-encéphalites sur l'apparition du syndrome, car elles s'accompagnent plutôt du développement d'autres accidents (les paralysies générales).

Les pachyméningites, ne nous paraissent pas mieux liées à notre syndrome ou à des syndromes analogues. Seuls, les œdèmes nous ont paru lui être rattachés avec plus de vraisemblance : encore avons-nous remarqué le caractère hypothétique et la complexité des liens qui les unissent. Jusqu'ici nous n'avons donc, à vrai dire, rencontré aucune relation certaine entre une lésion cérébrale et les troubles mentaux que nous cherchons à expliquer.

§ IV.

Lésions vasculo-cellulaires aiguës et chroniques.

Lésions chroniques. — Plusieurs de nos prédécesseurs ont signalé des lésions cellulaires corticales dans des cas analogues à ceux que nous avons observés. Il faut, à propos de quelques-unes de ces lésions, faire les mêmes réflexions que nous suggérait tout à l'heure l'étude des lésions de vaso-sclérose, avec lesquelles, d'ailleurs, elles coexistent le plus souvent : ce sont des lésions qui indiquent la sénilité de la cellule, l'action sur elle d'intoxications chroniques ou de troubles circulatoires prolongés, bref, ce sont des lésions que l'on rencontre dans tous les cas où la cellule a pâti longtemps, où elle est arrivée à la sénilité prématurée ou non prématurée. Ces lésions ne s'accompagnent pas nécessairement de troubles mentaux et, par suite, lorsqu'on les rencontre, on ne saurait en inférer qu'il existe un rapport entre le trouble mental observé et la lésion cellulaire. Il en était ainsi dans l'observation X de Klippel, où existait une dégénérescence granulo-graisseuse cellulaire accentuée, dans l'observation XV, où coexistaient des amas de pigments dans les cellules, etc. Ce sont là des lésions chroniques, et dont il faut placer l'apparition à une date éloignée, lorsqu'on les rencontre nettes et accentuées. Ce détail suffirait, à lui seul, pour ne pas permettre d'établir un rapport entre de pareilles lésions et un trouble mental subaigu et récent.

Cependant, ces lésions doivent nous intéresser parce que, hormis le cas de vieillesse, c'est chez des intoxiqués chroniques ou chez des vaso-scléreux (qui souvent, d'ailleurs, sont les mêmes individus) qu'on les rencontre habituellement. Et, parmi ces intoxiqués, c'est assurément les alcooliques et les urémiques qui fournissent le plus grand nombre d'exemples de ces altérations. Pour ce qui concerne les alcooliques, notre expérience personnelle nous conduit aux mêmes conclusions que M. Klippel : c'est-à-dire que, chez ces intoxiqués, il existe des lésions chroniques des vaisseaux et des cellules corticales, qui montrent l'état de désorganisation de l'organe psychique, sans expliquer nécessairement les troubles mentaux qui peuvent se montrer. En effet, cet état chronique d'altération cérébrale est compatible avec une intégrité relative des fonctions psychiques, et l'absence, longtemps prolongée, d'accidents aigus. Nous disons « intégrité relative », car il est évident que nous nous préoccupons seulement ici des syndromes mentaux très apparents, et non pas des modifications lentes, des diminutions progressives et inaperçues des opérations psychiques, chez des individus qui, continuant leur vie ordinaire, ne sont pas désignés à l'observation des médecins.

Ce n'est que lorsque un incident nouveau se produit, tel que l'excès du toxique habituel ou sa suppression brusque, l'arrivée d'une fièvre, d'un traumatisme, d'une infection même minime, etc., que les accidents cérébraux intenses, qui ne se produiraient pas chez un individu dont le cerveau serait normal, éclatent chez ceux qui présentent ces altérations chroniques (¹). C'est ainsi que l'on peut concevoir aujourd'hui la pathogénie des délires alcooliques (²), et l'on voit que si nous

---

(¹) Dans deux cas de délire alcoolique nous avons trouvé ainsi de multiples altérations cérébrales, les unes chroniques, les autres aiguës, sur lesquelles nous reviendrons prochainement (dans une autre publication).

(²) Nous avons dit, au chapitre IV, que la pathogénie des accidents dus à l'ingestion accidentelle et immédiate d'une forte quantité d'alcool était différente de ceux qui sont dus à l'ingestion ancienne de doses régulières d'alcool. Nous nous préoccupons

sommes conduits à accorder aux lésions lentes des cellules et des vaisseaux, dues (directement ou indirectement) à l'alcoolisme chronique, une part dans la genèse du trouble mental, nous devons accorder une part, beaucoup plus grande encore, à l'action rapide d'une toxi-infection, et à toutes les modifications du milieu intérieur qui atteignent plus gravement un cerveau déjà altéré qu'un cerveau resté sain. Nous avons promis, à la page 90, de nous expliquer sur les relations des lésions cérébrales alcooliques avec les troubles mentaux alcooliques, et c'est ce que nous venons de faire. Ces explications sont encore hypothétiques, mais ces hypothèses plus vraisemblables que toutes autres.

Nous raisonnerons de même pour ce qui concerne l'urémie ou tout autre état toxique chronique. On nous permettra de ne pas chercher à étudier ici les détails de ces questions complexes.

En résumé, les lésions cellulaires et vasculaires cérébrales des séniles, des scléreux, des « chroniques », peuvent sans doute contribuer à l'apparition des troubles mentaux que nous avons observés, en les préparant. Mais on ne peut établir une relation entre de telles lésions et ces troubles mentaux, car lorsqu'on les trouve associés, on constate aussi les signes d'un état toxi-infectieux récent, dont l'évolution est plus en rapport avec l'état mental observé.

Lésions aigues. — En face des lésions cellulaires chroniques rencontrées dans quelques cas de troubles mentaux analogues à ceux que nous avons observés, mentionnons des lésions cellulaires aiguës, observées dans les mêmes conditions, et s'accompagnant aussi de troubles graves de la circulation et de lésions vasculaires.

C'est ainsi que, chez des malades atteints de délire aigu, d'accès d'excitation avec confusion, de délires hallucinatoires etc., tous syndromes formés des mêmes éléments que celui que nous avons observé, mais ayant des aspects cliniques et des évolutions différentes, on peut rencontrer, à la fois, une congestion intense de l'écorce avec petites suffusions sanguines péri-vasculaires, une infiltration embryonnaire aiguë, parfois des lésions de méningite analogues à celles que nous avons décrites plus haut, enfin des lésions cellulaires très nettes. Faut-il admettre que toutes ces lésions sont l'œuvre d'une infection ou d'une

seulement ici de ces derniers, car il nous paraît évident que les premiers, dus à la saturation rapide des milieux intérieurs par le poison, sont des accidents d'intoxication directe des éléments nobles, c'est-à-dire qu'ils réalisent les mêmes conditions que les toxi-infections aiguës.

intoxication aiguë du cerveau ? C'est l'opinion la plus vraisemblable. Sans essayer de déterminer ici la priorité des lésions vasculaires ou cellulaires, constatons que de pareils désordres, qui doivent porter le nom *d'encéphalites aiguës*, surviennent à l'occasion d'excès alcooliques, au cours de toxi-infections, s'accompagnent souvent de la présence dans l'écorce de multiples microbes [1], et des signes généraux des infections aiguës et graves (hyperthermie, etc).

La physionomie de semblables lésions cellulaires doit-elle nous arrêter ? On conçoit qu'on peut présumer la relation de ces lésions avec les troubles mentaux qui les accompagnent et avec l'infection qui produit les unes et les autres. Mais, dans aucun des cas où notre syndrome mental fut observé, nous n'avons rencontré ces lésions, et l'aspect que présentent les cellules altérées, en pareil cas, est généralement différent[2] de celui que nous avons observé chez nos malades, et dont nous allons maintenant nous préoccuper.

N. B. — Nous ne pouvons donner ici la description détaillée des lésions auxquelles nous venons de faire allusion. En effet, en y joignant l'étude de celles dont nous devons maintenant nous occuper, nous arriverions à réunir, dans ce seul livre, presque toute l'anatomie pathologique de l'écorce cérébrale. Nous nous trouvons donc en présence de la même difficulté que nous avons rencontrée plus haut, lorsque notre syndrome mental est allé se confondre avec les multiples formes des troubles mentaux toxi-infectieux. Ici, encore, nous devons nous limiter. Par suite, après 'avoir indiqué la présence, d'ailleurs dans des cas rares, de ces diverses lésions corticales, et sans entrer dans les détails de leur structure, nous allons consacrer les pages suivantes à l'étude d'une seule lésion cellulaire, dont l'importance nous paraît, dans les cas qui nous occupent, beaucoup plus grande, et la physionomie beaucoup moins banale.

§ V. — Les lésions cellulaires
observées chez les malades I, II, III, IV.

La rareté des lésions cellulaires observées par d'autres auteurs, au cours d'états mentaux de l'espèce de ceux que nous avons décrits, nous

[1] Nous avons constaté ce fait dans l'observation XVI dont l'examen anatomo-pathologique sera bientôt publié.

[2] Voir dans une récente publication de la clinique de Gottingue, par Cramer, l'étude d'un cas typique, où des lésions cérébrales et des troubles mentaux de l'espèce de ceux que nous venons de signaler coexistaient. Cette publication est accompagnée de figures « Un cas de Paranoïa aiguë par CRAMER (Arch. fur Psychiatrie, janvier 1898) »

paraît tenir, en partie, à l'insuffisance des recherches. En effet, très souvent (quand il y a autopsie, ce qui n'est pas très fréquent), on s'est contenté d'un examen macroscopique cérébral, ou, s'il y a examen microscopique, les techniques employées donnent moins de renseignements que l'on en peut obtenir aujourd'hui avec des techniques meilleures.

C'est ainsi que l'emploi d'une des techniques (¹) issues des principes méthodiques posés par Nissl (²), nous a permis de faire une étude des cellules cérébrales dans 6 des observations réunies dans ce livre (Obs. I, II, III, IV, V, XV). Or, dans 4 observations, il existait des lésions cellulaires, d'un type constant et caractéristique. Dans l'une (Obs. V)

(¹) Depuis les indications données par Nissl, on a modifié de plusieurs manières les manipulations qu'il avait indiquées, et surtout on les a souvent simplifiées. La valeur de la méthode de Nissl, non plus que des nombreuses techniques qui en sont les applications ne réside pas, à notre avis, dans telle ou telle formule, mais bien plutôt dans un « tour de main », que l'on n'acquiert évidemment que par la pratique. La publication d'une formule n'a, par suite, qu'un très médiocre intérêt, car la même formule donnera d'excellents résultats entre les mains de ceux qui y sont accoutumés, et des résultats fort mauvais entre les mains de ceux qui n'en ont pas l'habitude. Il en est d'ailleurs de même pour toutes les formules de laboratoire, que l'on trouve inscrites partout, mais dont on ne peut guère apprendre à se servir qu'avec l'aide de ceux qui en ont la pratique. Aujourd'hui, les recherches de ceux qui emploient journellement la méthode de Nissl, depuis plusieurs années, on fait passer en revue beaucoup de procédés, et, la plupart du temps, ceux que les uns publient comme nouveaux et dignes de remarque, ont été déjà connus et même abandonnés par d'autres. Nous avons, nous-même, employé des procédés différents, et les résultats ne nous ont pas semblé très variés. Aussi pensons-nous que chacun doit choisir la technique qui convient le mieux à ses habitudes, et aux ressources dont il dispose, sans en recommander aucune.

Nous n'avons, d'ailleurs, aucun procédé particulier et personnel à faire connaître. Cependant, pour être utile à ceux qui voudraient se servir de la méthode de Nissl pour des examens rapides, sans acquérir la connaissance des manipulations multiples dont on l'embarrasse souvent, nous dirons seulement que l'on peut faire des examens suffisants en durcissant un petit morceau (1/2 centi. c. environ) de pièce fraîche, dans un mélange de 90 parties d'alcool à 96° et 10 parties de formol du commerce, pendant 36 heures environ. On coupe alors, sans inclure, et on colore, sur la lame de verre, avec une solution de bleu de méthylène à $0^{gr},10^{cg}$ pour 100^{gr} d'eau distillée, en chauffant pendant quelques minutes jusqu'à dégagement de vapeurs. Puis on plonge la coupe dans l'alcool absolu où elle se décolore. On change plusieurs fois l'alcool jusqu'à ce que le degré de décoloration désiré soit atteint, et on monte la coupe dans la résine dammar après l'avoir éclaircie au xylol. On constate que le degré de décoloration désirable est obtenu lorsque la coupe apparaît blanche et diaphane, avec les points très petits et bleu foncé des cellules. Pour réussir, il faut — 1° ne pas mettre les coupes dans l'eau en sortant du microtome, mais les recueillir directement dans l'alcool absolu, ou du moins à 96° et, de là, les passer dans le colorant ; — 2° ne pas les laisser séjourner dans un alcool coloré de bleu par l'excès de couleur, pendant la décoloration.

On pourra certainement, avec des manipulations plus compliquées, obtenir des préparations beaucoup plus belles, mais cette technique rapide est à la portée de tous et suffit pour un examen provisoire. Elle colore aussi les microbes dans les coupes. Mais il est évident qu'elle ne donne des résultats que si l'on sait apprécier quand la coupe a été assez colorée, et quand elle a été assez décolorée, ce qui est une habitude de l'œil à acquérir.

(²) Voir à la fin du paragraphe la note sur la méthode de Nissl.

l'examen fut insuffisant; dans la dernière (Obs. XV) l'examen ne nous a révélé autre chose que des lésions chroniques vaso-cellulaires (sclérose et pigments), telles que celles dont nous avons parlé dans le paragraphe précédent. Cette observation XV nous montre donc que le trouble mental très net que l'on observait chez cette malade, peut coïncider, pendant 20 jours environ, avec un état cellulaire cortical où nos techniques actuelles les plus délicates ne nous révèlent pas d'autres altérations que des lésions chroniques banales qui, sans doute, prédisposent au trouble mental, y contribuent, mais ne suffisent pas à le faire naître et à l'expliquer.

CES LÉSIONS SONT PARALLÈLES A L'INTENSITÉ ET A LA DURÉE DU TROUBLE MENTAL. — Nos quatre premières observations nous montrent que le trouble mental, lorsqu'il est arrivé au degré le plus accentué, (Obs. IV) coïncide avec des lésions cellulaires à peu près généralisées et fort nettes ; que, lorsqu'il est très prononcé et dure quelques mois, il s'accompagne des mêmes lésions moins généralisées et moins accentuées (Obs. I et II) ; enfin que, lorsqu'il est plus léger et ne dépasse guère un mois, on constate des lésions limitées à certaines cellules et d'une physionomie moins caractéristique (Obs. III). Nous pouvons donc admettre, à titre d'hypothèse, que, dans les formes légères et peu durables, le trouble mental que nous avons observé peut ne s'accompagner d'aucune lésion cérébrale remarquable (vasculaire ou cellulaire), (Obs. XV) et que, dans les formes plus accentuées et plus durables, il peut s'accompagner de lésions cellulaires, d'autant plus nettes et étendues que la durée et l'intensité du trouble mental l'auront été davantage, et cela en l'absence de toute autre lésion de la substance cérébrale.

CES LÉSIONS SONT INDÉPENDANTES DE TOUTES AUTRES LÉSIONS CORTICALES. — Il est remarquable que, malgré l'emploi de différentes méthodes de coloration (Picro-carmin — Hématoxyline — Méthode de Weigert, Pal, Ballet — Méthode de Marchi) nous n'avons décelé, dans aucune des trois premières observations, d'altération des vaisseaux, de la substance blanche, du tissu conjonctif et des méninges, parallèles aux lésions cellulaires.

Le léger degré de congestion et d'épaississement de la paroi vasculaire externe, mentionnés dans l'obs. I, ne nous paraissent pas, en effet, dignes d'intérêt.

Dans l'obs. IV, nous avons vu que les faibles lésions de méningovascularite toxi-infectieuses ne semblaient pas pouvoir être reliées au trouble mental. Mais il faut se demander si, dans cette observation IV, ces lésions de méningo-vascularite légère peuvent être la cause des altérations cellulaires. Si nous prenons, en effet, le degré le plus accentué des méningo-vascularites toxi-infectieuses, c'est-à-dire celles que l'on observe, en règle générale, chez les paralytiques généraux, nous constatons, en effet, que les lésions interstitielles s'accompagnent d'altérations parenchymateuses très nettes et, notamment, d'altérations cellulaires. Ces altérations cellulaires sont-elles la conséquence des lésions interstitielles? Sont-elles, comme les lésions interstitielles et parallèlement à elles, l'œuvre des toxi-infections, c'est-à-dire deux effets à peu près contemporains d'une même cause? On connaît la discussion toujours ouverte sur cette question. Certains pensent que la lésion cellulaire précède la lésion interstitielle ; d'autres qu'elle en est, pour le moins, indépendante. Cette question se pose, d'ailleurs, à propos de toutes les inflammations viscérales. Ainsi, on s'en est préoccupé à propos des hépatites nommées Cirrhoses, où les lésions cellulaires peuvent être considérées, soit comme précédant la sclérose, soit comme une conséquence de la sclérose, soit comme contemporaines et indépendantes de la sclérose.

En nous limitant à l'étude des lésions de la paralysie générale, nous acceptons l'opinion de notre maître, M. Gilbert Ballet, qui nous a toujours paru entièrement conforme aux faits : il est fréquent de rencontrer dans les cerveaux de paralytiques généraux, des lésions de méningo-vascularites très accentuées, sans lésions cellulaires appréciables (avec la méthode de Nissl et les colorations usuelles au picrocarmin et à l'hématoxyline); d'autre part, si l'on rencontre assez souvent des lésions cellulaires, celles-ci sont toujours accompagnées de méningo-vascularites.

Puis donc que les lésions méningo-vasculaires, que nous avons observées chez la malade IV, étaient fort légères, et que de pareilles lésions peuvent arriver à un degré beaucoup plus accentué sans que des lésions cellulaires apparaissent, il s'ensuit que nous ne pouvons considérer les lésions cellulaires, chez cette malade, comme une conséquence de la méningo-vascularite.

Mais ces lésions cellulaires peuvent-elles être une conséquence de l'œdème qui existait dans l'observation IV? Ce que nous avons dit du rôle mécanique et toxique de l'œdème peut faire penser qu'il en est peut-être ainsi, mais un seul fait nous paraît insuffisant pour appuyer cette manière de voir, alors que, chez les malades I, II, III, des altérations cellulaires analogues existaient, sans le moindre œdème.

Ce que nous avons dit de l'influence des lésions vasculaires, des troubles de la circulation sur les fonctions et la nutrition des éléments nerveux, doit aussi nous amener à rechercher si des perturbations de la circulation ne pourraient pas amener de semblables lésions. Ici, nous dépassons la portée de nos observations, puisque, en aucun cas, des troubles de la circulation ou des lésions vasculaires n'existaient, assez accentuées pour qu'on puisse leur imputer un trouble fonctionnel ou une lésion des éléments nerveux de l'écorce. Ce n'est donc pas dans nos observations que nous pourrons trouver une réponse à cette question. Mais, en étudiant les lésions cellulaires qui accompagnent les lésions vasculaires chroniques, nous sommes arrivés, dans un paragraphe précédent, à penser que ces lésions, comme d'ailleurs certains troubles fonctionnels qui les peuvent accompagner, avaient une physionomie distincte de celle des troubles et des lésions que nous avons observées. Nous avons été amenés à la même conclusion à propos des lésions cellulaires résultant des troubles circulatoires aigus et violents, et aussi des lésions cellulaires auxquelles nous faisions allusion tout à l'heure, et que l'on rencontre chez les paralytiques généraux (¹).

Des troubles circulatoires aigus se produisent souvent à l'occasion d'une inflammation cérébrale infectieuse, d'une encéphalite aiguë, qui mérite quelquefois le nom d'hémorragique. Ils se produisent encore au cours d'infections méningées (méningites bacillaires ou cocciques aiguës ou chroniques), au pourtour des foyers infectieux. Dans ce cas, des lésions cellulaires sont encore réalisées, et nous voici obligés de poser de nouveau la question de la prééminence des lésions cellulaires sur les lésions vasculaires, dans les méningo-vascularites infectieuses. Pour nous, et en l'absence de faits qui autorisent des conclusions fermes et définitives sur ce point, nous formulerons ainsi l'opinion qui nous paraît la plus vraisemblable : quand il y a toxi-infection cérébrale aiguë, subaiguë ou chronique, les troubles vasculaires et circulatoires, qui font partie du processus infectieux peuvent amener, à eux seuls, des lésions cellulaires ; mais cela n'empêche pas de penser que des lésions cellulaires ne puissent aussi résulter directement de l'infection, sans l'intermédiaire des troubles de la circulation.

En Résumé, les lésions cellulaires que nous avons observées dans

---

(¹) Nous ne rappellerons pas ici la physionomie de ces lésions que notre maître, M. Gilbert Ballet, a décrites récemment, telles que la méthode de Nissl les montre. (G. Ballet, *Annales médico-psychologiques*, mai 1898).

quatre cas, nous paraissent indépendantes des lésions vasculaires, méningées, interstitielles ; des troubles de la circulation qui peuvent sans doute coexister parfois avec elles, et qui, d'ailleurs, ne se rencontraient, dans nos observations, que d'une manière insignifiante.

Ces lésions cellulaires étaient assez constantes et se mesuraient assez exactement sur l'intensité et la durée du trouble mental, pour que nous pensions devoir leur accorder une étude spéciale et approfondie.

Note sur l'emploi de la méthode de Nissl. — Puisque les lésions que nous allons étudier ont été observées avec la méthode de Nissl, nous devons répondre aux objections générales qui ont été formulées, à propos de diverses lésions cellulaires, mises en évidence par ce procédé de coloration.

1ʳᵉ OBJECTION. — La méthode de Nissl montre des altérations cadavériques : par conséquent, les lésions que l'on décrit, avec cette méthode, et que l'on considère comme liées à l'existence d'une altération des centres nerveux pendant la vie du malade, sont liées, en réalité, aux altérations produites par la décomposition cadavérique.

RÉPONSE. — Il est exact qu'avant même que la décomposition cadavérique se manifeste par des modifications, grossièrement appréciables, de la consistance, la structure, la couleur, l'odeur, etc. des centres nerveux et du cadavre entier, elle se manifeste par des altérations cellulaires que la méthode de Nissl (qui décèle beaucoup d'altérations délicates de la cellule nerveuse) permet de constater et d'étudier, mieux que toutes les autres méthodes. S'ensuit-il que la méthode de Nissl ne mette en évidence *que des altérations cadavériques* ? — Nous ne pensons pas que personne aille jusqu'à cette généralisation imprudente. Les raisons qui font que la méthode de Nissl permet d'étudier des altérations cadavériques, inappréciables avec d'autres techniques, font aussi que cette méthode permet d'étudier des altérations d'autre origine, également inappréciables avec les autres techniques. C'est à l'observateur, et non pas à la méthode qu'il appartient de distinguer la physionomie et l'origine des lésions qu'il rencontre ; et cette physionomie et ces origines sont variées.

Ces distinctions, entre les nombreuses lésions cellulaires observées avec la méthode de Nissl, nous paraissent nécessaires. On peut déjà s'entendre sur les principales. Les autres sont un sujet d'études. En ce qui concerne les lésions cadavériques, c'est certainement une erreur que de prétendre les diagnostiquer d'après l'heure de l'autopsie seulement. Ainsi, l'on ne peut pas dire : Toutes les lésions observées avant la ⁿᵐᵉ heure post mortem, ne sont pas cadavériques ; — toutes les lésions observées après cette heure sont cadavériques. Ce précepte erroné a fait quelquefois croire que l'on ne pouvait faire facilement des études pathologiques avec la méthode de Nissl, parce qu'il était nécessaire d'y consacrer des pièces recueillies aussitôt après la mort, ou, du moins, un très petit nombre d'heures après.

En réalité, les choses ne se passent pas ainsi. Le système nerveux de certains animaux s'altère, il est vrai, très vite après la mort. Mais celui de l'homme résiste beaucoup plus longtemps. En règle générale, le temps légal de 24 heures, entre la mort et l'autopsie, ne nous a pas paru excessif. Du reste, cette durée varie avec la température, les pièces s'altérant beaucoup plus vite par les temps chauds que par les temps froids. Elle varie aussi avec le genre de mort du malade (les infectés résistent beaucoup moins que ceux qui ne le sont point ; certains intoxiqués résistent très longtemps), etc. En somme, il est nécessaire de savoir reconnaître, par leur physionomie, les lésions cellulaires cadavériques, car si l'heure de l'autopsie, les commémoratifs de la mort, la nature de la maladie, l'aspect général macroscopique d'un système nerveux, fournissent des renseignements utiles, ils ne doivent qu'*aider* le diagnostic. Par suite, on ne peut objecter à des lésions cellulaires, décrites avec la méthode de Nissl, qu'elles sont cadavériques, que si elles présentent les caractères histologiques et la forme des lésions cadavériques.

Nos opinions sur cette question ont été corroborées par des publications étrangères (et, notamment, italiennes) nombreuses. (Pour la bibliographie, voir notre Revue sur la cellule et le neurone (¹) et nos publications ultérieures.)

2ᵉ OBJECTION. — La méthode de Nissl montre des lésions cellulaires chez des sujets qui n'avaient point de maladies nerveuses. Les lésions étudiées avec cette méthode n'ont donc pas d'importance.

RÉPONSE. — Cette objection est basée sur ce fait, qu'en étudiant, par la méthode de Nissl, le système nerveux de sujets morts d'infections diverses, de maladies générales quelconques, on a trouvé, assez souvent, des lésions cellulaires.

Bien loin d'y voir une objection contre l'emploi de la méthode, nous y voyons une raison d'y avoir recours. En effet, elle nous montre ainsi que, chez des sujets atteints d'une infection grave, d'une fièvre élevée, etc., le système nerveux, que l'on ne supposait pas atteint, était parfois le siège de multiples lésions cellulaires. Cette constatation, des plus intéressantes, nous démontre, une fois de plus, à quel point la division des maladies en « maladies nerveuses, mentales, etc., » c'est-à-dire en maladies d'un appareil ou d'un système, était souvent artificielle et inexacte, et comment les faits anatomiques, aussi bien que les faits cliniques, se chargent d'élargir ces cadres étroits. Chez les pneumoniques, les grippés, les typhiques, etc., les cellules nerveuses peuvent être atteintes ; bien qu'au sens ordinaire du mot, ces sujets n'aient pas de « maladie nerveuse », ils délirent, ils ont des convulsions, ils tombent dans le coma, accidents qui indiquent, aussi bien que les lésions cellulaires, l'évidente participation de leur système nerveux au désordre général de l'économie.

Il en est de même pour les vieillards. Objecter à la méthode de Nissl qu'elle révèle des cellules anormales chez des vieillards, considérés comme n'ayant pas de « maladies nerveuses », c'est oublier que la vieillesse est une maladie générale, et que, parmi les symptômes de cette maladie, on trouve des accidents nerveux (tremblements, troubles des sphincters, affaiblissement mental, etc.).

(¹) *Gaz. des hôp.* 29 juillet 1899.

Enfin, des sujets dits « normaux » ont quelquefois, dit-on, des cellules anormales. En faut-il déduire que la méthode de Nissl a tort ? Nous préférons penser que les sujets normaux ne le sont pas intégralement, et que, même chez un homme normal, il y a déjà quelques éléments cellulaires (non seulement dans le système nerveux, mais probablement encore dans les autres appareils) qui ne sont point tout à fait sains. Cette réflexion nous paraît conforme à l'ensemble des notions que la pathologie générale contemporaine nous permet d'accepter pour vraies.

Hâtons-nous d'ajouter que le nombre très grand d'examens histologiques que nous avons pratiqués, pendant plus de deux années, sur la plupart des malades morts dans les services de M. le prof. Landouzy et de M. le Dr G. Ballet, nous permet d'affirmer que ces altérations cellulaires sont d'ailleurs très rares, et qu'en règle générale, les cellules que l'on rencontre dans les examens ordinaires qu'un service hospitalier peut fournir, sont des cellules saines. Qu'une recherche, volontairement très minutieuse, amène à découvrir, chez beaucoup de sujets, çà et là, quelques cellules un peu différentes du type normal, cela est possible, mais nous paraît peu intéressant médicalement, car il est contraire à toutes les lois de l'histologie pathologique de tenir compte des lésions rencontrées dans ces conditions. En effet, l'on sait qu'on ne doit tenir pour lésion (à de rares exceptions près) que l'altération nette et étendue à un certain nombre d'éléments, quelle que soit, d'ailleurs, la méthode d'investigation employée. Dans ces conditions, nous n'hésitons pas à dire que le type cellulaire normal est la règle (même dans un service hospitalier où les causes de morts sont très variées), et que les types morbides sont des exceptions, réservées à de rares autopsies.

Lorsqu'on rencontre ces types morbides, on en trouve une explication. Parmi les raisons qui les motivent habituellement, l'une nous paraît mériter une mention particulière : c'est l'ensemble des fermentations qui se produisent, pendant l'agonie, chez certains infectés. Il semble vraiment qu'il y ait une décomposition cadavérique avant la mort. C'est dans ce cas, et dans ce cas seulement, que l'on peut rencontrer des altérations cellulaires généralisées, impossibles à expliquer par d'autres raisons que la décomposition agonique. L'aspect de ces lésions cellulaires aiguës est d'ailleurs caractéristique : c'est celui des altérations cadavériques.

3° OBJECTION. — La méthode de Nissl ne montre pas d'altérations cellulaires dans certaines maladies nerveuses où il doit y en avoir. — Elle en montre au contraire dans des maladies où il ne doit point y en avoir. C'est donc une méthode qui ne peut rendre que peu de services et des services suspects.

RÉPONSE. — Cette objection suppose que nous savons, dès maintenant, et d'une manière définitive, dans quel cas il *doit* y avoir des lésions et dans quels cas il ne *doit* point y en avoir. Bien loin de l'état d'esprit qui amène à de pareilles croyances, nous pensons que toutes les fois qu'un fait (comme la constatation ou la non-constatation d'une lésion cellulaire) sera en contradiction avec la doctrine, ce n'est point le fait qui aura tort.

4° OBJECTION. — La méthode de Nissl ne révèle que la chromatolyse, et la chromatolyse est une lésion banale.

Réponse. — Cette formule réunit, en les résumant, les objections auxquelles nous venons de répondre. Elle suppose que le terme de « *Chromatolyse* » ne désigne qu'une seule lésion, ce qui est une erreur, puisqu'il s'applique à toutes les lésions de la cellule nerveuse où la substance chromatophyle est altérée dans sa distribution, sa forme, ou sa composition chimique. Elle suppose que 'a méthode de Nissl ne révèle que des lésions de la substance chromatophyle, ce qui est une erreur encore, puisque cette méthode montre, mieux que le picrocarmin et l'hématoxyline, les changements de place et de forme du noyau et du nucléole, les changements de forme de la cellule, les changements de sa composition chimique (tantôt elle prend la couleur, tantôt ne la prend pas), les changements des prolongements, etc., etc. Elle suppose encore que l'ensemble de ces lésions, réunies sous ce nom général de Chromatolyse, sont *banales*, ce qui n'a pas de sens précis, et exprime certainement une erreur, car les lésions ainsi observées sont rares (ce qui est le contraire du banal) et dues à des causes multiples, parmi lesquelles il y en a de banales et d'autres point, etc. Elle suppose, enfin, que la méthode de Nissl ne montre dans la cellule que des changements superficiels d'aspects et de couleur, peu importants, sans remarquer que tout changement de couleur implique un changement de formule et de réaction chimique, et que tout changement de forme implique un changement de nutrition et de rapports, etc.

En Résumé, bien que nous ne voulions nullement faire ici l'examen critique complet de la méthode de Nissl, nous devons constater que les objections qu'on lui a faites l'ont été prématurément, et qu'une étude plus prolongée des applications de cette méthode, aurait sans doute permis à ses détracteurs de s'apercevoir de l'étendue et de la complexité d'un sujet, dont ils n'ont vu, tout d'abord, qu'une petite partie.

Il nous semble que la méthode de Nissl peut montrer, mieux que les méthodes de coloration qui l'ont précédée, certaines des altérations que ces méthodes montraient déjà, et aussi quelques autres que ces méthodes ne montraient point. Nous croyons qu'il ne faut pas se hâter d'interpréter les lésions qu'on observe avec cette nouvelle technique, parce que ces lésions sont très nombreuses, très variées, et que nous avons là véritablement, toute une langue à apprendre, dont nous déchiffrons avec peine quelques caractères seulement. Nous pensons que les travaux d'ensemble sur l'anatomie pathologique de la cellule nerveuse et sur la méthode de Nissl, n'ont encore donné que peu de résultats, parce que nous n'avons pas encore la connaissance certaine d'assez de types cellulaires pour bien les classer.

Il n'est pas douteux qu'on a demandé quelquefois à la méthode de Nissl plus qu'elle ne pouvait donner, et que l'on a commis avec elle beaucoup d'erreurs d'interprétation. Il en a été de même, sans doute, au début de la carrière de toutes les méthodes, et ce n'est point leur faute. Je ne connais à la technique de Nissl qu'un défaut : c'est qu'elle est récente, que l'accord n'est pas encore fait sur les résultats qu'elle donne, et que, par suite, chacun, pour l'employer avec discernement, doit se faire péniblement son éducation — au lieu de la recevoir toute préparée de l'expérience des autres, comme pour d'autres techniques plus anciennes. Cela explique certains résultats douteux et certains jugements trop rapides.

§ VI. — Aspect de ces lésions.

LES GRANDES PYRAMIDALES DE LA ZONE ROLANDIQUE. — Nous allons décrire la physionomie des lésions cellulaires que nous avons observées. Comme type de nos descriptions, nous prendrons les grandes cellules pyramidales de la zone rolandique, et les cellules de Betz. La raison de cette préférence est seulement dans les facilités que la forme, les dimensions et la structure de ces éléments, donnent pour l'examen par la méthode de Nissl. On pourra nous objecter que ces organites, placés dans la région rolandique, sont mal choisis, puisque, dans nos cas, il existait des troubles mentaux, et que la région rolandique est une région motrice. Nous répondrons en renvoyant au premier paragraphe de ce chapitre, dans lequel nous avons admis que les cellules corticales dites « motrices » étaient seulement le siège des représentations mentales d'images motrices et, par conséquent, des cellules psychiques au même titre que les autres éléments de l'écorce. D'ailleurs, nous convenons que les cellules rolandiques, représentant la partie psychique des actes moteurs, étaient peut-être moins indiquées que d'autres, pour la recherche de lésions importantes, dans les cas que nous étudions. Malheureusement, l'état de nos connaissances ne nous permet nullement de savoir quelles sont ces « autres » cellules, dont la lésion entraînerait, avec une intensité et une rapidité spéciale, des perturbations dans les actes tout psychiques. Nous ne pouvons même pas dire si des éléments cellulaires ainsi spécialisés existent : nous ne savons pas exactement et sûrement comment se fait la division du travail parmi les différentes couches cellulaires de l'écorce, et nous ne savons pas davantage si les groupes cellulaires correspondant à telle ou telle région de l'écorce n'interviennent pas dans *toutes* les opérations psychiques.

Nous ne pouvons aujourd'hui qu'accepter des hypothèses très générales et qu'éviter les affirmations prématurées. Nous raisonnerons donc comme si les lésions que nous avons mieux observées dans les grandes cellules pyramidales, à cause de leur dimension, existaient à des degrés différents et avec des formes un peu variées, dans les autres cellules nerveuses de l'écorce, et comme si toutes les cellules étaient intéressées dans tous les actes mentaux, à des degrés variables. Sans aucun doute, l'avenir remplacera cette formule générale par des appréciations plus précises et plus restreintes, mais nous ne croyons pas qu'il soit possible de trouver aujourd'hui une base solide de recherches, en dehors de notre large hypothèse. Nous n'en dissimulons pas le caractère incertain, mais ce vague nous paraît préférable à des affirmations catégoriques sur des points très douteux, leur premier résultat étant de nous exposer à discuter avec un point de départ erroné.

Admettons donc qu'ayant à étudier les cellules cérébrales en général, pour y trouver l'explication d'un trouble mental aussi général que celui que nous avons observé, nous avons pris les cellules les plus faciles à étudier, pour en faire les types de nos descriptions. Nous verrons, plus loin, les réserves que nous devrons faire sur l'interprétation des lésions que nous y avons observées, et nous reconnaissons, dès maintenant, que le peu de connaissances, aujourd'hui acquises, sur la physiologie de ces cellules, tend à les montrer comme en relation directe avec la représentation mentale des mouvements appris, c'est-à-dire avec l'éducation musculaire et la direction des mouvements volontaires et coordonnés.

Description des lésions. — Dans sa forme la plus légère, la lésion que nous avons observée se présente ainsi :

L'aspect général de la cellule, sa forme, ses contours, ses éléments principaux sont conservés. Mais la base de la pyramide cellulaire se renfle dans la partie que le noyau occupe.

Ce noyau quitte le centre de la cellule et va se placer vers la périphérie : les grains chromophyles qui l'entouraient ont disparu, de sorte que le centre de la cellule est éclairci.

Dans sa forme la plus accentuée, voici comment la lésion se montre :

La cellule a perdu complètement sa forme pyramidale ou polygonale régulière. Au lieu d'être limitée par des lignes droites ou concaves, elle est limitée par des lignes courbes et convexes, quelquefois même par une seule ligne courbe, circonscrivant un ovale, une ellipse, un cercle. C'est dire que la cellule a pris une forme globuleuse plus ou moins régulière. En faisant varier la vis du microscope, on a nettement la sensation que l'on examine un corps cellulaire qui a la forme ovoïde ou sphéroïdale. Le centre de ce globe est clair, sa périphérie est foncée et l'intervalle se colore de teintes nuageuses. Les contours en sont plus flous et les bords moins distincts que ceux d'une cellule saine. Le noyau cellulaire, dont l'aspect est normal, est situé dans une position très excentrique : il occupe la base d'un prolongement, ou bien fait hernie hors de la cellule, ou bien se fixe sur son bord. Les grains chromophyles ont complètement disparu.

et, s'il en reste quelqu'un, c'est sur les bords de l'élément. Les prolongements protoplasmiques sont à peine appréciables, et on ne peut les suivre qu'à une très faible distance du corps cellulaire.

Entre ces deux degrés extrêmes, tous les intermédiaires se placent : c'est-à-dire que le noyau peut occuper toutes les situations, depuis le centre jusqu'à la tangente à la circonférence : que les grains chromatophyles, et même la coloration bleue de l'élément, peuvent être complètement disparus, ou au contraire conservés dans certaines régions, avec des intensités variables : qu'enfin, le corps cellulaire peut être devenu méconnaissable, ou n'être qu'à peine modifié, etc.

Après les altérations accentuées, il n'y a plus que la disparition presque complète de la cellule, qui est réduite à un corps incolore ou jaunâtre, ayant à peu près la forme d'un haricot, et dont la dimension est très inférieure à celle de l'élément normal.

De même que tous les degrés peuvent être rencontrés entre la lésion légère et accentuée de la cellule, de même tous les degrés peuvent être observés dans le nombre des éléments atteints.

Dans l'obs. IV, il n'y avait presque pas une cellule saine ; dans l'obs. III, peu étaient très nettement altérées ; dans l'obs. II, les cellules malades étaient réunies en groupes, et d'autres groupes étaient restés sains ; dans l'obs. I, les cellules malades, très nombreuses, étaient disséminées, etc.

Cette description a été faite d'après des cellules colorées par la méthode de Nissl. Avec le picrocarmin, on observe nettement les mêmes altérations, quand elles sont assez accentuées : forme globuleuse de la cellule, migration périphérique du noyau. Mais, comme l'on sait, le picrocarmin n'indique pas les différences de coloration de la cellule, qui, dans tous les cas, reste uniformément rouge. Par conséquent, lorsque, au début de la lésion, le symptôme principal est la variation de coloration due à la disparition des grains chromophyles (méthode de Nissl), le picrocarmin n'indique rien.

Ces lésions ne sont pas cadavériques ou agoniques. — On ne peut s'attarder à discuter si ces lésions sont cadavériques ou agoniques : en effet, outre qu'elles sont limitées à certaines cellules, à certaines régions, — alors que les lésions cadavériques et agoniques atteignent toutes les cellules et toutes les régions à des degrés différents (et même aussi la substance blanche), — il y a une différence très nette entre l'aspect que nous venons de décrire et celui des altérations cadavériques et agoniques. Sans qu'il soit nécessaire de décrire ici ces dernières, il suffira de comparer les planches qui les représentent à la fin de ce volume, pour constater qu'en effet, une confusion est impossible.

CES LÉSIONS SONT RARES. — Les lésions que nous venons de décrire sont des lésions rares : en effet, sur 70 cerveaux humains que nous avons actuellement examinés, avec les techniques nécessaires, nous ne les avons rencontrées que dans les quatre observations réunies au début de ce livre, avec l'intensité et la netteté que nous avons signalées.

Mais, à titre de lésion isolée d'une ou de quelques cellules, nous avons observé le même aspect cellulaire dans quelques autres cerveaux.

Parfois, c'était un groupe de cellule qui reproduisait les aspects décrits, alors que tout le reste des fragments examinés ne renfermaient que des cellules saines : c'était alors au voisinage d'un foyer infectieux (méningite suppurée, abcès cérébral) que ces lésions étaient réalisées [1].

Parfois, c'était sous la forme de cellules disséminées, éparses dans un un cerveau sain à tous autres égards : c'était alors chez des malades atteints de fièvre, d'infection aiguë, accompagnées de divers troubles mentaux (délire des maladies aiguës) [2].

Parfois enfin, de multiples investigations révélaient une ou deux cellules atteintes, dans un ensemble cortical parfait : inutile, à notre avis, de tenir compte de pareils cas.

Dans **150** cerveaux d'animaux, sacrifiés dans les conditions les plus variées, nous n'avons rencontré cet aspect cellulaire que dans un seul cas, et limité à un très petit nombre d'éléments. Nous citerons ce cas plus loin, parce qu'il mérite qu'on s'y arrête [3].

On voit donc qu'il est impossible de considérer ces lésions comme *banales*, et d'admettre qu'elles se trouvaient *par hasard*, avec un pareil degré d'intensité et de confluence, dans les quatre cerveaux des malades atteints du trouble mental que nous avons observé, et des toxi-infections que nous avons longuement étudiées.

[1] Prochaine publication.
[2] Communication au Congrès de Lille, Article de la Médecine Moderne, etc., déjà cités. (Août 1899. (*Rueff, éd. Paris.*
[3] Un chien ayant une collection purulente dans cette région.

§ VII. — Relation de ces lésions avec les lésions cellulaires spinales et les Polynévrites.

Recherchons donc l'explication et la genèse de ces lésions intéressantes.

Une constatation facile va nous fournir l'idée d'une première enquête :

Si nous comparons l'aspect des cellules pyramidales à celui des cellules spinales, dans l'obs. I., (les grosses cellules des cornes antérieures de la région lombaire étant prises comme types), nous sommes frappés de la ressemblance parfaite de ces deux groupes cellulaires. En effet, forme globuleuse, migration du noyau à la périphérie, gonflement du corps cellulaire, disparition des grains chromatophyles, effacement de la cellule et des prolongements, telles sont les lésions que nous retrouvons dans les cellules spinales. Dans l'obs. I, ce n'est donc plus une lésion limitée à une catégorie de cellules cérébrales que nous avons examinée, mais une lésion étendue à tout l'axe cérébro-spinal, ou, du moins, à toutes les grandes cellules de la substance grise cérébro-spinale. Nous verrons, plus loin, s'il y a lieu de faire, parmi les éléments cellulaires contenus dans cette substance grise, des distinctions en rapport avec les lésions que nous avons observées.

Cette analogie parfaite entre les lésions spinales et les lésions corticales va nous permettre de recueillir quelques renseignements importants sur les relations de ces lésions. En effet, si nous manquons de documents à propos des altérations cellulaires corticales, il n'en est pas de même en ce qui concerne les lésions cellulaires spinales.

RELATIONS DES LÉSIONS SPINALES AVEC LES POLYNÉVRITES. — Or, les lésions des cellules spinales, visibles dans les cornes antérieures, au niveau des renflements lombaires et cervicaux, affectant la physionomie que nous avons décrite, sont des lésions observées au cours des intoxications, des infections générales subaiguës ou chroniques qui s'accompagnent de polynévrites. Sans doute, cette affirmation générale n'exclut pas des exceptions, mais l'on peut dire, sans crainte d'erreur, que c'est ainsi que les choses se présentent habituellement. Or, ce que nous observons chez notre malade de l'obs. I, concorde avec cette large définition. Cette malade était la proie d'infections et d'intoxications subaiguës et chroniques, elle avait des polynévrites, et les lésions, particulièrement visibles dans les cellules des cornes antérieures, dominaient au niveau des renflements, surtout dans le renflement lombaire, qui correspondait aux nerfs les plus altérés.

Les lésions secondaires dans les cellules spinales. — On s'est demandé quelle était la relation de ces lésions cellulaires avec les lésions polynévritiques qui les accompagnent habituellement. Pour cela on a réalisé expérimentalement, non pas des polynévrites comparables à celles que nous observons chez les hommes, mais des sections, des arrachements, des lésions violentes de nerfs périphériques. À la suite de ces lésions, on a constaté que les cellules spinales correspondant aux nerfs lésés s'altéraient dans leur forme, leur couleur et leur structure, et que ces altérations prenaient la forme de celles que nous avons décrites (Nissl, Marinesco, Ballet et Dutil, Sano, van Gehuchten, de Bück). Les altérations, ainsi réalisées dans les cellules spinales, sont dites *secondaires* aux lésions des nerfs périphériques.

En faut-il déduire, lorsqu'on rencontre des lésions de cette physionomie dans des cellules spinales, qu'il existe nécessairement des lésions polynévritiques? C'est-à-dire, faut-il considérer l'aspect cellulaire que nous venons de décrire comme toujours *secondaire* et comme caractéristique de lésions *secondaires*? Ce serait étendre à l'excès les déductions légitimes des faits que nous venons de rappeler. Que les lésions expérimentales des nerfs puissent amener des lésions cellulaires de cette physionomie : cela est certain. Que cette conséquence soit fatale, nécessaire, dans *tous* les cas, cela est une affirmation hasardeuse. En effet, beaucoup d'auteurs se sont refusés à admettre que l'on puisse établir un rapport constant entre la lésion polynévritique et la lésion cellulaire. Dans des expériences, publiées en 1898 [1], le professeur Van Gehuchten a établi que l'on pouvait sectionner des nerfs spinaux chez certains animaux, sans provoquer de lésions cellulaires spinales. Avant que ces expériences ne fussent publiées, nous avions sectionné, chez trois chiens adultes et bien portants, le nerf sciatique, et nous avions observé les accidents paralytiques qui suivent cette section. Ces trois chiens furent sacrifiés à intervalles réguliers, pendant un mois. Or, malgré les investigations les plus minutieuses, nous n'avons observé aucune lésion cellulaire dans la moelle lombaire, ni ailleurs. Nous hésitions à publier ces faits, qui étaient en contradiction avec les opinions les plus vraisemblables à cette époque, lorsque la publication de M. Van Gehuchten vint nous donner la confirmation de ce que nous avions nous-même observé.

Il n'est donc pas constant d'observer l'apparition de ces altérations cellulaires après la lésion expérimentale des nerfs périphériques. Peut-on, du moins, penser que lorsqu'on rencontre la lésion spinale, on peut affirmer la coexistence de lésions des nerfs périphériques? Assurément non. Mes maîtres, MM. Ballet et Dutil, ont montré que de semblables aspects cellulaires étaient réalisés, dans la moelle du cobaye, par la compression momentanée de l'aorte et l'anémie spinale qui en résulte. D'autres auteurs ont retrouvé ces aspects dans des cas analogues.

Chez l'homme, il est des cas de polynévrite où l'on n'a point vu ces

[1] Voir Revue neurologique.

altérations cellulaires (Dejerine), et, dans les cas où il y avait polynévrite et lésion cellulaire, il y avait aussi des infections et des intoxications générales qui suffisent, sans polynévrite, à provoquer des lésions cellulaires.

Bref, il est probable que toutes les polynévrites ne s'accompagnent pas de lésions cellulaires, et, il est certain que toutes les lésions expérimentales des nerfs ne les peuvent réaliser sûrement, dans tous les cas ; d'autre part, le type des lésions cellulaires, qui coexiste souvent avec des polynévrites, peut aussi être observé, en leur absence ; et, même quand il coexiste avec elles, il ne peut être considéré nécessairement comme un effet, une résultante de ces polynévrites, c'est-à-dire comme une « lésion secondaire ».

On peut donc penser, soit que les lésions spinales étaient, dans l'observation I, la conséquence des lésions névritiques, soit que ces lésions étaient dues aux mêmes causes que les lésions névritiques, agissant sur les cellules comme sur les nerfs, ou plutôt agissant sur l'ensemble du neurone : cellule et prolongements (²).

En faveur de la première opinion, on peut remarquer l'aspect très constant des lésions cellulaires, et l'absence complète de lésions interstitielles. L'atteinte ainsi bien localisée à l'élément nerveux, et réalisant l'aspect cellulaire que nous avons décrit, s'observe d'ordinaire dans l'affection dite « Polynévrite ». Mais il ne faut pas oublier que l'emploi de ce terme, très précis en apparence, n'implique nullement que seuls les nerfs sont malades. Ils le sont quelquefois principalement, mais non pas seuls. Les cellules le sont aussi très souvent, et, si nous sortons de l'examen du système nerveux, nous verrons que, chez les malades atteints de polynévrites, beaucoup d'autres viscères sont atteints. Donc la fréquence, dans les polynévrites, des aspects cellulaires que nous avons constatés chez la malade I, et l'emploi du terme « Polynévrite » pour désigner l'affection qui existait chez elle, n'implique nullement que les névrites existaient seules, que la lésion des nerfs était prééminente, que les lésions cellulaires n'en étaient que des conséquences. Cette malade était alcoolique, tuberculeuse, insuffisante hépatique et rénale ; elle avait un trouble mental, un état général toxi-infectieux et des polynévrites : tout cela est trop complexe et trop important pour que nous ne voyions que la lésion névritique seule ; celle-ci n'est qu'une petite partie d'un ensemble pathologique. D'ailleurs, il nous semble bien que les lésions cellulaires étaient, chez cette malade, plus accentuées et nombreuses que les lésions névritiques. Par suite, nous ne verrons, dans les

---

(²) Nous avons puisé, dans l'enseignement de M. le professeur Raymond, cette conviction que les actions infectieuses et toxiques atteignant le neurone l'altèrent en son entier, et que, entre les poliomyélites et les polynévrites, il n'y avait que des différences de degré.

unes et les autres, que des effets parallèles de causes générales, que nous aurons à déterminer plus loin.

Atrophie secondaire des cellules pyramidales rolandiques. — Les cellules cérébrales peuvent-elles, comme les cellules spinales, dégénérer à la suite de la lésion de leur prolongement? Les pyramidales de la zone rolandique n'émettent pas de nerfs, mais elles émettent des fibres de projection qui, à travers la couronne rayonnante, vont constituer (dans la capsule interne, le bulbe, la moelle) le faisceau pyramidal. La lésion de ce faisceau entraîne-t-elle les mêmes conséquences, pour les cellules pyramidales, que celles d'un tronc nerveux spinal pour les cellules des cornes grises correspondantes?

Voici l'expérience que nous avons instituée, à l'instigation de notre maître, M. G. Ballet, dans le but de trouver une réponse à cette question.

Atrophie des grandes cellules pyramidales dans la zone motrice de l'écorce cérébrale, après la section expérimentale des fibres de projection, chez le chien (¹). — Chez 7 chiens adultes, de taille moyenne, pesant environ 10 kilogr., et appartenant à des races différentes, nous avons sectionné les fibres de projection originaires de la zone motrice corticale.

Technique de l'intervention. — Anesthésie à la morphine et à l'éther. Asepsie de la région. Large incision curviligne partant de l'oreille, dépassant la ligne médiane, et revenant se terminer sur l'œil du même côté.

Sans disséquer le lambeau cutané, on incise les insertions du muscle temporal tout près de la ligne médiane, et on désinsère ce muscle de la plus grande partie de la fosse temporale. Sur l'os ruginé, on applique une couronne de trépan, de la dimension d'une pièce de 1 franc, à un centimètre environ en dehors de la ligne médiane, et à la même distance en arrière du rebord externe de la cavité orbitaire.

La rondelle osseuse enlevée, l'orifice est agrandi à la pince gouge, en avant et en arrière, en évitant le sinus longitudinal sur la ligne médiane.

La surface du cerveau était découverte par incision de la dure mère, enfoncez le bistouri à un centimètre de profondeur, perpendiculairement à la surface cérébrale, en limitant la course de l'instrument avec le doigt placé sur la lame. Conduisez le bistouri d'un bout à l'autre de l'orifice osseux, parallèlement au bord supérieur de l'hémisphère, de façon à produire une section de trois centimètres environ de longueur mesurée, d'avant en arrière.

Il se produit une hémorragie immédiate assez abondante, mais de peu de durée. Lorsqu'elle est à peu près arrêtée, la dure mère est suturée par un surjet au catgut, et le volet charnu rabattu est réuni au muscle temporal du côté opposé, par quelques larges points de catgut. Suture cutanée. Pansement à l'iodoforme, ouate et collodion.

Suites de l'intervention. — Après l'opération l'animal s'éveille en une ou deux heures, et cherche à se mouvoir. Déjà il présente quelques troubles moteurs qui seront plus faciles à étudier les jours suivants.

Durant 48 heures environ, l'opéré reste somnolent, abruti. Vers le troisième jour seulement, il commence à s'alimenter, à circuler et à donner des signes de satisfaction en reconnaissant les personnes qui le soignent.

Il affecte alors une attitude et une démarche spéciales. Lorsqu'il stationne, il forme un demi-cercle, la tête touchant presque la queue. Cette incurvation est continue, très accentuée, mais peut être très facilement vaincue, c'est-à-dire qu'avec une très faible pression on ramène le corps de l'animal dans la rectitude. L'attitude vicieuse se reproduit spontanément, dès qu'on abandonne de nouveau l'animal à lui-même. S'il veut progresser, l'on dirait qu'il cherche à attraper sa queue ; il se meut lentement dans une direction déterminée, en décrivant une spirale.

Pendant 15 jours et plus, il reste incoordonné, maladroit, et paraît mal mesurer l'étendue, la force et la direction de ses gestes. L'attitude incurvée persiste plus longtemps encore, puis tous les phénomènes s'amendent d'autant plus vite que la section opératoire a été moins étendue. En aucun cas, nous n'avons observé d'attaques épileptiques ni de paralysies vraies.

Nous avons sacrifié nos animaux, habituellement en bon état général, de 8 à 31 jours, après l'intervention.

Autopsie. — La dure mère est bien refermée, adhérant au cerveau et à la face profonde du muscle.

La plaie cérébrale, lorsque l'opération ne remonte pas à plus de 15 jours, est largement béante et remplie par une pulpe rougeâtre, formée de caillots et de débris de matière cérébrale. Ce foyer ramolli dépasse de beaucoup l'étendue de la section opératoire, parce que sa surface est ovale, alors que celle de la section était linéaire, de sorte qu'il semble que les lèvres de la plaie se sont fondues dans l'écoulement sanguin. Plus l'opération est ancienne, et plus les limites de ce ramollissement sont restreintes, de telle sorte que celle-ci finit par se limiter à une cicatrice osseuse, séparant les deux lèvres de la plaie cérébrale, qu'en aucun cas nous n'avons vues réunies.

En enlevant la dure mère, le caillot la suit généralement (au moins si la plaie est récente), et laisse à découvert une vaste perte de substance, occupant quelquefois un tiers environ de la surface totale de l'hémisphère cérébral. Au fond l'on aperçoit parfois le ventricule. Nous avons prélevé, pour l'examen histologique, le pont de substance cérébrale situé au-dessus de la perte de substance, et nous l'avons divisé en trois fragments égaux : l'un pour la coloration par la méthode de Nissl, le second pour être placé dans la liqueur de Marchi, le troisième dans la liqueur de Müller. En même temps, et avec le même trait de section, nous prélevions trois fragments homologues sur l'hémisphère sain, qui ont été placés dans les mêmes réactifs et dans des flacons différents, pour servir de témoins.

Résultats histologiques. — L'un de nos chiens étant mort spontanément d'hémorragie, quatre jours après l'intervention et son autopsie n'ayant été pratiquée que huit heures environ après la mort au mois de juin, l'écorce cérébrale présentait des lésions diffuses qui nous ont déterminé à négliger complètement ce cas, dont nous ne reparlerons plus.

Des 6 chiens dont nous retenons l'examen, quatre vont nous donner des résultats exactement semblables. Ils ont été sacrifiés 8, 11, 18, 21 jours après le traumatisme expérimental. Chez aucun de ces animaux nous n'avons constaté ni à l'œil nu, ni au microscope, de lésions infectieuses de la substance corticale [1] qui était saine d'aspect. Les altérations que nous allons décrire nous semblent donc la conséquence du traumatisme lui-même, c'est-à-dire de la section des fibres blanches sous-corticales.

Quand on compare les coupes de l'écorce du côté opéré, aux coupes de l'écorce des régions homologues du côté sain, on constate très nettement la disparition des grandes cellules pyramidales, dans toutes les coupes et chez tous les animaux, quelle que soit d'ailleurs la durée de leur survie. Chez un seul chien, subsistent, en quelques points, de rares cellules, mais chez les trois autres on n'en trouve plus trace.

Un cinquième chien présente la même altération que les quatre précédents, mais beaucoup moins accentuée, c'est-à-dire que l'on voit, du côté opéré, un assez grand nombre de grosses cellules mais beaucoup moins que du côté sain... Or cet animal, d'assez grande taille, n'avait subi qu'une section corticale très minime, de 1 centimètre de longueur sur 1/2 centimètre de profondeur environ. Il n'avait point eu, à la suite, les troubles moteurs observés chez tous les autres opérés, et à l'autopsie, faite le 31e jour, l'on ne voyait, sur son cerveau, qu'une section linéaire sans trace de ces hémorragies qui, dans les autres cas, amenèrent des pertes de substance étendues.

Ici donc, le traumatisme cérébral fut beaucoup moins considérable que dans les autres cas, et l'on s'explique que les effets de ce traumatisme fussent moindres.

À l'examen des coupes, fait à un fort grossissement, il ne nous a pas été possible de trouver, au milieu des petites cellules de l'écorce avec lesquelles ils se confondaient probablement, les vestiges des cellules atrophiées.

Nous n'avons pas non plus, dans les cinq cas dont nous venons de parler, rencontré de cellules présentant l'aspect des lésions que l'on observe dans la moelle après la section des nerfs moteurs (tuméfaction de la cellule, chromatolyse centrale, projection du noyau à la périphérie). Toutefois, chez le cinquième chien, qui avait été moins atteint que les autres, et chez lequel beaucoup de cellules pyramidales persistaient, deux ou trois d'entre elles affectaient cet aspect.

Chez un sixième chien, par contre, la tuméfaction de la cellule, la chromatolyse centrale, la projection du noyau à la périphérie étaient très accusées et très nettes, et se rencontraient dans la plupart des grosses cellules de l'écorce, dont le nombre était d'ailleurs bien diminué par rapport au côté sain. Malheureusement ce chien, qui fut sacrifié le douzième jour, avait eu, à la suite de l'intervention, une double conjonctivite purulente, (du collodion liquide avait pénétré dans ses yeux), qui infecta sa plaie profondément et détermina un mauvais état général, des vomissements et de la diarrhée. On

[1] Un seul de nos animaux a eu de la fièvre (38°6) pendant quelques jours, à la suite de l'intervention. Les cellules corticales ont présenté chez lui quelques lésions de chromatolyse diffuse dont nous n'avons tenu aucun compte. Elles ne sont même pas mentionnées dans notre texte.

peut donc se demander si l'infection, locale ou générale, ne fut point la cause des lésions cellulaires corticales dans ce cas.

Enfin, chez aucun de nos animaux, il n'existait de lésion appréciable des petites cellules corticales.

Il résulte des expériences dont on vient de lire le résumé, que, chez le chien, la section des fibres blanches sous-corticales est suivie assez rapidement, (la lésion est constituée au huitième jour), de la disparition des grandes cellules pyramidales de la zone motrice, sans lésions des autres éléments de l'écorce [1]. Il ne nous est pas possible de décrire avec certitude le processus qui aboutit à l'atrophie cellulaire.

Dans nos cas, cette atrophie était réalisée par la disparition pure et simple des éléments de la cellule qui ne prenaient plus la couleur, diminuaient de dimension, enfin devenaient invisibles.

Dans le seul cas où les cellules aient offert un aspect particulier, il y avait des accidents d'infection locale et générale, qui ne nous permettent pas d'attribuer, avec certitude, la lésion cellulaire à la lésion des fibres de projection, puisque le foyer infectieux a pu agir directement ou indirectement sur les cellules, par ses émanations toxiniques ou les troubles circulatoires et nutritifs de l'inflammation.

Chez l'homme, des faits analogues ont été signalés : Dotto et Pusateri [2] ont vu la chromatolyse de la cellule cérébrale, débutant aux environs du cylindraxe, à la suite d'un foyer hémorrhagique de la capsule.

Marinesco [3], confirmant l'opinion de Von Monakow, a observé des faits analogues et très démonstratifs : il a constaté l'atrophie simple ou pigmentaire de la cellule pyramidale après la lésion de la capsule interne et, dans un seul cas, l'état de chromatolyse périnucléaire avec émigration du noyau. Or, dans ce cas, la lésion du faisceau pyramidal était située beaucoup plus bas que la capsule interne, puisqu'il s'agissait d'une myélite transverse. Cet exemple prouve, comme celui de Ceni, que l'atrophie de la cellule pyramidale rolandique ne suit pas seulement la lésion des fibres de projection près de la cellule (par exemple dans la couronne rayonnante ou dans la capsule interne), mais encore les lésions du fais-

---

[1] Ceni (*Société médicale de Parie*, 1895) a observé des faits presque analogues. Il a vu, vingt jours après une hémisection de la moelle chez des animaux, l'atrophie variqueuse des ramifications protoplasmiques, se propageant ensuite au corps cellulaire, dans les cellules cérébrales de l'hémisphère opposé au côté de la section.

[2] Dotto et Pusateri. — *Il Pisani fasc. I* et *Rivista di Patologia nervosa et mentale V. fasc. I*, janvier 1897. — Les auteurs croient les lésions cellulaires secondaires à la lésion du cylindraxe.

[3] *Soc. méd. des hôp.*, 24 mars 1899, et *Revue neurol.*, 30 mai 1899.

ceau pyramidal fort lointaines. Cette atrophie se fait-elle dans ces deux cas suivant des lois différentes ? Son aspect morphologique est-il le même, quelle que soit la distance de la lésion pyramidale ? Est-il le même chez l'homme et le chien ? On voit que ces faits sont encore trop peu nombreux pour permettre des conclusions quelconques sur ces divers points. Dans les seuls cas où des aspects cellulaires analogues à ceux que nous avons observés chez nos malades ont été rencontrés, ils étaient très rares, et accompagnés d'autres aspects différents. Ces cas, d'ailleurs, ne sont qu'au nombre de deux (celui de Marinesco et le nôtre) ; dans l'un la lésion pyramidale était lointaine, dans l'autre elle était proche et il y avait, dans le même point, un foyer d'infection, au voisinage duquel étaient les cellules malades.

Dans les autres observations que nous avons réunies, notre aspect cellulaire n'était pas réalisé et d'autres très différents l'étaient quelquefois.

En poussant plus loin l'hypothèse, peut-on penser que, s'il est exact que les lésions polynévritiques aient un retentissement sur les cellules spinales, l'altération de celles-ci ait un retentissement sur les cellules cérébrales correspondantes.

Cela est possible, mais nous ne pouvons nous avancer sans faits précis qui nous y autorisent, et ces faits font défaut.

En effet, l'observation de nos malades, qui est le seul terrain de discussion solide, ne nous amène point à tant de considérations et d'hypothèses. Dans trois cas, l'étude de la substance blanche sous-corticale ayant été faite par la méthode de Weigert-Pal, l'on n'y vit aucune altération des fibres. Dans deux de ces trois observations, la même recherche fut faite avec la méthode de Marchi et l'on n'y vit pas d'altération. En faut-il déduire qu'il n'en existait pas ? Assurément non. Il pouvait y avoir des lésions dans les deux cas auxquels nous n'avons point appliqué la méthode de Marchi, et peut-être même quelques lésions ont pu échapper à notre examen dans les deux cas que nous avons examinés avec cette technique. Quoi qu'il en soit, l'on nous accordera que, certainement, les altérations des fibres blanches, s'il y en avait, ne se présentaient point, dans le cerveau, avec le même caractère de généralisation et d'intensité que les altérations cellulaires (1).

L'on pourra nous objecter qu'il existait peut-être, loin de la cellule cérébrale corticale, des lésions bulbaires ou spinales du faisceau pyramidal, suffisantes pour entraîner l'altération à distance de la cellule correspondante. Cela est possible, et nous ne saurions affirmer qu'il n'en était

____

(1) *Revue Neurologique, 1899, décembre* — Maurice Faure.

pas ainsi. puisque, en aucun cas, nous n'avons fait l'examen de la moelle par la méthode de Marchi. Tout ce que nous pouvons dire, c'est que l'examen de différentes régions de l'axe spinal fait dans trois cas. par la méthode de Pal. l'hématoxyline, le picro-carmin, ne nous a révélé aucune lésion de la substance blanche. Ainsi donc. si nous ne pouvons affirmer que, dans nos cas. il n'existait pas de lésions de la substance blanche, nous pouvons. du moins. faire remarquer qu'il n'est possible d'admettre l'existence de ces lésions qu'à titre d'hypothèse.

En résumé. il est possible que les cellules pyramidales de la zone Rolandique s'altèrent. s'atrophient et disparaissent. à la suite de la lésion du faisceau pyramidal (et peut-être même des neurones spino-périphériques avec lesquels ce faisceau est en rapport — poliomyélites et polynévrites). Mais la physionomie des altérations ainsi réalisée a été trop peu étudiée pour que nous puissions la considérer comme connue.

Comme, d'autre part. nous n'avons pas constaté. chez nos malades, d'altérations accentuées de la substance blanche et des nerfs périphériques alors que les lésions cellulaires corticales l'étaient beaucoup, ce serait une opinion très hasardée que de considérer les lésions importantes des cellules rolandiques que nous avons décrites, comme la conséquence de lésions hypothétiques du faisceau pyramidal ou des lésions inconstantes des nerfs périphériques

§ VIII. Relation de certaines lésions cellulaires avec quelques états généraux.

L'état toxique des milieux intérieurs. qu'il soit réalisé par une maladie infectieuse spontanée, par une infection expérimentale, par une intoxication brusque ou tenue d'origine minérale, microbienne. ou organique, amène très souvent des lésions cellulaires. Le nombre des publications où de pareils faits sont relatés est aujourd'hui si grand. qu'il est impossible de les passer en revue ici, ou même d'en donner la bibliographie (¹).

Les lésions cellulaires réalisées par ces multiples empoisonnements

(¹) On en trouvera la plus grande partie dans notre *Revue sur la cellule nerveuse et le neurone. Gaz. des hôp. 1899. Juillet.* Pour le reste, voir nos publications ultérieures.

sont variées : elles ne réalisent généralement pas l'aspect que nous avons décrit plus haut. Il faut remarquer qu'elles sont habituellement l'œuvre d'empoisonnements aigus, d'intoxications massives, très différentes des modifications lentes complexes et régulières qui aboutissent aux polynévrites, chez l'homme.

Dans les lésions d'origine infectieuse et vasculaire, qui atteignent la moelle (poliomyélites), il existe des lésions cellulaires variées, parmi lesquelles on trouve des aspects cellulaires plus ou moins analogues à ceux que nous avons décrits.

Ils sont mélangés à d'autres lésions cellulaires, et souvent aussi à des lésions de tissus interstitiels (infiltration embryonnaire, altérations vasculaires et périvasculaires).

Ainsi, lorsqu'on constate la lésion que nous avons observée dans un groupe cellulaire spinal où toutes les cellules (ou du moins le plus grand nombre) sont atteintes, où elles ont toutes (ou à peu près) le même aspect ; où la substance blanche, les tissus interstitiels, les fibres nerveuses sont restées saines : il est très vraisemblable que la lésion cellulaire n'est pas due aux traumatismes, aux vascularites, aux infections aiguës de la moelle, qui constituent différentes variétés de myélites. Elle n'est pas due non plus à une intoxication massive aiguë et générale. Enfin, il y a beaucoup de chances pour qu'elle soit accompagnée d'altérations névritiques subaiguës ou chroniques.

En règle générale, on peut dire que les états qui amènent des lésions dans les cellules spinales les amènent aussi dans les cellules cérébrales, et des lésions analogues. Mais il ne faut pas dissimuler que nous connaissons moins la physionomie des lésions cellulaires corticales que celle des lésions cellulaires spinales, parce que ces dernières sont plus faciles à étudier et l'ont été davantage. Jusqu'ici, les examens cérébraux que nous avons personnellement pratiqués nous ont conduits à penser que l'on peut, sans erreur (et sauf exceptions rares), admettre que la connaissance des lésions des cellules spinales et leurs lois sont applicables à l'étude des lésions cellulaires corticales. Aussi nous dirons que lorsqu'un aspect cellulaire pyramidal, comme celui que nous avons décrit, se présente avec la même constance, la même intensité, sans lésions interstitielles, ni lésions de la substance blanche, il ne faut certainement pas supposer une destruction aiguë des cellules par le moyen d'empoisonnements généraux rapides ou de lésions cérébrales soudaines (ramollissements, hémorrhagies). Ce n'est pas davantage parmi les états cellulaires réalisés très chroniquement par les longues altéra-

tions vasculaires qu'on pourra les rencontrer. Cependant, dans tous ces
cas et dans d'autres encore, on pourra trouver exceptionnellement et
isolément quelques cellules reproduisant les types cherchés.

§ IX. — Lésions cellulaires déjà décrites dans des états mentaux analogues.

Parmi nos prédécesseurs, quelques-uns ont signalé, dans des cas assez
analogues aux nôtres, des lésions cellulaires que l'on pourrait, à certains
égards, rapprocher de celles que nous venons d'étudier. Mais, dans la
plupart des cas, il y avait concurremment des lésions vasculaires interstitielles, et même des lésions de la substance blanche, ce qui différencie
beaucoup ces constatations de celles que nous venons d'exposer.

Nous ne reviendrons pas sur l'observation de Klippel (obs. X) qui
décrit des lésions corticales alcooliques chroniques ; il semble bien que
les cas d'Emminghaus, qui ont basé l'opinion de Kræpelin, ceux de Hun,
ceux de Rychlinski, ceux de Gudden, soient de la même catégorie [1].

Plus douteuse est l'interprétation du cas de Fischer (atrophie granuleuse des cellules de l'écorce), de Flemming, de Ziehen, qui peut-être
ont observé des cas analogues aux nôtres. Ce dernier a vu aussi, chez les
mêmes malades, des lésions des fibres blanches et Nonne, Starlinger en
ont vu également [2].

Nous ne savons vraiment, si dans certains de ces cas, on ne retrouve-
rait pas la reproduction du syndrome clinique et anatomopathologique
que nous avons observé. Il faudrait, pour en être certain, que la méthode
de Nissl ait été appliquée à toutes ces recherches et que nous ayons pu
nous procurer ces observations in-extenso dans le texte original, avec les
figures. Ces conditions n'ont pas été réalisées. D'ailleurs, le plus souvent,
les auteurs ne caractérisent que très brièvement l'aspect des lésions qu'ils
ont observées, et ne les figurent pas [3].

Il n'est qu'un point sur lequel il n'y ait à conserver aucun doute, c'est
que, dans la plupart des cas auxquels nous venons de faire allusion,

---

(1) Voyez les détails à la bibliographie.
(2) Voyez bibliographie.
(3) Nous n'avons malheureusement pu nous procurer un travail hongrois qui eût
été sans doute intéressant : celui de Belar Naggi (voir bibliographie). Cet auteur, en
effet, contrairement aux auteurs précédents, a employé à ses recherches la méthode
de Nissl.

coexistaient, comme chez nos malades, l'alcoolisme, la polynévrite, et un trouble mental plus ou moins analogue à celui que nous avons décrit. Aussi, plusieurs de ces observations portent-elles le nom de *Psychose polynévritique* qui, comme l'on sait, est souvent donné à la réunion d'un trouble mental et d'une polynévrite, l'un et l'autre apparaissant au cours d'une intoxication ou d'une infection qui semble les engendrer tous les deux. C'est d'ailleurs sous ce nom de « Psychose polynévritique » que nous avons, nous-même, publié nos deux premières observations. Nous avons ensuite renoncé à l'employer, parce qu'il tendait à accréditer trois erreurs : 1° la subordination du trouble mental à la polynévrite, ce qui est une idée impossible à soutenir ; 2° la constance de forme des troubles mentaux coexistant avec les polynévrites (alors qu'en réalité on y rencontre des amnésies, des délires hallucinatoires, des états de confusion, etc.) ; 3° la prééminence du syndrome mental sur beaucoup d'autres accidents beaucoup plus importants, tels que les troubles digestifs de l'alcoolisme, les infections chroniques ou aiguës, les altérations viscérales qui engendraient l'état toxi-infectieux, dont la psychose et la polynévrite ne sont que des épisodes quelquefois peu importants (1).

Ainsi, les rares observations de nos prédécesseurs, soit parce qu'elles ne coïncident pas tout à fait avec les nôtres, soit parce qu'elles ont été insuffisamment décrites, soit parce que nous n'avons pu nous documenter assez pour en tirer tous les renseignements qu'elles contiennent, ne nous éclairent pas davantage sur la physionomie des lésions cellulaires que nous avons observées. Mais, par contre, elles nous apportent une révélation intéressante : c'est que la coexistence d'états mentaux analogues ou voisins de ceux que nous avons décrits, avec des lésions corticales variées et des polynévrites est, non pas une exception mais une règle. Cela nous explique la fréquence des signes plus ou moins nets et accentués de polynévrite chez nos malades, l'existence de lésions névritiques chez plusieurs d'entre elles. Cela nous rappelle la série des lésions corticales variées dont nous avons dû nous préoccuper dans ce chapitre, et qui, pour la plupart, coexistent fréquemment avec des accidents mentaux de la famille de ceux que nous avons décrits.

(1) Nous avons étudié à plusieurs reprises cette question des psychoses polynévritiques et nous y reviendrons prochainement. Renvoyons d'ailleurs au si remarquable rapport de notre maître M. G. BALLET. (*Congrès de Marseille avril 1899*). Pour la bibliographie, voyez notre revue sur les psychoses polynévritiques, etc. (*Gaz. des hôp. 1900*).

§ X. — Réflexions.

Puisque nous pouvons appliquer à l'étude anatomo-pathologique des cellules pyramidales rolandiques les notions que l'étude des cellules spinales a, jusqu'ici, permis d'acquérir, nous avons des raisons sérieuses de penser que les lésions observées par nous, dans le cerveau de nos malades, étaient des lésions subaiguës et réparables. Entre le type le plus léger et le type le plus accentué, tous les intermédiaires existent et sans doute aussi, inversement. C'est-à-dire que la cellule peut parcourir tous les stades, depuis une atteinte légère jusqu'à la lésion mortelle, et revenir « ad integrum », si elle n'a pas succombé. L'étude clinique du syndrome nous apprend, d'ailleurs, qu'il est guérissable, et que, si les pronostics bénins que l'on avait coutume de fonder sur « la Confusion mentale » sont le plus souvent trop optimistes, du moins observe-t-on des cas où tout le mal semble être réparé.

L'étude des lésions polynévritiques nous conduit à nous demander pour quelles raisons il y a, dans certaines polynévrites, des lésions cellulaires, alors que dans d'autres, il n'y en a point. Qu'est-ce qui différencie ces deux catégories de cas? Quel est l'élément qui, existant dans un cas, y détermine les lésions cellulaires, et qui n'existe pas dans l'autre cas? — Faut-il chercher la raison de ces différences dans l'intensité, la durée, le siège des lésions névritiques? — Cette raison n'est-elle pas plutôt dans l'état général du patient?

Est-il bien démontré que des sections expérimentales d'un nerf peuvent, en dehors de toute infection opératoire, de tout état général cachectique, infectieux, endotoxique, réaliser, chez des animaux en parfait état général, des lésions cellulaires spinales?— Si cela est démontré, n'en peut-on pas déduire qu'une cellule réagit de même manière à plusieurs injures très différentes, pourvu qu'elles agissent avec la même continuité, la même intensité, la même durée? — S'il est exact, comme le pense M. Van Gehuchten, que l'intégrité des connexions de la cellule avec la périphérie et les neurones voisins soient indispensables pour maintenir sa vie normale, c'est-à-dire son chimisme normal, la lésion du nerf périphérique ne se résout-elle pas, en définitive, dans une transformation des réactions de nutrition et d'énergie de la cellule privée de ses excitations nécessaires?

Nous avons supposé, au début de notre étude anatomo-pathologique que les cellules pyramidales rolandiques, types choisis pour nos recherches, intervenaient dans les actes psychiques. Mais ne se peut-il que les lésions observées par nous soient des lésions limitées, restreintes au système cortico-spino-périphérique moteur ? Dans ce cas, quelles relations auraient ces lésions avec les troubles mentaux ? Ce serait par analogie seulement, que nous pourrions supposer l'existence de lésions analogues dans les neurones psychiques. — Nous avons dit que ces problèmes nous paraissaient insolubles, et que nous avions choisi l'hypothèse la plus large, la moins absolue, afin d'éviter le plus possible les chances d'erreur. Mais, nous ne nous dissimulons pas son caractère d'hypothèse, et nous attendrons que de nouveaux faits viennent la confirmer, l'infirmer ou la remplacer.

Enfin, si le trouble mental que nous avons observé est une perturbation générale des fonctions psychiques, ne peut-il être réalisé par toutes les lésions capables d'altérer gravement et généralement les fonctions cérébrales ? — Dans ce cas, toutes les lésions cellulaires y seraient propres, et les nôtres n'auraient pas plus de valeur que toutes les autres. Sans doute, il en est un peu ainsi, mais les destructions rapides et violentes des cellules, aussi bien que leurs altérations très lentes et très insidieuses, paraissent s'accompagner d'autres états mentaux. Si donc il faut admettre que notre syndrome est en relation possible avec de multiples altérations cellulaires, celles que nous avons décrites paraissent cependant lui être particulièrement favorables.

N'oublions pas, d'ailleurs, que le même trouble fonctionnel cellulaire peut exister sans aucune lésion cellulaire appréciable.

Meynert croit devoir imputer à des troubles de la circulation cérébrale, la réalisation d'états mentaux analogues à ceux que nous avons décrits. Il est possible que de simples troubles de la circulation y suffisent en effet, mais c'est parce qu'ils agissent sur les fonctions cellulaires.

§ **XI**. — Conclusion.

De cette étude sur l'état du système nerveux, et particulièrement de l'écorce cérébrale, chez nos malades et aussi dans divers cas que l'on peut rapprocher des leurs, résulte nettement ceci :

1° Les troubles mentaux que nous avons décrits peuvent coexister avec des lésions variées et banales. Deux d'entre elles méritent une mention particulière. Ce sont :

A. Les œdèmes cérébraux, et particulièrement l'œdème arachnoïdien de la convexité, avec ou sans modifications de la piemère.

Cette lésion est assez fréquemment rencontrée dans des cas analogues à ceux que nous avons observé, pour qu'il soit nécessaire d'admettre plus qu'une coïncidence. Mais l'œdème agit-il sur les fonctions corticales en comprimant cette région ? — Agit-il par la toxicité du liquide qui le constitue ? — ou, plus simplement, n'est-il que l'effet de la cause toxique qui engendre aussi le trouble mental ? Nous ne pensons pas pouvoir trancher ces questions.

B. Les altérations méningo-vasculaires infectieuses, évoluant sur le mode aigu ou subaigu, et même quelquefois presque chronique. Ces altérations, caractérisées par l'infiltration embryonnaire périvasculaire, les adhérences piemériennes, sont certainement d'origine infectieuses et réalisent une méningo-encéphalite microbienne, ou du moins toxique. Nous pensons que l'hypothèse la plus vraisemblable est d'admettre la coexistence d'un trouble mental d'origine infectieuse avec une lésion de même origine, sans que ces deux effets soient liés l'un à l'autre, car la méningo-encéphalite ne paraît pas produire électivement le trouble mental que nous avons décrit. Ainsi s'explique la coexistence assez fréquente d'accidents mentaux tels que ceux que nous avons observés avec des symptômes de méningo-encéphalite.

D'autres lésions — et particulièrement des lésions vasculo-cellulaires chroniques — peuvent être rencontrées chez des sujets atteints de notre trouble mental. Il ne semble pas que ces lésions agissent autrement qu'en organisant insidieusement un lieu de moindre résistance, où des troubles accentués pourront se produire à l'occasion d'une cause banale. Tel est le cas des alcooliques chroniques, qui délirent à propos d'une petite infection.

Cependant, il arrive parfois que, dans ces cerveaux chroniquement altérés, l'on voit survenir des poussées aiguës de congestion, d'hémorrhagies, etc. (peut-être d'infection ?). Alors peuvent se produire des troubles mentaux analogues à ceux que nous avons observés, mais plus aigus et généralement plus bruyants.

A côté de ces lésions que l'on peut qualifier de *banales*, plaçons maintenant des lésions beaucoup plus fines, électives et spéciales.

2° Les troubles mentaux que nous avons observés peuvent coïncider avec une lésion cellulaire corticale qui nous intéresse beaucoup, pour deux raisons. La première raison, c'est que tout ce que nous savons actuellement sur la physiologie nerveuse concourt à nous faire penser que les cellules corticales sont le principal organe des actes mentaux, et qu'il suffit de lésions très légères de ces cellules, et même de perturbations inappréciables avec nos réactifs actuels pour amener des troubles mentaux accentués.

La deuxième raison, c'est que la physionomie de ces lésions, s'écartant nettement des types des altérations cadavériques agoniques et, d'une manière générale, de toutes les lésions aiguës brutales et rapides de la cellule ; s'écartant aussi des types de lésions chroniques insidieuses et lentes, nous sommes contraints de n'attribuer ces aspects cellulaires ni à l'influence des modifications rapides qui précèdent ou suivent la mort, ni à l'influence des modifications qui se produisent dans un cerveau mal irrigué ou altéré depuis longtemps. Nous voilà donc amenés à supposer que l'altération cellulaire s'est produite du vivant des malades et en même temps qu'évoluaient leur état morbide et leur trouble mental. Une constatation des plus importantes nous confirme dans cette pensée : l'aspect des lésions cellulaires corticales est le même que celui qu'on observe assez souvent au cours des polynévrites, et les malades de l'aspect de ceux que nous avons observés ont très souvent des polynévrites.

Or, l'on sait qu'il n'y a pas de raisons suffisantes pour admettre que les lésions cellulaires observées chez ces malades sont des conséquences des lésions névritiques. Il y a moins de raisons encore pour penser que le trouble mental peut être chez elles une conséquence de la polynévrite.

L'on sait aussi que les polynévrites apparaissent chez des infectés et des intoxiqués dont l'empoisonnement intérieur dure assez longtemps pour altérer leur système nerveux sans être assez intense pour déterminer une désorganisation brutale. Nous sommes donc conduits à envisager les altérations cellulaires cérébrales que nous avons observées, chez nos malades, comme des altérations subaiguës liées a un état toxi-infectieux subaigu. L'étude des relations du syndrome mental nous avait amené aux mêmes conclusions: par suite, le syndrome et les lésions se montrent donc dans les mêmes conditions.

En faut-il déduire que les aspects cellulaires que nous avons décrits sont « la lésion » de notre syndrome mental ? En aucune façon.

Il est des cas ou ce même syndrome se montre sans aucune altération cellulaire, et des cas où il se montre avec des altérations cellulaires, ou même extra-cellulaires, différentes.

Nous dirons seulement ceci : outre les lésions plus ou moins banales que l'on rencontre dans les cerveaux des malades atteints de troubles mentaux de même forme que ceux que nous avons décrits, il est une lésion d'un intérêt tout spécial, parce qu'elle vient s'ajouter à une série d'éléments déjà rencontrés en même temps que ces troubles mentaux : c'est la lésion cellulaire que nous avons décrite. Elle se rattache à l'état général toxi-infectieux comme s'y rattachent les polynévrites : cela est très vraisemblable. Elle traduit une altération toxique subaiguë des cellules cérébrales : cela nous paraît fort probable. Elle ne s'est présentée à notre observation que dans des cas où, précisément, un trouble mental traduisait aussi la même altération toxique des cellules cérébrales : cela est certain.

CHAPITRE VIII

ETIOLOGIE — PATHOGÉNIE — PRONOSTIC TRAITEMENT

§ I. — Etiologie.

SEXE, AGE DES MALADES. — FRÉQUENCE DU SYNDROME. — Quelques renseignements importants nous sont fournis, touchant l'étiologie du syndrôme, par nos observations. Chez sept femmes (I, II, III, IV, V, XV, XVI), ce syndrome s'est présenté avec une forme si nette et si complète, que ce sont ces observations typiques et, pour la plupart, superposables exactement (I à V et XV), qui nous ont déterminé à entreprendre l'exposé de la physionomie clinique et des relations de ce trouble mental. On peut donc affirmer que c'est chez des femmes, et chez des femmes d'âge moyen (30 à 40 ans), qu'il sera ordinairement rencontré (¹). Quelques réflexions, que nous avons exprimées dans le chapitre I, nous déterminent à penser que ce syndrome doit apparaître assez fréquemment, et que, s'il nous a semblé moins exactement connu qu'il ne devrait l'être, cela tient aux défauts des nomenclatures et des classifications. En effet, il n'y a pas de nom qui le désigne particulièrement, c'est-à-dire qu'il est confondu avec d'autres sydromes, sous des appellations communes et multiples. Ces appellations qui souvent ont eu la prétention de désigner des « maladies » des « entités », font croire parfois, à tort, que les accidents mentaux auxquels elles s'appliquent plus ou moins exactement, ont des origines connues et des formes classées. Par là, elles n'encouragent

(¹) Nous avons lu dans une très intéressante étude de M. Soukhanoff (sur la Psychose polynévritique. — *Revue de Médecine*), deux observations analogues aux nôtres. Très probablement, d'autres auteurs ont observé des faits semblables.

pas les recherches et les réflexions des observateurs ([1]). D'autre part, ce syndrome n'est pas tapageur, il faut parfois observer avec soin les malades, pour noter la présence des troubles mentaux qui le constituent; souvent, alors même qu'il est très accentué, il ne s'impose pas à l'attention du médecin par des accidents évidents. C'est ainsi que, très certainement, dans un grand nombre de cas où le syndrome a existé et évolué aussi bien que dans nos observations, on trouve simplement la mention que le malade a « déliré », a eu de la « torpeur cérébrale », de la « somnolence », de « l'affaiblissement des facultés mentales » etc.. etc.

Une troisième raison explique le caractère un peu vague des connaissances médicales sur le sujet que nous venons de traiter : c'est la prédominance possible d'un accident mental dans la réunion qui constitue notre syndrome. Le malade a-t-il des hallucinations ? — l'ensemble de l'état mental où elles apparaissent n'est point aperçu, et ce symptome est seul remarqué et désigné. Il en est de même des idées fixes, de la dépression, etc.

Nous pensons donc qu'il est nécessaire, pour se rendre compte de la fréquence très réelle de semblables accidents mentaux, d'attirer l'attention sur leur forme, leurs conditions d'apparition, et les moyens de les reconnaitre. Cela n'est pas inutile, à cause de l'indication que ce trouble mental doit donner sur l'état général du patient, et, par conséquent, sur la thérapeutique qu'il y a lieu de lui imposer. Nous sommes assurés que le jour où la physionomie de ce syndrome sera bien connue et acceptée de tous, où l'on en recherchera les signes chez les malades, — comme on recherche les signes que peuvent fournir l'examen des urines par exemple, — on les trouvera très souvent.

C'est donc surtout chez des femmes que ce syndrome est fréquent. Les observations réunies dans cette thèse montrent aussi qu'on peut le rencontrer chez des hommes, et particulièrement chez des hommes âgés. Enfin, quelques publications nous autorisent à dire que l'on peut l'observer chez des enfants (Séglas.)

L'examen des cas où ces constatations ont été faites, nous conduit à ajouter que les hommes âgés, chez lesquels le syndrome fut rencontré, étaient des polyscléreux avec altérations hépatiques et rénales, — et que les enfants, chez qui l'observation du même trouble mental a été faite, venaient d'avoir une maladie infectieuse aiguë grave.

Ces différentes réflexions étiologiques, bien que d'une portée beaucoup moins étendue, sont à peu près semblables à celles que l'étude des mul-

---

[1] C'est l'avis de M. Chaslin qui pense, avec juste raison, qu'il faut présenter l'étude de cette question comme « ouverte » et non pas comme « close. »

tiples accidents mentaux, réunis sous le nom de « confusion mentale », a fait exprimer à M. Chaslin. Cela nous confirme dans notre opinion que l'un des syndromes qui a le plus contribué à édifier la confusion mentale, est certainement celui que nous avons isolé.

L'Hérédité en pathologie nerveuse (¹). — Dans nos observations, il n'est pas question des conditions particulières que l'hérédité de nos malades avait pu leur imposer. Peut-être les renseignements ont manqué, peut-être les conditions héréditaires faisaient réellement défaut.

Il n'est pas inutile de nous expliquer à ce propos sur le sens du mot « Hérédité ». L'on sait, en effet, quel rôle immense on fait jouer, dans l'explication des troubles cérébraux dits « Psychoses et Névroses » (et, d'ailleurs, de toutes les affections nerveuses), à l'hérédité. Or, nous tenons à faire remarquer que cette explication n'explique rien car, dans la plupart des cas, le mot d'Hérédité n'indique pas clairement une notion utile et, dans les autres cas, il recule la difficulté sans la trancher. Quand on dit qu'un malade, atteint d'une affection nerveuse, a « une lourde hérédité », une « hérédité chargée », et qu'on justifie ainsi l'apparition de son affection nerveuse, qu'y a-t-il, en réalité ? — 1° On trouve, chez les parents de ce malade, des manifestations nerveuses analogues à celles qu'il présente, ou différentes. Il suffit alors de supposer que nous avons à examiner, non plus le descendant, mais l'ascendant le premier atteint, pour que l'explication par l' « hérédité chargée » ne trouve plus d'emploi ; — 2° Dans la famille du malade, on rencontre des accidents, non pas nerveux, mais *diathésiques*, goutteux, rhumatismaux, diabétiques, scrofuleux, etc. (c'est-à-dire des accidents qui semblent exprimer un état général anormal de la constitution chimique des individus). En admettant, ce qui est d'ailleurs tout à fait inexact, que le terme « rhumatismaux », ne s'applique qu'à des accidents de même origine, de même provenance, de même explication ; — en admettant qu'il en soit de même pour les termes « goutteux, diabétiques, scrofuleux, etc. », ce qui n'est pas moins inexact ; — en admettant que chacun de ces mots désigne réellement une seule affection (quelle que soit d'ailleurs cette affection, tout à fait inconnue) : — quelle signification peut bien avoir l'hérédité ainsi comprise, puisque tout le monde a, parmi ses ascendants, des goutteux, des rhumatisants, des diabétiques, des scrofuleux, etc. ?

Puisque tous les hommes sont certainement des « héréditaires », ce serait alors une simple question de quantité qu'il faudrait trancher. Mais est-il établi que les goutteux, les diabétiques, les scrofuleux, etc.,

(¹) Voyez les remarquables leçons de M. le professeur Raymond, *Clinique de la Salpêtrière*, 1ᵉʳ vol. Doin, édit. Paris, 1896.

sont plus nombreux dans l'hérédité des névropathes que de ceux qui ne
le sont pas ?

Ce n'est pas certain, mais nous pensons cependant qu'il en est ainsi,
pour la raison que toutes ces influences, et bien d'autres encore, altèrent
le développement et les fonctions du système nerveux, et, d'ailleurs de
tous les autres systèmes, appareils et organes.

L'hérédité, en pathologie nerveuse comme dans toute la pathologie,
c'est seulement ceci : — Action d'une intoxication, d'une infection, du
surmenage, de la misère, des mauvaises conditions hygiéniques sur un
individu, sur une famille, sur une race : lorsque ces actions frappent un
individu, il peut être lui-même son ancêtre, c'est-à-dire qu'il peut réunir
en lui seul la cause et son effet. Lorsque ces actions s'exercent sur une
série d'individus, les uns peuvent subir la cause, les autres montrer
l'effet. Ainsi la syphilis, la tuberculose, l'alcoolisme, réalisent, en frappant
un individu, les dystrophies de l'héréditaire chez son descendant.

Dans ces conditions, nous dirons que, dans la pathologie nerveuse et
mentale, le rôle causal de l'hérédité n'est pas autre que dans toute la
pathologie ; il est quelquefois plus sensible, parce que les réactions du
système nerveux sont parfois plus promptes et plus évidentes que celles
des autres appareils. En règle générale, on ne peut invoquer utilement le
rôle causal de l'hérédité que lorsque ce mot veut dire « syphilis, tuberculose, alcoolisme ». En dehors de ces cas, il signifie toutes les infections
et les intoxications, tous les surmenages et tous les affaiblissements, et
ce n'est plus alors qu'une question de quantité, difficilement appréciable,
qui différencie l'héréditaire de celui qui semble ne pas l'être.

Si l'on ajoute à ces réflexions la remarque de l'influence incontestable
des variations fonctionnelles du foie, du rein, du tube digestif, etc., sur
les fonctions nerveuses, on arrive à cette conclusion que l'explication des
« maladies nerveuses » est généralement dans l'altération d'un viscère,
dans l'évolution d'une infection, dans l'usage d'un toxique, agissant sur
le malade ou sur un ascendant du malade. En dehors de cette conception, il n'y a plus que vague, mystère, indécision. Or il importe d'avoir
sur ces points des notions précises, car la thérapeutique en dépend :
conçoit-on l'accident nerveux d'un sujet comme l'œuvre d'une hérédité
inéluctable ? — on est fataliste, et la thérapeutique est nulle ou se borne
à atténuer le symptôme (Ex. : traitement de l'épilepsie par le bromure).
— Conçoit-on au contraire l'accident nerveux comme l'effet d'une cause
prochaine et précise, infectieuse ou toxique ? — On recherche cette cause,
on la trouve, on la supprime ou on l'atténue (Ex. : recherche de l'insuffisance hépatique chez un épileptique — régime et traitement hépatique
— guérison de l'épilepsie). Au lieu de se borner à constater des effets et

à classer des symptômes, le neuropathologue s'empare ainsi d'un rôle infiniment plus intéressant : rôle thérapeutique chez le malade, rôle prophylactique dans la société [1]).

PRÉDISPOSITION. — A côté de l'hérédité, il faut placer la « prédisposition » dont on n'a pas fait moins d'usage. En dehors des cas où la prédisposition, c'est l'hérédité, telle que nous l'avons expliquée, on constate :

1° Que la prédisposition existe chez ceux qui, ayant subi plusieurs atteintes infectieuses ou toxiques, ou surmenant habituellement un viscère, arrivent à créer ainsi un lieu de moindre résistance ;

2° Que la prédisposition existe aussi, sans que l'on rencontre ces conditions, et qu'elle se réduit alors à cette simple et banale observation, que chacun a des manières particulières de réagir et d'être malade sans que nous en connaissions les raisons. La même infection, atteignant trois individus, fera chez l'un des lésions hépatiques, chez l'autre des lésions cardiovasculaires, chez le troisième des lésions nerveuses. Pourquoi ? — Sans doute chaque infection et chaque intoxication ont des lieux d'élection, mais la réaction individuelle est encore plus importante. Il faut la constater sans l'expliquer. D'ailleurs, il n'y a peut-être pas d'explication convenable. Si trois ouvriers tombent en même temps du même échafaudage, l'un se fait une fracture des jambes, l'autre une fracture du crâne, l'autre des « lésions internes ». — Pourquoi ? — Il y a évidemment autant d'explications que de cas.

DÉGÉNÉRESCENCE EN PATHOLOGIE NERVEUSE. — Le sens du mot « dégénérescence » est aussi fort incertain. Il suffit de parcourir le très bel atlas qui accompagne le Traité de Morel, pour constater que, sous le nom de « dégénéré », ont été décrits des myxœdémateux, des crétins, de adénoïdiens, etc. Si l'on ajoute à ces groupes les « Solognots », l'on voit qu'ici, le terme dégénérescence a désigné l'altération du corps thyroïde, de la rate, l'oblitération des fosses nasales et tous les troubles fonctionnels qui en résultent. Les syphilitiques héréditaires, les tuberculeux et alcooliques héréditaires revendiqueront aussi une part importante de la dégénérescence. Ainsi, les réflexions que nous avons faites à propos de l'influence de l'hérédité, sur l'apparition d'accidents nerveux et mentaux, interviennent encore pour nous faire admettre que les infections, les intoxications, le trouble permanent des fonctions d'un organe (foie, rein, rate, etc.), sont, en réalité, les causes exprimées par ce mot de « dégénéres-

____

(1) On apercevra sans doute dans cet exposé le reflet de l'enseignement de M. le professeur Landouzy.

cence », et qu'il n'y a là rien de spécial et de particulier aux affections nerveuses et mentales.

APPLICATION DE CES NOTIONS.— Les cas que nous avons observés sont de la catégorie de ceux qui ne doivent rien, ou presque rien aux influences héréditaires. En règle générale, les troubles mentaux que nous avons observ s apparaissent chez des sujets qui ne semblent pas avoir des raisons particulières d'être atteints dans leur cerveau. Ils peuvent n'avoir jamais eu de manifestations mentales, et n'avoir point apporté en naissant de disposition particulière de la substance nerveuse, qui l'amène à s'altérer facilement ou à déranger son fonctionnement sous l'influence de causes minimes. D'autre part, le caractère très général de ce syndrome, l'absence de détails symptomatiques caractéristiques chez l'un ou l'autre malade, fait qu'on ne lui trouve pas le cachet d'une tournure d'esprit spéciale.

Il est des cas où l'on peut retrouver chez les malades d'autres atteintes cérébrales que des atteintes immédiates. C'est ainsi que le chagrin, le surmenage, les suppurations prolongées, les maladies longues, les accouchements répétés, l'enfance misérable et souffreteuse, paraissent prédisposer à l'apparition de ce trouble mental, et même, en quelques cas, le déterminer. Il en est ainsi des chocs moraux brusques et violents : peur, émotion vive, etc. Mais l'importance de toutes ces relations étiologiques s'efface devant celles que nous allons maintenant étudier.

En résumé, prédisposition, dégénérescence, hérédité, n'agissent pas plus dans la production de ce syndrome mental que dans la production de n'importe quelle affection viscérale. Il y a, il est vrai, des accidents mentaux qui semblent se produire sous l'influence de causes très minimes ou même inappréciables, parce que le sujet tient de ses parents ou de son enfance, ou de ses antécédents, des dispositions particulières qui le condamnent à avoir des troubles fonctionnels du cerveau, mais ce n'est pas du tout le cas de notre syndrome.

§ II. — Pathogénie.

RELATION AVEC LES LÉSIONS ET TROUBLES FONCTIONNELS DU FOIE ET DU REIN.
— Cette relation de notre syndrome est la plus solidement établie par nos
observations ; et, si, dans les travaux de nos devanciers, les altérations
hépatiques ne sont pas invoquées pour expliquer l'apparition de syndromes analogues aux nôtres, les altérations rénales sont, au contraire,
signalées assez fréquemment.

La fréquence des altérations hépatiques et rénales, au cours ou à la
suite des maladies infectieuses et des intoxications nous autorise même
à dire que, lorsque notre syndrome apparaît chez des infectés et des intoxiqués, ce qui est fréquent, qui ne semblent pas avoir de lésions des
reins et du foie, il sera prudent de rechercher avec soin les signes de ces
lésions, avant d'affirmer qu'elles n'existent point. A notre avis, c'est de
cette manière que s'explique l'apparition de troubles mentaux [1], de la
catégorie de ceux que nous avons observés, à la suite de beaucoup de maladies aiguës (psychoses de la convalescence), et au cours de beaucoup
de maladies chroniques, particulièrement l'alcoolisme et la tuberculose.

RELATIONS AVEC LES MALADIES INFECTIEUSES. — On a vu que c'était, le
plus habituellement, au cours d'infections subaiguës, que le syndrome

[1] Nous avons entrepris un grand nombre d'expériences, pour arriver à démontrer
l'influence des altérations hépatiques et rénales, ou de la toxicité des milieux intérieurs
qui en résultent, sur le développement des troubles mentaux. Aucune de ces expériences n'ayant donné de résultats intéressants, nous avons cru inutile de les relater
ici. En voici, d'ailleurs, le Résumé : Intoxication chronique et aiguë de cobayes, lapins,
chiens, avec des alcools et des essences — avec des toxines microbiennes — avec du
sérum d'urémique et des urines d'hépatique. Altération expérimentale du foie par
injection de liquides caustiques (intra-hépatiques). Ces tentatives nous ont permis de
réaliser et d'observer l'ivresse, des hallucinations, des attaques convulsives, des paralysies, des troubles moteurs, des atrophies, enfin des somnolences et des comas,
quelquefois mortels. Ces troubles furent parfois aigus et passagers, parfois durables
et définitifs. Nous avons observé aussi des lésions diverses de la substance nerveuse.
Nous ne cherchions rien de tout cela, puisque nous voulions seulement réaliser des
troubles mentaux durables par l'empoisonnement des milieux intérieurs. D'ailleurs,
il est évidemment beaucoup plus difficile de créer ou d'observer un trouble mental
chez des animaux que chez l'homme. Mais cela ne paraît pas impossible. Le nombre
des animaux sacrifiés fut d'environ 200. Les résultats variés de ces expériences seront
plus tard publiés partiellement.
Ces échecs doivent-ils être considérés comme des objections à notre manière de
voir ? Nous ne le pensons pas. D'abord les réactions cérébrales des animaux ne sont
certainement pas les mêmes que celles des hommes. D'autre part, les troubles mentaux que nous avons observés chez nos malades ne sont pas dus à l'action rapide et
simple d'un toxique ou d'une série de toxiques sur les cellules cérébrales, mais bien
à des modifications très complexes et complètement inconnues des milieux intérieurs,
sous l'influence de la rétention de substances nocives et de la pénétration dans l'organisme de substances dangereuses. Cela ne peut être réalisé expérimentalement.

confusion mentale était signalé : dans ce cas, il faut le considérer comme un des symptômes de l'état infectieux et l'on peut dire qu'il est, à ces infections subaiguës ce que le délire des maladies aiguës est aux infections aiguës.

RELATIONS AVEC L'ÉPUISEMENT. — Parfois encore, le syndrome apparaît à la suite d'une série d'états infectieux, ou au cours d'une infection chronique, ou après une infection aiguë grave. On peut se demander alors si l'affaiblissement, l'épuisement qui résultent des suppurations prolongées, des maladies graves ou longues, n'ont pas suffi à le produire.

RELATION AVEC LES INTOXICATIONS. — Au cours de différentes intoxications, le syndrome peut apparaître : parfois il est rapidement réalisé par une intoxication violente ; plus souvent, il suit des intoxications lentes et prolongées.

RELATIONS AVEC LES LÉSIONS CÉRÉBRALES CHRONIQUES. — Beaucoup d'intoxications (particulièrement l'alcoolisme) et d'infections prolongées, semblent ne pas agir autrement qu'en déterminant de petites lésions cérébrales et en créant ainsi un lieu de moindre résistance. Mais, il n'est pas douteux que ces lésions ne sont pas nécessaires pour que le trouble mental puisse apparaître, et qu'on le voit naître dans des cerveaux qui, antérieurement, étaient anatomiquement sains. Cependant, il faut remarquer la fréquence relative des œdèmes cérébraux, d'origine toxique ou infectieuse, accompagnés ou non accompagnés de lésions méningées, dans des cas types de notre syndrome. Nous ne connaissons pas, d'ailleurs, le mode d'action de ces œdèmes ; nous ne savons pas s'ils provoquent réellement le trouble mental, s'ils le préparent, ou si ce trouble est seulement le résultat des causes de l'œdème lui-même.

EXPLICATION DE CES RELATIONS. — L'insuffisance des fonctions hépatiques et rénales a pour résultat la conservation, dans le milieu intérieur, de substances qui, normalement, devraient être transformées et éliminées. L'action de substances nuisibles à la vie des éléments cellulaires (qui se nourrissent et fonctionnent dans le milieu intérieur), modifie le chimisme et l'énergie des éléments cellulaires. Lorsque cette action est légère et transitoire, la modification se traduit par une perturbation passagère de la fonction. Si cette action est prolongée et intense, la perturbation fonctionnelle devient accentuée, durable ou définitive, et la modification chimique se traduit par un changement de forme, d'aspect, de coloration des cellules.

On comprend que toutes les altérations fréquentes ou constantes des milieux intérieurs aboutissent, soit à provoquer ces troubles cellulaires, soit à les préparer. De même, l'affaiblissement des cellules, leur défaut de nutrition, leur surmenage, doivent évidemment favoriser la faiblesse de leur résistance et l'apparition de leurs caractères morbides. Cela explique comment, même en dehors de toute insuffisance hépatique et rénale, la répétition d'états infectieux, la continuation d'actions toxiques, le surmenage cérébral, peuvent faire naître le syndrome que nous avons observé. Mais, en règle générale, sa genèse est très complexe, et l'infection ou l'intoxication agit, à la fois, en déterminant l'entrée des substances toxiques dans le milieu intérieur, en gênant la sortie des excretas par la voie hépato-rénale ou digestive, en affaiblissant la résistance des éléments nobles et particulièrement du système nerveux.

EXPLICATION DES LÉSIONS CELLULAIRES QUE NOUS AVONS OBSERVÉES ET DES RELATIONS AVEC LES POLYNÉVRITES. — Les altérations de forme, d'aspect et de couleur, qui accompagnent les modifications intenses de la chimie cellulaire, nous expliquent les figures que nous avons rencontrées dans les cellules cérébrales. On savait déjà que l'empoisonnement du milieu intérieur pouvait réaliser les mêmes aspects cellulaires dans la moelle, et des lésions correspondantes dans les nerfs périphériques. Ainsi s'explique la coexistence des polynévrites et du trouble mental que nous avons décrit, puisqu'ils sont deux effets d'une même cause.

Faut-il incriminer particulièrement tels poisons ou telle catégorie de poisons dans la genèse de ces lésions ? Nous ne sommes point assez avancés pour le faire [1].

RELATION AVEC LE SOMMEIL, LE RÊVE, NATUREL OU ARTIFICIEL. — Bien que nous ne connaissions nullement la nature des poisons retenus dans le milieu intérieur par suite de l'insuffisance de l'émonctoire hépato-rénal, bien que, peut-être, d'autres poisons puissent, comme ceux-là, aboutir à l'apparition de notre syndrome, nous pouvons dire un mot de leur mode d'action. En effet, le trouble mental décrit par nous est constitué par les accidents qui, sous leur forme schématique, réalisent le sommeil et le rêve artificiel. Un hystérique (c'est-à-dire un intoxiqué ou un infecté), a-t-il un accès d'hypnose, on constate que ses opérations mentales paraissent entièrement supprimées pour tout ce qui ne concerne pas un champ restreint, dans lequel les opérations mentales se développent

---

[1] On a signalé des névrites hépatiques (GOUGET). D'une manière générale, les névrites sont fréquentes chez les aliénés (ANGLADE). Voir bibliographie.

avec une exubérance anormale. Un individu normal absorbe-t-il une dose suffisante d'un narcotique, le fonctionnement de son cerveau semble arrêté sur tous les points, sauf pour tout ce qui concerne un rêve, dont l'intensité et la richesse peuvent être fort grandes. De même, chez nos malades, et avec beaucoup moins de précision et de clarté, on voyait un affaiblissement généralisé de toutes les opérations mentales, avec la persistance de l'activité psychique sur certains points, d'ailleurs variables, avec le même sujet. Ces deux accidents, avec une netteté plus ou moins grande, restent semblables et se nomment, dans tous les cas, la *torpeur* et le *rêve*.

On ne peut qu'être frappé de l'analogie qui existe entre ces états et le sommeil normal, qui peut, chez certains individus, s'accompagner de rêve. Parfois même, le sommeil normal se complique de rêvasserie, de cauchemar, de demi-sommeil, de somnambulisme, d'hallucinations, et ces cas, qui ne sont évidemment plus tout à fait normaux, servent d'excellentes transitions entre le sommeil et la série des troubles mentaux dont nous venons de parler. Cette série est d'ailleurs fort longue, et l'on peut dire que le mécanisme de beaucoup de troubles mentaux, toujours liés d'ailleurs à l'action de poisons sur le cerveau, est identique. Mais ces troubles mentaux peuvent être néanmoins d'aspect varié : le rêve du fumeur d'opium n'est pas le même que celui d'un mangeur de haschich ou d'un buveur d'alcool. De même, le syndrome que nous avons observé n'est pas le même que l'hypnose d'un hystérique : il n'y ressemble même pas cliniquement. Aussi est-il tout à fait nécessaire, après avoir compris l'analogie de pathogénie et de mécanisme de ces incidents mentaux, de les séparer dans des cadres différents, ainsi que l'exige la variété de leurs causes, comme celles de leurs aspects.

Sur le mécanisme du sommeil. — Le sommeil normal est-il dû à l'action des déchets de l'activité cellulaire, à l'insuffisance de la nutrition de la cellule nerveuse? Est-il analogue à la fatigue musculaire, qui est un empoisonnement de la fibre musculaire? Nos connaissances ne sont point assez avancées pour répondre à ces questions.

Toxique ou non toxique, le sommeil est-il représenté, histologiquement, par la rétraction des prolongements cellulaires qui cessent d'établir la communication de neurone à neurone (¹)? Dans ce cas, l'action des narcotiques se résumerait-elle dans une action de rétraction protoplasmique? L'action des poisons intérieurs amènerait-elle, par le même mécanisme, la confusion, la torpeur, l'insuffisance mentale observée chez

____

(¹) Voyez la fin de la Bibliographie.   M. Duval, etc.

nos malades ? Ce sont des problèmes qu'aujourd'hui l'on ne peut que poser.

CONCLUSION. — En restant sur le terrain que nous pouvons considérer comme solide, nous dirons seulement que le syndrome mental observé par nous paraît dû à l'action, sur le cerveau, de poisons, agissant comme les narcotiques, et qui sont habituellement dus à la rétention de substances toxiques qui normalement, ne devraient pas se trouver dans l'organisme, ou bien devraient y être transformés ou éliminés.

§ III.

Pronostic et Traitement.

Après ce que nous avons cherché à faire comprendre dans tout ce livre, nul ne viendra chercher ici un pronostic : en effet, il ne peut y avoir d'autre pronostic d'un état mental produit par l'action d'un poison sur le cerveau, que la durée et l'intensité de l'action de ce poison. Issu d'une maladie guérissable, d'une infection disparue, le poison disparaîtra et le trouble mental avec lui. Engendré par une lésion progressive d'un viscère, le poison restera, augmentera et le trouble mental plus encore. C'est l'examen de l'état général du malade, et non pas de son trouble mental qui permettra le pronostic.

Il en est de même du traitement. Il n'y a pas à écrire de traitement d'un syndrome mental du genre de celui que nous venons d'observer. C'est l'épuisement, l'intoxication, l'infection qu'il faut traiter et guérir. En règle générale, et en dehors des indications particulières que la nature de la maladie pourra fournir, il faut traiter le confus comme un intoxiqué hépato-rénal. c'est-à-dire augmenter l'élimination par les purgatifs, les diurétiques, la saignée, les soins de la peau ; diminuer l'auto-infection par le régime lacté et les aliments peu toxiques, et surveiller toutes les causes possibles d'infection. Au point de vue mental, ces malades ne doivent pas être isolés (hormis les cas exceptionnels). et l'on doit leur éviter avec soin la fatigue cérébrale (bruit. surmenage), aussi bien que le repos absolu. Un exercice modéré des facultés intellectuelles et affectives hâtera le retour des opérations psychiques normales, qui revient souvent, même dans les cas très accentués, à la condition que la cause de la perturbation cérébrale ait disparu ou se soit atténuée.

En résumé, rien à faire (ou à peu près) comme traitement direct du trouble mental — tout contre les causes du trouble mental.

BIBLIOGRAPHIE

BIBLIOGRAPHIE[1]

§ I. — Troubles mentaux au cours des lésions du foie et du rein, de la tuberculose pulmonaire, des troubles digestifs [2].

FOLIE HÉPATIQUE

Hammond, Abcès du foie, leur association avec l'hypochondrie et leur traitement (*Gazette hebdom.*, 1880). — Delaye et Foville, *Nouveau Journal de médecine*), septembre 1821. — Raphély, Phénom. psychiques de nature mélancolique liés aux troubles fonctionnels du foie (*Thèse de Lyon*, 1889). — Charrin, **Maladies du foie et folie** (*Soc. de biol., 30 juillet 1892*). — **Délire avec cirrhose alcoolique et tuberculose** (*Société médicale des hôpitaux, janvier 1896*). — Klippel, **De l'insuffisance hépatique dans les maladies mentales et de la folie hépatique** (*Arch. générales de méd.*, 1892, V. 2, p. 173). — Klippel, **De l'origine hépatique de certains délires des alcooliques** (*Annales médico-psych.*, 2e série, t. XX, no 2, 1894) (*Rev. neurol.*, 1895, p. 218). — Léopold Lévi, **Troubles nerveux d'origine hépatique** (*Thèse Paris, 1896*). — Léopold Lévi, Le délire dans les affections hépatiques, p. 219, v. I (*Arch. générales de méd.*, 1896). — Joffroy, (*Soc. méd. des hôp.*, janvier 1896). — Haskovec, Note sur l'urobilinurie et l'hématoporphyrinurie toxiques dans les maladies nerveuses (*Rev. neurol.*, 1899, 15 avril, no 7, p. 237). — Falk, **Microscopical alterations of the kidneys and liver in 52 cas of psychoneurosis** (*Vetsnik klini. psy. nevropath.*, Saint-Pétersbourg 1897, p. 1). — Jacobson, Psychoses par auto-intoxication (*Allg. Zeitschrift für Psych.*, t. I, 2, p. 379. — Barbacci, Altérations des éléments nerveux dans la cholémie permanente par ligature du cholédoque, p. 425 (*Revue neurol.*, 1899). — De Bucx, Bigdrage lot de leur geelzucht met neloog op de vergifttlige werking der bilirubine

---

[1] Nous avons imprimé en caractères gras les indications des ouvrages que nous avons le plus utilisés, soit pour la rédaction de notre texte, soit pour la réunion de ces indications bibliographiques, ou dont l'importance nous a paru remarquable à d'autres égards.

[2] Chapitre II et III.

(Amsterdam, 1889). — KICHKINE, Deux cas de cérébropathie toxique à la suite de l'ictère (*Moniteur russe de Psychiatrie et de Neuro-pathologie*, 1896). — GRILLI, (*Lo Sperimentale*, mai 1889), La cirrosi epatica si trova molto raramente nei passi. — CYR, Accidents nerveux graves déterminés par des coliques hépatiques (*Union médicale*, 1882 — 762). — JOFFROY, Leçon faite à l'asile Ste-Anne (16 mai 1895). — KLIPPEL, (*Revue de Psychiatrie*, sept. 1897), Délire et auto-intox. hépatique. — KLIPPEL, Congrès de médecine mentale (août 1893). — KLIPPEL, art. Alcoolisme et Délire *in Manuel Debove et Achard*.

FOLIE BRIGHTIQUE. — DÉLIRE URÉMIQUE

TOULOUSE, Troubles mentaux de l'urémie (*Gaz. des hôp.*, 1894, p. 649). — KŒPPEN, l'Albuminurie chez les aliénés (*Congrès de neurologie allemand*. *Arch. de neurolog.*, 1889. XVIII, p. 448). — JOFFROY, **Leçons du 11 novembre 1890, Salpêtrière** (*Bulletin médical*, 18 novembre 1894). — SAVAGE (*Dict. of psychol. med. — Art. : Bright Disease in relation to insanity*, 1892, I, 172). — BOUVAT (*Essai sur l'urémie délirante, Th. Lyon 1883, p. 63*). — LASÈGUE, Accidents cérébraux qui surviennent dans le cours de la maladie de Bright. 1852 (*Études médicales*, 1884, t. I, p. 824). — ARAN, Des accidents nerveux de l'urémie (*Gaz. des hôp.*, 1860, p. 277 et 285). — FOURNIER, De l'urémie (*Th. d'agrég.*, Paris, 1863). — GUBLER, Art. Albuminurie (*Dict. Encycl. des sciences méd.*, 1861). — JACCOUD, Art. Albuminurie (*Nouv. dict. de méd. et dechir. prat.* 1869). — BOURNEVILLE, Études cliniques sur les maladies du système nerveux (2e *fascicule*, p. 186 et 200). — WILKS, Mania as symptom of Brights descase (*Journ. of ment. Scienc.*, july 1874). — LECORCHÉ Traité des maladies des reins, 1875, p. 310. — RENDU, Étude comparative des néphrites chroniques (*Th. d'agrég.*, Paris 1878). — RAYMOND, **Sur certains délires simulant la folie survenant dans le cours des néphrites chroniques et paraissant se rattacher à l'urémie** (*Arch. gén. de méd.*, 1882, p. 294). — **Relations de l'albuminurie avec les psychoses à propos d'un cas de folie du doute coïncidant avec une néphrite chronique** (*Société méd. des hôp.* 13 *juin 1890*). — DIEULAFOY, **De la folie brightique** (*Soc. méd. des hôp.*, 10 *juillet 1885*). — **Contribution à l'étude clinique et expérimentale de la maladie de Bright sans albuminurie** (*Soc. méd. des hop., 11 juin et 22 octobre 1886*). — RIBAIL, Contribution à l'étude de l'insuffisance rénale (*Th. Paris* 1886, p. 37). — ALICE BENNETT (*American Journ. of insanity*, oct. 1890). — BRISSAUD et LAMY, Attitudes cataleptiformes chez un brightique délirant (*Gaz. hebd. de méd. et de chir.*, 3 août 1890, p. 365). — FLORANT, **Des manifestations délirantes de l'urémie** (*Th. Paris, 1891*). — JOFFROY, **De la folie brightique** (*Bulletin méd.*, *1891, p. 109*). — CULLERRE, Congrès de méd. mentale (*Session de la Rochelle*, 1893), (*Semaine médicale*, 1893, p. 370). — RAINALDI RINALDO, l'Urémie hystérique (analysée par NICOULAU (*Ann. méd. psych.*, 1893, XVII, p. 477). — TROUSSEAU, *Cliniques*, II, p. 199 et suiv. — VARNIER, *Revue pratique d'obstétrique et d'hygiène de l'enfance*, 1888, I, p. 199. — LALLIER, De la folie puerpérale dans ses rapports avec l'éclampsie, *Th. Paris*,

1892, p. 64). — Monod, Encéphalopathie aiguë chez les enfants (*Th. Paris*, 1868, p. 160). — Russel (*Med. Times and gazett*, 3 mai 1879). — Alliny, Urémie à forme lente et insidieuse (*Bulletin Soc. anatom.*, 1869, p. 100. — Gelleure, Note sur un cas de folie urémique consécutive à un rétrécissement traumatique de l'urèthre (*Arch. de neurol.*, 1894, t. xxviii, p. 2). — Lépine, *Revue de médecine*, 1882, p. 545. — A. Voisin (Congrès de la Rochelle, 1893 ; *Semaine méd.*, 1893, p. 370). — Blondeau, Recherches sur l'urémie fébrile (*Th. Paris*, 1880). — Deny, Pathogénie des folies sympathiques. 4ᵐᵉ Congrès des aliénistes, *Sem. méd.*, 1893, p. 371. — Savage, *Journ. of ment. sciences*, july 1887. — Gerlach, Troubles psychiques chez un enfant de 10 ans à la suite d'une néphrite (*Allg. Zeitsch. f. psych.*, 1892, p. 586, Bd. 48). — Boinay, Troubles mentaux urémiques chez une alcoolique (*Bulletin méd. du Nord*, Lille, 1896). — Cabei et Antinosi, Altérations des cellules nerveuses dans l'empoisonnement par l'urine (p. 529, *Revue neurologique*, 1898). — Viggo Christiansen, Toxicité de l'urine des aliénés (p. 131, *Rev. neurol.*, nᵒ 2, 1899). Bononi, Sur le passage du bleu de méthylène par les reins dans les psychoses (p. 222, *Revue neurol.*, 1899, nᵒ 3). — Barié, *Société de médec. des hôpitaux*, (14 août 1885). — Barré (*Thèse Paris*, 1878). — Broeger, *Berliner Kliniche Wochenschrift*, 9 mai 1881. — Debove (*Gaz. méd. des hôp.*, 27 février 1880). — Crimshaw, A case presenting cataleptic symptoms (*The Dublin Journ. of Medecine*, avril 1875). — Gueneau de Messy (*Union médicale*, 11 juillet 1874). — Hagen (*Allg. Zeitsch. f. Psych.*, 1882, p. 1, t. 38). — Halsey (*Thèse Montpellier*, 1873). — Russel, *Med. Times and. Gaz.*, 3 mai 1879). — Scholtz (*Berlin Klin. Woch.*, 9 oct 1876, nᵒ 41, p. 588 ; *Arch. für Psych.*, t. iii, p. 731). — Wilks (*The Journ. of ment. scienc.*, t. 20, juillet 1874, p. 243). — Roulland (*Bulletin médic.*, 21 sept. 1890., p. 856). — Rabaske, *Deutsch. med. Woch.*, 8 oct. 1881, nᵒ 41, p. 562). — Pierret, *Mémoire de Lyon*, 1884. — Picard (*Th. de Strasbourg*, 1866). — Piberet (*Th. Paris*, 1855). — Mohammedoff (*Th. Paris*, 1870). — Marius, *Berl. Klin. Woch.*, 1ᵉʳ oct. 1877, nᵒ 40, p. 584) — Leroux (*Thèse de Paris*, 1867). — Lasègue, *Archives de médecine*, 1852 Accidents cérébraux dans la maladie de Bright. — Max Koppen, *Arch. f. Psych.*, 1889, t. xx, p. 825. — Kidd *The practionner*, août 1882. — Jolly (*Berliner Klinische Wochenschrift* 26 mai 1872, nᵒ 28, p. 241). — Hoesslin, *Munchener med. Woch.*, nᵒ 42, 15 oct. 1889, p. 717. — Hebert, Folie puerpérale (*Thèse Paris* 1864).

TROUBLES DES SÉCRÉTIONS ET DES EXCRÉTIONS
CHEZ LES ALIÉNÉS

Mairet, Recherches sur l'élimination de l'azote et de l'acide phosphorique chez l'homme sain, l'épileptique et l'hystérique (*Paris*, 1884, *Masson éd.*). — Johnson Smith, An inquiry into the Blood and Urine of the Insane (*The Journal of mental science*, oct. 1890). — H. Lailler, Considérations sur l'urine des aliénés atteints de paralysie générale prog. (*Congrès français de méd. ment. Session de Rouen*, 1890). — Mabille et Lallemand, Folies diathésiques (*Masson* éd., 1891). — Mazocchi, L'acide urique dans les formes de dépression mentale (*Rivista sperimentale di frenatria et di medicina legale*, vol. 18, fasc. 2, 1892). — Ballet, Délire vésanique dans les troubles de nutrition (*Soc. méd. des hôp.*, 9 juin 1893). — Muller, Éléments dyscrasiques du sang dans les psychoses (*Neurol. Centralbl.*, 1885). — Winckler, 1891, Examen du sang chez les aliénés (*Neurol. Centralbl.*). — Krypiakiewicz, De l'état du sang dans les maladies psychiques (*Neurol. Centralbl.*, 1892). — Agostini, Isotonie du sang chez les aliénés (*Rivista sperimentale di frenatria e di medicin. legal.*, t. XVIII, fasc. 3 et 4, 1892). — Whitmore Steele, Le sang dans la mélancolie et l'effet du traitement tonique systématique (*American Journal of insanity*, avril 1893, p. 604). — Mabille, Lypémanie avec albumine (*Annales méd.-psych.*, 1885 n° 2). — Turner, Albuminurie chez les aliénés (*British Med. Journ.*, 1885). — Campbell Clarke, Folie puerpérale (*The Journ. of mental science*, 1886, 1887). — Koppen, Albuminurie dans les psychoses (*Arch. für Psych.*, 1888). — Manro, Peptonurie dans la paralysie générale (*Neurol. Centralbl.*, 1888). — Gadziatcki, Présence du sucre et de l'albumine dans l'urine des aliénés (*Targowla, Tribune médicale*, 6 avril 1893). — Adler, Oxalurie dans certaines affections nerveuses (*New. Neurolog. Soc.*, 3 janvier 1893). — Laehr, Acétonurie chez les aliénés (*Allg. Zeitsch. f. Psych.*, XLII, 1885). — Rivano, éd. (*Annal. di frenatria*, 1888, I). — Albertoni, Expériences sur la toxicité de l'acétone (*Archiv. ital.*, 1884). — Manro, L'acétonémie comme cause de mort chez les aliénés (*Annali di frenatria*, 1889). — J. de Boeck et A. Slosse, De la présence de l'acétone dans l'urine des aliénés (*Bull. de la soc. de méd. ment. de Belgique*, 1891, p. 301). — Lailler, De l'acétonurie chez les aliénés (*Annales méd.-psych.*, mars-avril 1892). — Cristiani, L'acétonurie, la glycosurie et l'albuminurie dans la diarrhée par dégénération du plexus solaire chez les aliénés (*Annal. de psych.*, 1893). — Vassale et Chiazzi, Cristaux d'hyaline dans l'urine des aliénés (*Rivista sperimentale di frenatria et di medicina legale*, 1892). — Pouchet, Alcaloïdes de l'urine (*Thèse de Paris*, 1883). — Carl von Noorden, Digestion stomacale chez les aliénés (*Arch. f. Psych.*, 1887). — Pachoud, De la sécrétion gastrique chez les aliénés (*Lausanne*, 1888). — Lembuscher, Recherches cliniques sur l'excrétion des acides dans les affections nerveuses et mentales (*Neurol. Centralbl.*, 1891). — Lembuscher et Ziehen, Variations de la quantité d'acide chlorydrique stomacal dans les psychoses (*Neurol. Centralbl.*, 1892, n° 30). — Grabe, Activité digestive chez les aliénés (*Saint-Petersburger Med. Woch.*, juillet 1891). — Agostini, Contribution à l'étude du chimisme gastrique chez les pellagreux (*Rivista sperimentale di frenatria et di medicina legale*, 1893, vol. XIX, fasc. I). — Klippel, L'insuffisance hépatique dans les maladies mentales (*Arch. gén. de méd.*, août 1892). — Chevalier-Lavaure, Des auto-intoxications dans les maladies mentales (*Thèse de Bordeaux*, 1890). — Raphael Dubois et Weil, Toxicité comparée de l'urine normale et de l'urine de certains vésaniques (*Congrès de méd. mentale de Lyon*, 1891). — De Boeck et Slosse, Contribution à l'étude de la toxicité urinaire chez les aliénés (*Bulletin de médecine mentale de Belgique*, 1891, p. 428). — Bargia, Toxicita delle urina nei passi (*Riforma medica*, n°s 248 et 223, sept. 1892). — Mairet et Bosc, Recherches sur la toxicité de l'urine normale et pathologique, 1892. — Rummo et Bordoni, De la toxicité du sang normal et dans les maladies (*Riforma medica*, 1889). — Giuseppe d'Abundo, Sur l'action bactéricide et toxique du sang des aliénés. —

Recherches cliniques bactériologiques expérimentales (*Rivista sperimentale di frenatria e di medicina legale*, 1892). — TARNIER ET CHAMBRELENT, Recherches expérimentales sur la toxicité du sang chez les éclamptiques (*Congrès de gynécologie et d'obstétrique de Bruxelles*, 1892). — RIVIÈRE, Auto-intoxication éclamptique (*Société de médecine de Bordeaux*, 1888). — CHEVALIER-LAVAURE, Toxicité comparée des urines et du sang des aliénés (*Recherches inédites in Rapport de* RÉGIS *et* CHEVALIER-LAVAURE, page 37). — ETTORE CHIA-RUTTINI, Recherche sur les ptomaïnes dans les névroses à accès (*Riforma médica*, 10, 12, 14 juin 1893). — RÉGIS ET CHEVALIER-LAVAURE, **Auto-intoxications dans les maladies mentales** (*Congrès de la Rochelle*, 1893). — RÉGIS et GAIDE, Rapports entre la maladie du sommeil et le myxœdème *Presse médicale*, 1er oct. 1898). — TATY, Séro-réaction de Widal dans un cas de psychose (*Lyon médical*, 1897). — RÉGIS, Auto-intoxication et délires (*Mémoire de la Société médico-psych. de Paris*, 1898) (*Gounouilhou, éd., Bordeaux*). — A. VOISIN, Les auto-intoxications dans leurs rapports avec les maladies mentales *Congrès des aliénistes français de la Rochelle*, 1893, p. 383). — DUFOUR, Notes sur les altérations du cœur, du foie, des reins chez les aliénés (*Ann. méd.-psych.*, 1876, XV, 385). — SÉGLAS, Des auto-intoxications dans les maladies mentales (*Arch. gén. de méd.*, 1893, II, p. 532). — VIX, Helminthiasis des aliénés (*Ann. méd.-psych.*, 1861, VII, 624.)

TROUBLES MENTAUX DANS LA TUBERCULOSE

1880-1883. BALL, *Leçons sur les maladies mentales.* — 1879. BIAITE, Contribution à l'étude de l'état mental dans la phtisie pulmonaire (*Thèse*). — **1899.** CHARTIER, **De la phtisie latente dans ses rapports avec les psychoses** (*Thèse Paris*). — 1864. CLOUSTON, *Tuberculous and Insanity.* — 1876. CULLERE, Contribution à l'étude de la tuberculose chez les aliénés (*Ann. méd.-psych.*, mars). — ID. Traité pratique des maladies mentales. — 1894. CROCK fils, La folie diathésique (*Gazette hebdom.*). — 1838. ESQUIROL, *De la folie.* — 1874. HAHN, Des complications nerveuses dans la phtisie (*Thèse*). — 1884. GRASSET, Rapports de l'hystérie avec la diathèse scrofuleuse et tuberculeuse (*Articles Hystérie et Diathèse du dictionnaire encyclopédique*). — **1898.** LA BONNARDIÈRE (*Thèse Lyon*), **Rapports de l'aliénation mentale et de la tuberculose.** — 1875. LE MAT, Des troubles psychiques dans la phtisie. — 1860. MOREL, *Traité des maladies mentales*, p. 144. — 1819. PINEL, Recherches sur quelques points de l'aliénation mentale. — 1879. PETER, *Cliniques médicales.* — 1886. ROGER, Un cas de folie phtisique (*Ann. médico-psych.*). — 1890. SNELL, La phtisie pulmonaire chez les aliénés (*Allg. Zeitsch. für Psych.*). — 1887-1894. SÉGLAS, Leçons cliniques (*Salpêtrière*). — 1898. SERRIGNY, Sur la parenté des névroses et des psychoses (*Ann. méd.-psych.*). — 1895. TATY, Sur deux cas de folie hystérique d'origine infectieuse (*Ann. médico-psych.*). — 1897. TATY et J. TOY, Variétés cliniques du délire des persécutions (*Ann. méd.-psych.*). — 1896. TOULOUSE, Les causes de la folie (1 vol., *Édit. scientif.*, Paris). — 1897. TOMLINSON, La folie et la phtisie, leurs transmutations et leur coexistence

(*Journal of nerv. and ment. disease*). — 1894. WULFF, Remarques sur l'existence de la tuberculose dans les asiles d'idiots (*Allg. Zeitsch. für Psych.*). — 1864. WORKMANN, *The Journal of mental science* and *The american Journ. of Insanity*. **1899. KARA-ENEFF, Influence de la tuberculose pulmonaire sur l'aliénation mentale** (*Thèse Montpellier*). — RÉGIS, Art. Folie sympathique (*Dict. encycl. des sciences méd.*). — CLOUSTON, *Clinical Lectures on mental diseases.* — 1877. MOREAU DE TOURS (*Abeille médicale*). — 1888. CAMPBELL, On three cases of recovery after a lengthen duration of insanity (*American Journ. of Insanity*). — **1899. DUFOUR et RABAUD, Tuberculose pulmonaire et mélancolie** (*Société anatomique*, mars). — **1899. DUFOUR et DIDE, Tuberculose, tuberculine et encéphalopathies délirantes** (*Société de Neurologie de Paris.* — 1890. BERNHEIM, Troubles psychiques d'origine tuberculeuse (*Indépendance médicale*). — CLOUSTON, Art. *Phisical Insanity in diction. of Tuke*). — 1894. GIRAUD, NICOLLEAU, TOULOUSE, *Rapport sur l'asile de Saint-Yon*. — 1890. MABILLE et LALLEMAND, *Folies diathésiques*, p. 141. — 1873. LAUGIER, La marche des maladies aiguës et l'influence qu'elles exercent sur les maladies mentales (*Th. de Paris*).

1767. Richard MÉAD, Obs. in *The medical Works-Dublin*. — 1819. Scip. PINEL, Recherches sur quelques points de l'aliénation mentale. — 1870-1871. MARCHAL, Sur l'aliénation mentale holopathique ou diathésique (*Tribune médicale*). — 1883. Marie BRA, Manuel des maladies mentales. — 1883. VOISIN, Leçons cliniques sur les maladies mentales et sur les maladies nerveuses. — 1884. ROUSSEAU, Obs. publiées dans *l'Encéphale*, t. IV, p. 700. — 1884. CH. LEROUX, Sur un cas de tuberculose pulmonaire avec complication de manie aiguë (*Journal des Connais. méd.*). — 1886. G. ROGER, Un cas de folie phtisique. (*Ann. méd.-psychol.*, t. II, p. 318). — Avril 1886. BENNER, Rapports de la phtisie et de la folie (*In the alienist and neurologist*. — 1889. JAMES ROBIE. In *The Journal of mental science. Anal. in Archives de Neurologie*, t. XXIII, p. 221. — 1889. FALRET, Études cliniques sur les maladies mentales et nerveuses. — 1889. CULLERRE, Traité pratique des maladies mentales. — 1890. O. SNELL, La phtisie pulmonaire chez les aliénés. (*Allg. Zeitsch. f. Psychiat,* t. XLIV). — BAILLARGER, Recherches sur les maladies mentales. — 1894. COTARD, Études sur les maladies cérébrales et mentales. — Octobre 1894. BABCOCK. (*The American Journal of insanity*). — 1894. DAGONET, Traité des maladies mentales. — 1887 à 1894. SÉGLAS, Leçons cliniques sur les maladies mentales et nerveuses (Salpêtrière). — Avril 1895. FINEGAN, (*The journal of mental science*). — 1895. TH. TATY, Sur deux cas de folie hystérique d'origine infectieuse. (*Ann. méd.-psychol.*, t. II). — 1896. MERKLIN. (*Allg. Zeitsch. f. Psychiat,* t. LII). — 1897. BAYLAC, Tumeur tuberculeuse du cervelet. (*Congrès de Toulouse*). — Janvier 1898. R. SERIEIGNY, Considérations cliniques sur la parenté des névroses et des psychoses. (*Ann. méd.-psychol.*)

TROUBLES MENTAUX ET TROUBLES DIGESTIFS

FEYAT, De la constipation et des phénomènes toxiques qu'elle provoque (*Thèse de Lyon*, 1890). — ALT, Développement de névroses et de psychoses sous l'influence de maladies chroniques de l'estomac (*Archiv. für Psychia.*

trie, 1892, xxiv, 2, 403). — Régis, Traitement de la sitiophobie des aliénés (*Bulletin et mémoires de la soc. de méd. de Bordeaux et manuel pratique de méd. mentale*, 2ᵐᵉ éd., 1891). — Mac Pherson, De l'influence de la désinfection intestinale sur quelques formes de folie aiguë (*The Lancet*, aug. 6, 1892). — Assoc. méd. de la Grande-Bretagne, 30 juillet 1892). — Régis et Chevalier-Lavaure, **Auto-intoxications dans les maladies mentales** (*Congrès de la Rochelle*, 1893) (*Martin édit. La Rochelle*) — Régis, **Les psychoses d'auto-intoxication** (*Archives de neurologie*, 1899, nº 40). — **Auto-intoxication et délires** (*Mémoires de la soc. médico-psy. de Paris*, 1896) Gounouilhou, édit. Bordeaux. — Leven, Estomac et cerveau. La Névrose (*Masson, édit. Paris*, 1887). — Bouchard, **Leçons sur les auto-intoxications dans les maladies** (*Paris, Sapy, ed. 1887*). — Duchon-Dors, **De quelques troubles cérébraux liés à la dilatation de l'estomac** (*Th. de Paris 1887*).

Head, Etats nerveux associés aux maladies viscérales chez les sains d'esprit (*Mental Science*, janvier 1896). — Holthof, Catarrhe duodénal et psychose (*Correspondenzblatt*, 1872). — Bettencourt Rodrigue, **Influence de l'auto-intoxication et de la dilatation de l'estomac dans les formes dépressives et mélancoliques de l'aliénation** (*Congrès international de médecine mentale*, 1899). — Herzog, Névroses et Psychoses sous la dépendance d'affections gastro-intestinales (*Arch. f. Psych.*, liv. I et II, 1898). — Dericq, Etats mélancoliques et urinaires (*Congrès de La Rochelle*, 1893, p. 427). — Baumelou, Dyspepsie et lypémanie (*Th. de Montpellier*, 1893). — Hutchinson, Folie aiguë résultant d'une constipation excessive (*American Journal of insanity*, 1886). — Bridger, Délires résultant de l'accumulation intestinale (*British. med. Journal*, 1886). — Wagner von Jauregg, Psychoses reposant sur un fonds d'auto-intoxication gastro-intestinale (*Wiener Klin. Woch.*, 1896. — Alessi, La constipation chez les aliénés (*Journ. of the American med. Associat.*, 1897). — Solder, Psychoses aiguës mortelles par coprostase (*Wiener Klin. Woch.*, 1897). — Seglas. (*Congrès de La Rochelle*, 1893). — Jacobson, Sur les psychoses auto-toxiques (*Allg. Zeitsch. für Psych.*, 1894, li, p. 379). — Dericq, Auto-intoxications gastro-intestinales et folie (*Congrès de La Rochelle*, 1893). — Alt, Arch. de neur., xxvii, p. 204. — Charpentier, Troubles cérébraux et cancer de l'estomac (*Congrès de médecine mentale*, 1891, C. R., 1892, p. 344). — Harold Meyer, Ann. méd.-psych., 1893, xviii, 309). — Bridger, Delusion the result. on intestinal accumulation (*British med. Journ.*, 1886, I, p. 688). — Hutchinson, Ann. méd.-psych., 1891, xiv, p. 305).

N.-B. — Nous insérerons, dans d'autres publications, la bibliographie des troubles mentaux au cours ou à la suite des maladies infectieuses, en général, et des diathèses (Psychoses infectieuses, Folies diathésiques). Nous n'avons pu lui trouver de place ici, à cause de sa longueur. (M. Faure *Gaz. des Hôpitaux*, 1900. Revues sur les troubles mentaux toxi-infectieux, etc.)

§ II. — Délire et Rêve. — Stupidité. — Confusion mentale (¹)

LE RÊVE ET LE DELIRE

1887. Chaslin, Du rôle des rêves dans l'évolution du délire (*Thèse Paris*). — 1845. Baillarger, Influence de l'état intermédiaire à la veille et au sommeil sur la production des hallucinations (*Annales médico-psychol.*). — 1866. Moreau, de Tours, Le haschich et l'aliénation mentale. — 1889. Dagonet, Du rêve et du délire alcoolique (*Annales médico-psych.*). — 1881. Lasègue, Etudes médicales). — 1894. Bochard, Morphinomanes et fumeurs d'opium (*Union médicale*). — 1894. Lefort, Etat mental des alcoolisés. — 1894. Pichon, Le morphinisme. — 1852. Lelut, Mémoire sur le sommeil, les songes et le somnambulisme (*Annales médico-psych.*). — 1858. Macario, Du sommeil des rêves et du somnambulisme dans l'état de santé et dans l'état de maladie. (*Annal. méd.-psych.*). — 1876. Faure, Etudes sur les rêves morbides. Rêves persistants (*Arc. gén. de méd.* t. I.). — 1878. Dupuy, Etude psych-physiologique sur le sommeil. — 1882. Max Simon, Le monde des rêves. — 1889. Macario, Des rêves morbides (*Gaz. méd de Paris*). — 1890. Tissier, Les rêves. — 1890. Liébault, Du sommeil et des états analogues. — 1890. Maury, Le sommeil et les rêves. — 1890. Motet, Cauchemar (art. du *Dict. de Méd. et de chirurgie pratique*). — 1890. Young, Sommeil normal et pathologique (*Revue intern. des Sciences*). — 1893. Macario, Hallucinations (*Annales médico-psych.*) t. XIX. — 1896. Pichon, Les délires oniriques, *Th. Bordeaux* 1899. Régis. Leçons cliniques professées à Bordeaux, 1895-96; id., *Presse médicale*, 3 août 1898. — 1851. Delasiauve, *Annales médico-psychologiques*. — 1864. Moreau. *Th. Paris.* — 1872. Morer, *Th. Paris.* — 1877. *Raynaud, Gaz. hebd. de méd. et de chir.* n° 44. — 1892. Legrain, Pouvoir de l'intelligence (*Annales médico-psych.*). Jeanny Roux, *Province médicale* 22 mai.

DEMENCE AIGUE. STUPIDITÉ. — CONFUSION MENTALE

Esquirol, Des maladies mentales, t. II, p. 64 (*Bruxelles* 1834). — Georget. De la folie 1820. — Art. Folie (*Dict. de méd.* 2ᵉ éd. 1836. t. XIII, p. 277). — Hoc Demary. De la stupidité considérée chez les aliénés 1833. — Pinel, Traité

(¹) Chapitre V et VI.

de Pathologie cérébrale, 1844, p. 228 — CALMEIL art. Demence. (*Dict. de méd.* 2ᵉ éd. t. X. 1835. p. 70). — FERRUS, Cours sur les maladies mentales (*Gaz. des Hôp.* 1838, p. 600). — BAILLARGER. De l'état désigné chez les aliénés sous le nom de stupidité 1843. — Recherches sur les maladies mentales t, I. 1890 p. 85. — RENAUDIN, Rapport sur l'asile de Fains 1846. p. 78. — THORE ET AUBANEL. Recherches statistiques sur l'aliénation. — PIERRE DE BOISMONT. (*Bibl. du méd prat.*). Maladies mentales, t. IX. 1849. v. p. 452, 534 538. — PIERRE DE BOISMONT, art. Stupidité (*Suppl. au dict. de méd.* 1850). — DELASIAUVE. Du diagn différent de la lypemanie. (*Annales méd. psych*, t. III. 1851. p. 380). — A. SAURE. De la stupidité, de sa nature psychologique et de son traitement (*th. de Paris,* 1852). — Une obs. de stupidité (*Ann. méd. psyco.* 1853. p. 144). — Etudes médico-psych. sur la folie (*Paris,* 1862). — BAILLARGER, (*Ann. méd. psych.* 1852 p. 598). Recherches sur les maladies mentales t. I. 1890. p. 667. — JULES GROSS. Rev. méd. franç. et étrang. 1853. t. I. p. 464. — DELASIAUVE. Des diverses formes mentales (*Journ. de méd. ment.* t. I 14 p. 304. 1861 — t. II. 1862. p. 74 III, 251, 342. — t. III. 1836 p. 10, 137, 178, 213. — t. v, 1865, p. 163) BAILLARGER. Essai de classification des maladies mentales. (*Ann. méd. psych.* t. vi, 1854, p. 470). — BERTHIER, Considérations sur un cas type de stupidité. (*Journ. de méd. ment.,* t. IX, 1869. p. 10). — MARCÉ. Traité pratique des maladies mentales. 1862, p. 54, 135, 326. — LAURENT, De la physionomie chez les aliénés. (*Ann. méd. psych.* 4ᵉ série t. i. 1863, p. 378). — BECQUEREL. Du délire d'inanition dans les maladies. (*Arch. gén. de méd.* fév. 1866. — p. 169 et mars p. 303). — BEHIER Obtusion mentale consécutive aux fièvres. (*Gaz. des Hôp.* 22 janvier 1870, p. 33). — FOVILLE. De la paralysie générale par propagation (*Ann. méd. psych.* 5ᵉ série t. ix 1873 p. 5). — DAGONET, Stupeur dans les maladies mentales. (*Ann. méd. psych.* 1872, t. vii p. 161 359, 364). — Traité élémentaire et pratique des maladies mentales 1876. p. 246. — HUMBLOT. Démence simple primitive. (*Gaz. des Hôp.* 1872. t. xlv p. 83). FOVILLE. Démence (*art. du nouv. dict. de méd. et de chir.* t. xi p. 99, 1872). — BALL. De la torpeur cérébrale (*l'Encéphale* 1881, p. 369). — REGIS, Manuel de médecine mentale. 2ᵉ éd. 1892. — Folie consécutive à une fièv. typh. (*Encéphale,* 1881). — ROSENBACH. Contribution à l'étude de qq formes aiguës etc. (*Ann. méd. psych.,* t. XIII, 7ᵉ série 1891 p. 11 et 193). — PH. CHASLIN, **Confusion mentale primitive** *Ann. méd. psych.* sept.-oct. 1892. — SEGLAS. Un cas de folie post cholerique à forme de conf. ment. primit. (*Ann. méd. psych.* mai-juin 1893, p. 376 TOULOUZE **Psychoses post influenziques et post fébriles. La confusion mentale.** (*Gaz des Hôp.* 30 mai 1893. — REGIS ET CHEVALIER LAVAURE, auto-intoxications dans les maladies mentales. (*Rapport au Congrès de la Rochelle,* 1893). J. SEGLAS. Des auto int. dans les maladies mentales (*Arch. de méd.* nov. 1893) — LEGRAIN (*Sem. méd.* 1893, nᵒ 47, p. 370). G. BALLET, **La Conf. ment.** (*Ann. de méd.* 1894. nᵒ 4. *Traité de médecine de* CHARCOT ET BOUCHARD t. vi p. 1102) SEGLAS, **La conf. ment. primit.** (*Arch. gén. de méd.,* mai 1894. — TOULOUSE Delire infectueux de la période puerpérale (*Tribune méd.* 1893, nᵒ 35) — CHARPENTIER. La conf. ment. *Revue gén. de clin. et de thérap.* 1892. nᵒ 35) — P. JANET, Etat mental des hystériques, les accidents mentaux. (*Paris,* 1894). — HANNION, De la confusion mentale. (*Th. de Paris,* 1894). — CHASLIN, **Conf. ment. sympt et conf. ment. primit. affection.** (*Journal des connaissances med,* 31 mai et 7 juin 1894). — **La Conf. ment. primitive,** (*Asselin et*

Houseau, édit. Paris). — Seglas. **La conf. ment.** (*Presse méd.*, 17 mars 1897). Wille. Die Lehre der Verwirrtheit (*Arch. psych.*, t. XIX. 1888, p. 328. Kahlbaum, Die Katatonie (*Berlin*, 1874. — J. Seglas et Ph. Chaslin, La Catatonie, (*Arch. de neurol.* 1888, n° 44, 45, 46 et Brain part. XLV et XLVI. Ruben et Holstermann (*Centralbl. fü Psych.* — Wien, 1874. — Samt Epileptische Iwesein formen. (*Arch. f. Psych.* t. V, 1875, p. 393, t. VI, 1876, p. 110). Westphal Über die Verrücktheit. (*Allg. Z. f. Psyco.*, t. XXXIV 1878, p. 252. — Lechet, fragments psych. sur la folie 1834, p 46. — Lasègue Du délire des persécutions. (*Arch. gen. de med.* 1852) — F anxer. Ueber Schwangerschafts. und puerperal psychosen. (*Arch. f. Psych.*, t. V, 1875 p. 505 — Merklin, Studien ueber die primaere Verrucktheit, t. D. (*Dorpat*, 1879). — Schffer. Bemerkungen zur psych. Formenlehre (*Allg. Z. f. Psych.* t. XXXV, 1880, p. 214. — Frisch, Die Verwirrtheit (*Jahrbucher f. Psych.*, t. II, 1881, p. 27). Meynert. Die acuten hallucinatorischen Formen der Walrusinns und ihr Verlauf (*Jahr f. Psych.*, t. II, 1881, p. 181). — Binswanger, Zur Lehr von der acuten heilbaren Dementia (*Charcli annalen*, t. VI, p. 412. *Berlin*, 1881). Krafft Ebing, Lehrbuch, 1879. — Schlangenhausen, Beitrag zur Casuistik der pseudapharien Verwirrtheit (*Jahr. f. Psych.*, t. II, 1881, p. 196). — Konrad. Zur Lehr von der acuten hallucinatorischen Verworren heit (*Arch. f. Psych.*, t. XXI, 1885, p. 322. — Menoel, Die manie, 1881. — Kraster. Zum sogenannten hallucinatorischen Wahnsinn (*Allg. Zeitsch. f. psych.*, t. XLII, p. 114, 1886). Kraepelin, Ueber den Einfluss acuter Krank heiten, auf die Eirstehung von Geistes Krankheiten (*Arch. f. Psych.*, t. XI, 1881, p. 137, 293, 619, t. XII, 1882, p. 65, 287. — Kretz (*Allg. z. f. Psych.*, t. XI, p. 280). Von Voigt, Erschopfumps delirien id., t. XXXIX, 1883, p. 801. Korn, id., t. XXXVII, p. 720, t. XXXIX, p. 739 (*Deustche med. Wochenschrift*, 1882, n° 27. — Buch (*Arch. f. Psych.*, t. XI). — Scholx (*Arch. f. Psych.*, t. III, p. 731). Wenot. Untersuchunzen z. Mechanik d. nerven Erlangen, 1874. — Merchede, cité par Wille. — Orchansky, uerber Bewusst seinsstorungen und deren Beziehungen zur Verrücktheit und Dementia (*Arch. f. Psych.*, t. XX, 1889, p. 309. Schffer, Zur Lehre von Erschopf funtgsstenpor, in oct. Iéna, 1889. — Serbsky, Ueber die acuten formen von Amentia und paranoïa (*Allg. Zeitsch. fur Psych.*, t. XLVIII, 1892, p. 328). — Werner, Die Paranoïa (*Stuttgard*, 1891). — Neisser, Erorterungen uber die Paranoïa von Klinischen Stand punkte (*Centralbl. f. Newenheith und Psych.*, janvier 1892). Schenthal, Ueber acute hallucinatorische Verwirrtheit, 23 Versammlung, etc. (*Neurol. centralbl.*, 1891, n° 23, p. 733). — Dohrblcth, Klin Beobachtungen aus der Provinzial Irrenaustalt Kreuzburg *Allg. z. f. Psych.*, t. XLVII, 1891. p. 328). — Hoche. Ueber puerpérale psychosen (*Arch. f. Psych.*, t. XXIV). — Hoppe, In Wochenbett enstehende Geistestorungen (*Arch. f. Psych.*, t. XXV, 1893, p. 136). — Aschaffenburg, Ein Beitrag zur Lehre von Collapsdelir, t. XVII (*Neurol. Centralbl.*, 1892, n° 13, p. 422). — Ziehen, Ueber Storungen der Vorstellung salblauses bei Paranoïa (*Arch. f. Psych*, t. XXIV, 1892, p. 112 et 365). — Stell, Manie mit Verwirrtheit (*Allg. zeih. f. Psychts*, t. XXIX, p. 244). — Schüle, Zur Paranoïa Frage (*Allg. Zeitsch. f. Psych.*, t. L.). Crames, Abgreuzung und Differential Diagn. der Para noïa (*Allg. Zeitsch. f. Psych.*, t. LI, 1894, p. 286). — Ziehen, Psychiatrie. Berlin, 1894. Sommer, Diagnost. der Geisterkrankheiten. Wien. und, Leipzig 1894. Meynert, Klinische Vorlesungen. Wien, 1890. Hartmann, Ueber Geistentœrung, nach. Kopfverletzungen (*Arch. f. Psyc.*, t. XV, 1884, p. 98). — KAES, Untersuchungen ueber Verwirtheit (*Jahrb. der Hamburg. Staatskrankenanstalten*, II, *Jahrgang*, 1890). (*N. Central*, 1892, n° 18, p. 588). — NEISCHAI, Ueber Verwirrtheit bei einigen Formen acuter Geistenstorung (*Medicinskoje Obosverije*, 1892, n° 5). (*N. Centrabl.*, 1893, p. 648). — BEYER, Zur Path. der acuten. hallucin. Verworrenheit (*Neurol. Centralbl.*, 1894, p. 92, n° 2). — BUCKNILL et TUKE, Psychological medicins. — WEBER, On delirium of acute Insanity, etc. (*Med. chir. Transact. London*, 1865, v. 48, p. 135). (*Anal. par Bourneville in Journ. de Delasiauve*, t. V, p. 134). — HAYEL NEWINGTON, Some observat. out different. form. of stupor, etc. (*J. of ment. scienc.*, oct. 1874, p. 372). — CRIGHTON BROWNE, Acute Dementia (*West. Riding lun asylum Report*, 1874, t. IV, p. 265). — FOX, Care. of acute dementia (*J. of ment. science*, 1881, p. 212). — SAVAGE, Insanity and allied Neuroses, 2e éd. London, 1886. — WOOD, Insanity after acute affections (*University med. magazine*, déc. 1889). (*J. of psych.*, déc. 1891, p. 323). — OSLER, Cases of post. febrile insanity (*John Hopkins hospt. rep.*, 1890, t. II, p. 46). — ROSS, On the psychical disorders of multiple neuritis (*J. of ment. scienie*, avril 1890). — LLOYD (*Philad. neurol. Society*, novembre 1890). — SPITZKA (*Insanity*), p. 158, 161. — CONOLLY NORMAN, Acute confusional Insanity (*Dublin. Journ. of. med. science*, 1890, t. I, p. 506). — BROADBENT, Acute dementia inachild ; recovery (*Med. press. and. Circular*, 1878, t. XXV, p. 105). — HARWOOD CASSON, Remarkable sequale of nearles (*Lancet*, 27 novembre 1886, p. 1020). — ROBERTSON, Demence aigue (*J. of ment. science*, janvier 1891). (*Ann. med.-psych.*, mars-avril, 184, p. 323). — WHITWELL, A study of stupor (*J. of. ment. science*, 1889, t. XXXV, p. 360). — TURNER, A case of post febrile mental stupor or acute dementia (*J. of ment. science*, octobre 1888, p. 412). — HURD, Post febrile insanity (*Ann. J. of Insanity*, juillet 1892, p. 26). — FERGUSON, Insanity following exhausstion (*Th. al. and neurolog.*, juillet 1892). CH. HEYNES, Primary confus. Insanity (*The Al. and neurol.*, janvier 1893, p. 128). — WILLIAM WORCESTER, Confusional Insanity (*American Journ. of insanity*, juillet, 1894, p. 71). — BONUCCI, Fisologia e patologia dell anima umana (vol. I, p. 77 et 270, Florence, 1852. — GIROLAMO GAMBARI, Appendice psychiatria, 1863, cités in (*Ann. med. psych.*, 1863, t. V, p. 72). — MORSELLI, Manuale di remegotica delle malatta mentali, vol. I, 1895, vol. II, 1885, p. 393, 426. — AMADEI E TONNINI, Laparcenoïa e le sue forme, Milan. DE LOSENBERGER, Del delirio sensoriale acuto (*Manicomio moderno*, I, 1888). — DEL GRECO, Il delirio sensoriale in rapporto alle diverse forme di paranoia (*Manicomio moderno*, 1892, anno VIII, n° 23). — GOMBAULT, **De la Conf. mentale**, (*Thèse, Paris*, 1898. Jouve édit.). — ALIBERT Stupidité, (*Gaz. des Hôp.*, août 1844). — THORE ET AUBANEL, Cité in (*Ann. médico-psych.*, 1853, p. 256). Recherches statistiques sur l'aliénation mentale, p. 102. — BALL, Leçons sur les maladies mentales, 1883, p. 255, 502, 517. De la torpeur cérébrale, 1884, (*Encéphale*). — BALLET, Congrès des aliénistes (*Blois*, 1892, p. 331). — BAILLARGER, (*Ann. médico-psych.*, 1843). T. I. De l'état de stupidité p. 76, 256. BAILLARGER, (*Id.* 1853, T. V.). De la mélancolie avec stupeur, p. 250. — BAILLARGER, *Arch. clin.*, 1860, Obs., p. 404, 1862, p. 27). — BAROIS, (*Th. Paris*, 1871) accidents cérébraux de rhumatisme articulaire aigu. — BECOULET, Sur l'état de stupidité, (*Revue méd. de l'Est*, juillet 1874). — BECQUET, Le délire d'inanition, 1866, (*arch. gén. de méd.*, février et mars. 1866). — BELHOMME. Consid. sur l'œdème cérébral produisant la stupidité (*Paris*, 1830). — BÉHIER, Sur la fièvre typhoïde. (*Gaz. des Hôp.* 22 janv. 1870). — BERTHIER, *Ann. médico-psychol.*, juil. 1869. 5° S T. II, p. 56) Note sur la stupidité. — BERTHIER. Obs. *Jour de méd. mentale de Delasiauve*, T. IX) p. 101. — BRIERRE DE BOISMONT. Des hallucinations (1845). Chap. stupidité, p. 161. — BRIERRE DE BOISMONT. *Ann. medico-psychol.* 1851, p. 442, T. III, 2° S). — BILLED. *Ann. medico-psychol.*, 1856, p. 321, 3° S. T. II). — BILLOD, Des diverses formes de lypémanie. — BORCHHOFF. Cérébropathie psychique polynévritique (*Bulletin de médecine mentale de Belgique*, 1890. — BRACHET, Conf. mentale primitive dans ses rapports avec l'aliénation héréditaire, *Congrès des aliénistes*, 1894). — BUTLER SCHMIDT, Acute mania following rupture of the rectum (*The Journal of mental science*, juillet 1893). — CULLÈRE, Traité des mal. mentales, 1890. — CULLÈRE. La lypémanie stupide (*Annales médico-psychol.*, T. X, 5° S., p. 240, 394, 1889). — CRICHTON BROWNE. Acuta dementia (*West. Riding lunatic asyl-reports*, vol. IV, p. 265, 1874). — CHARCOT Sept cas de polynévrites, (*Revue de Neurologie.* fév. 1893). — CHARPENTIER. La conf. mentale (*Revue generale de Clinique et de Therapeutique*, n° 35, 31 août 1892). — CHASLIN **Annales médico-psychol.**, 7 oct. 1892. *Journal des connaissances medicales*, juin 1894). — CRAMER. Anat. pathol. d'un cas de paranoia aiguë (*Arch für Psychiat.* T. XXIX. 1896). — CONOLLY NORMANN, Acute confusional Insanity (*Dublin journal of mental science*, 1890). — DAGONET, De la stupeur et de l'affection désignée sous le nom de stupidité (*Ann. méd. psychol.*, 1872, T. VII, 5° S. p. 162, 359). — Nouveau traité élémentaire des mal. mentales, 1876, p. 246, 359, 483. — DEBOVE, Manuel de médecine, T. IV (*Art. neurasthenie-intoxications*). DELASIAUVE, (*Ann. médico-psychol.*, 1843). — DELASIAUVE, Id. 1851, T. III. Du diagnostic différentiel de la lypémanie. p. 380. Lettre sur la mélancolie avec stupeur *Revue medicale* 31 oct. 1854. — *Des diverses formes mentales. Art. stupidité, Journal de méd. mentale*, T. I, 1861, p. 14, 304, 336 ; 1862. T. II, p. 74, III, 251, 342 ; 1863. T. III, p. 10, 157, 170, 213 ; 1864. T. IV, p. 68 ; 1865, T. V. p. 163). — DUPREY. Et. médi.-psychol. sur l'état mental désigné sous le nom de stupidité (*Th. Nancy*, 1876). — ETOC DEMAZY. De la stupidité chez les aliénés, 1833. (*Th. Paris cite in annales medico-psychol.*, 1859, p. 616. — ESQUIROL. — Des mal. ment. 1838. Art. lypémanie. T. II, p. 228, 260. — ESQUIROL. *Dict.* en 60 vol. Paris, 1844.) Art. démence. — J. P. FALRET. Et. cliniques sur les mal. mentales et nerveuses 1890. (Art. Epilepsie. — FERRUS, Stupidité (*Gaz. des Hôpitaux*, 1838). — FERRUS, Leçons de Bicêtre, 1836, 1837, 1838 — FERE, Epilepsie (*Encyclopedie des aides-memoires Leauté*). — FERGUSSON (John). The insanity following Exhausion (*The alienist and neurologist*, 1892). FOVILLE fils (Ach). Art. démence (*Dict. Jaccoud*, 1872). — FOVILLE fils (Ach.). (*Nouveau dict de medecine et de chirurgie* pratique 1875, T. XXI, art. lypémanie). — GARNIER, La folie à Paris. — GAMBARRI. Sur la forme primaire stupide de la vésanie et sa séparation de la lypémanie (*Gaz. lombarde* 1864, p. 14 et 22. *Cite in annales de medio-psychol.*, 1865, T. V, p. 71). — GEORGET, De la folie 1820 (*Stupeur mélancolique*, p. 115). — GRIESINGER. Traité des mal. mentales (*Trad. Doumic*), 1865, p. 193, 291). — HANNION. La confusion mentale (*Th. Paris* 1894). JANET (Pierre). Revue générale des sciences pures et appliquées, mars 1893. — HURD (H.). — Post fébrile insanity (*American Journal of insanity*, juillet 1892). — HAYES NEWINGTON. [illegible] symptomatol. spéciales de la stupeur *Cité in Annales médico-spychol.*, 1878, T. XIX, p. 457, 5° S.) Obs. sur différentes formes de stupeur, son occurence après la manie aiguë chez les femmes (*Journal of mental science*, oct. 1874, 4° trimestre). — JUDEE. Obs. de mélancolie avec stupeur (*France médicale*, 1870, 12 février). — KRAFE EBING. Traité clinique de pschiatrie. — KRAEPELIN. Das collaps délirium, 1895. Psychiatrie, p. 254. — KRAEPELIN Psychoses après l'influenza (*Annales medico-psychol.*, 1890. — KNORR. Zur Lehre des toxischen Psychosen. *Allgemeine Zeitschrift für Psychosen*. T. XLVIII, 1892). — KELLOG L'origine toxique de la folie. (*Journal of nervous and mental disease*. Oct. 1892). — KORSAKOFF. Une forme particul. de troubles psychiques associée à la névrite périph. multiple (*Archiv. für Psychiatrie*, 1890). — KORSAKOFF. Psychoses polynévritiques (*Cond. intern. de med. mentale*, Paris, 1889) LAILLIER. De la folie puerpérale dans ses rapports avec l'éclampsie et les acc. infectieux des suites de couche. (*Th. Paris*, 1892). — LEGRAND DU SAULE. *Gaz. des Hôp.*, 1869, p. 128), diabète. — LUYS, Traité clinique des mal. mentales, LLOYD. Acute délirium probably an infectious proces (*med. news Philadelphia*, 1891, T. LVIII). — LOUYER VILLEMAY. (*Dict. des sciences med.*) art. stupidité. T. LIII, 1821. — MARANDON DE MONTYEL. La stupidité de Georget. (*Gaz hebdomadaire*, avril 1897). — MARANDON DE MONTYEL. Conf. mentale primitive et secondaire (*Gaz. des Hôpitaux*, 27 novembre, 2 et 7 décembre 1897). — MARCE, Traité de la folie des femmes enceintes (*Paris*, 1858. Obs. 59, p. 321). — MARCE Traité pratique des mal. mentales, p. 326, 327 (1862). — MACARIO. Stupidité suite de fièvre intermittente (*Annales medico-psycol.*, T. I, 1849). — MOREL, Traité des mal. mentales. 1860, p. 134, 470, 488, 710. — De l'état désigné sous le nom de stupidité. (*Etudes cliniques* T. II, p. 257). — MAUDSLEY. (*Lancet*, 16 avril 1876). — MEYNERT. Klinisch. Vorlesungen, 1890. — OTTO DORNBLUTH. Guérison d'un cas de démence aiguë, juin 1887 (*Neurologisches Centralblatt*). — OLSHAUSEN. Beitrag zu den puerperalen Psychosen specielle den nach Eclampsie auftretenden (*Zeitschrit für Geburts, und Gynaek. Stuggard*, T. XXI, p. 371). — PARCHAPPE. Traité de la folie (*Art. stupidité*), — PINEL. Traité médico-philosophique sur l'aliénation mentale, 1809, p. 184. — RITTI. *Dict. Dechambre*. T. XII, p. 454), art. stupidité. — REYES Y ZAMORA. Sur la stupeur (*Th. Paris*, 1873). — REGIS et CHEVALIER-LAVAURE. Intoxications dans les maladies mentales. (*Congrès des aliénistes*, 1894). — SAUZE. De la stupidité, 1852 (*Th. Paris, anal, in Annales médico-psychol.*, 1854, p. 209. T. VI, 2° S.). — SEGLAS. Folie post-cholérique à forme confusion mentale primitive (*Annales médico-psychol*, 1893). — SEGLAS. Des auto-intoxications dans les mal. mentales *Archives générales de médecine*, novembre 1893). — SEGLAS. Discussion sur les auto-intoxications (*Congrès des aliénistes*, 1893). — SEGLAS. L'Internement dans les conf. mentales (*Annales médico-psychol.* Mai, juin, 1893). — SEGLAS, Leçons cliniques (*la Conf. mentale*), p. 149 à 281, 1895. — SEGLAS. Rougeole et conf. pseudo-méningitique (*Presse médicale*. 1er mai 1897). — SEGLAS. La Conf. mentale (*Presse médicale*, 17 mars 1897), — SCHULE. Handbuch, p. 685 — SCHULE. *Zeitschrift für Psychol*. T. XXXVIII p. 265). — SCHULE. Démence aiguë et stupeur (*Allgemeine Zeitfchrift für Psychiatrie* 1881, anal. in *Annales médico-psychol.*, 1883. T. IX, p. 348). — SCHULES. Traité des mal. mentales. Trad. Dagonet, 1888. — SOUQUES. A propos des amnésies infectieuses. (*Revue de médecine*, 1892-1893). — SEBASTIANI. Mélancolie et manie, suite de fièvre intermittente. (*Annales médico-*

psychol., 1844. T. IV). — Sollier. Les troubles de la mémoire (Collect. Charcot-Debove). (*Société médico-psychol.*). Discussion sur l'œdème cérébral et l'anatomie pathologique de la mélancolie stupide 27 juillet 1874. (*Annales médico-psychol.*, 1874. T. 12, p. 390). — Taguet. La démence simple primitive 1872. — Trenel. Conf. mentale primitive forme stuporeuse chez une fillette. (*Normandie médicale*, 1er août 1897.) — Wagner. Des origines corporelles des psychoses aiguës. (*Jahrbuch für Psychosen*, 1892). — Wille. (*Archives für Psychol.* T. VIII, p. 219). — Seglas. (*Arch. de medecine* de mai et juin 1894. p. 538 et 665). La confusion mentale primitive. — Chaslin, Symptomatologie de la confusion mentale primitive idiopathique (*Progrès médical* 1895, p. 129). — Worcester (*American Journ of insanity.* vol. 51. p. 71). — *Rev. neurol.* 1895, p. 306). — Del Greco. Confusion mentale, ses différentes formes (p. 697 *Rev, neurol.* 1898). — Krause, Confusion mentale au cours de la Paranoïa (p. 57. *Rev. neurol.* 1898). — Stefer. Rapport entre le molimen menstruel et les psychopathies. (*Soc. psych. de Berlin in Archives de neurol.* 1894, juin, n° 88, p. 455) Kraepelin. Das collapsdelirien (*Psychiatrie*, 4e éd. 1893, p. 254). — Hack Tuke. Art. Delusional stupor (*Dict. of psych. medecin*, vol. 11, p. 1209) [1].

N. B. — On trouvera aussi des indications importantes dans notre revue ur *Les Psychoses polynévritiques, puerpérales, et opératoires* (*Gaz. des hôpit.*, 1900) et dans nos autres publications sur *Les Psychoses toxi-infectieuses* et les *Délires dans les maladies aiguës, etc.* Voir les publications « Du même auteur » indiquées en tête du volume.

§ III. — Anatomie pathologique [2]

LÉSIONS DE L'ÉCORCE ET DES MENINGES DANS LA PSYCHOSE POLYNEVRITIQUE [3].

Donne (*Jahrbucher der Hamburger*, 1890. Th. II, 5, 91). Un cas de pseudo tabes alcoolique avec légère disparition des fibres dans l'écorce. — Thomsen (*Archiv. fur Psycihatrie*, v. 21, 1890, p. 806). 3 cas de délire et de paralysie polynévritique avec épaisissement des méninges cérébrales et œdème de la pie mère. — Strumpell (*Arch. f. psysh. Bd.* 14, 1883). Un cas de psychose de Korsakoff avec méninges cérébrales épaisses, opaques. — Hun, Démence et

<hr>

[1] La plupart des indications qui précèdent sont tirées du livre si documenté de M. Chaslin. Nous avons utilisé aussi l'intéressante thèse de M. Gombault.
[2] Chapitre VII.
[3] Toutes ces indications étant importantes on n'en a signalé aucune par des caractères gras.

paralysie alcoolique avec dégénération des cellules de la zone corticale rolandique (*American journ.*, avril 1885). — HADDEN (*Transactions of the pathol. soc.* XXXVI, 1885), 2 cas de paralysie alcoolique avec troubles mentaux. Œdème cérébral. — MULLER (*Arch. fur psych.* Bd. 14, 1883). Paralysie alcoolique avec excitation et confusion, atrophie sénile du cerveau. — KORSAKOW et SERBSKY (*Arch. fur Psych.* Bd., 23, 1892). Un cas de psychose polynévritique avec autopsie. Pas de lésions cérébrales. — FISCHER, Mental derangement in multiplex neuritis (*The Alienist and Neuroligist*, 1892). Atrophie granuleuse des cellules pyramidales de l'écorce. — G. BALLET. Les polynévrites in (*Leçons clin.* Doin, éd., Paris, 1897). — RAHMANIKOFF (*Revue de méd.*, 1892, 10 avril). Paralysie polynévritique avec troubles mentaux. Cerveau œdémateux. Athérome des vaisseaux de la base. — SOUKHANOFF (*Rev. de méd.*, 1897, p. 317). — Psychose polynévritique. Actuellement on n'y connaît pas de lésions corticales. — MINKOWSKY (*Aus Nannyn Mittneil aus der Kœnigsberg Klinik*, 1888). — Polynévrite sans psychose : Œdème de la pie mère cérébrale. — RAYMOND, Polynévrites alcooliques et amnésie (*Leçons cliniques*, chez Doin, édit., 1897). — HAURY, Les neurocérébrites toxiques (*Th. de Lyon*, 1894). — Cite : VIERORDT, Dure mère épaissie, petites hémorrhagies grises, foyers de ramollissements. — JOFFROY, Adhérences des méninges, congestion de la substance grise. — GRAINGER STEWART, Œdème arachnoïdien. — MILLE, Atrophie sénile du cerveau. — KORSAKOFF, Épanchements sanguins dans l'écorce. Toutes ces lésions se retrouvent dans les troubles mentaux des maladies aiguës. — GIESE ET PAYENSTECHER Arch. *f. psych.*, 1893, bd, 25). Psychose de Korsakoff. Pie-mère cérébrale œdémateuse. Cerveau anémié. — SERGE SOUTHANOFF (*Archives de Neurologie*, mars, 1896, p. 177). (*Rev. neurol*, 1896, pk 328). Étude du système nerveux central dans les polynévrites. L'auteur ne connaît pas de cas où l'on ait trouvé des lésions cérébrales cellulaires. — GALCÉRAN, Lesione del sistema nervoso centrale en la polinévritis (*Gaz. méd. catal.*, Barcelone, 1896, p. 326-329). — GILBERT BALLET et MAURICE FAURE (*Presse médicale.* — Voir Chapitre I).

N. B. — On trouvera toutes les autres indications bibliographiques relatives aux Psychoses polynévritiques dans notre prochaine Revue sur ce sujet. (*Gaz. des Hôp.*, 1900.)

LÉSIONS CÉRÉBRALES DANS DES CAS DE CONFUSION MENTALE

EMMINGHAUS, Zur Pathologie der postfebrilen Dementia (*Arch. f. Psych.*, t. XVII, fasc. 3) (état trouble des cellules de l'écorce). — RYCHSINLKI, Beitrag zur path. Anatomie der amentia (*Gazeta Lekarska*, 1891, n° 2, Analyse in *Jahresbericht* pour 1891, t. III, 1re partie, p. 49). Augmentation des cellules névrogliques, cellules nerveuses pigmentées, avec protoplasma altéré, fibres nerveuses épaissies, vaisseaux congestionnés. — WAGNER, Ueber die Korperlichen Grundlagen der acuten Psychosen (*Jahrbf. Psych.*, 1892, t. X, p. 180). Polynévrites dans les psychoses toxi-infectieuses. — Etoc Demazy, Ferrus, Scipion Pinel (cités plus haut), ont vu l'œdème cérébral dans des cas de stupidité. — Sauze, de la sérosité dans les ventricules. — Wille, œdème, hydrocéphalie ext. et int. avec opacité des méninges, anémie cérébrale, atrophie du cerveau. — Kraepelin, admet des modifications des cellules nerveuses dans les psychoses infectieuses. — Seglas et Dupré, Méningisme et confusion mentale (*Congrès français*, Nancy, août, 1896). (*Rev. neurol.*, 1896, p. 533). — Seglas, id. (*Soc. méd. des hôp. de Paris*, 17 janvier 1896). — Greidenberg, Formes aiguës de confusion mentale (*Allg. Zeits. für Psych.*, t. LIII, f. 4, 1896). — Tirelli, Anat. path. des folies et particulièrement de la folie épileptique (*Societa med. di Pavia*, juin 1895). (*Revue neurol.*, p. 711, 1895). (*Annal. di frenatria*, 1895, *Rev. neurol.*, 1896, p. 301). Dans deux cas de démence post-épilep., l'auteur a vu de l'œdème cellulaire et de la déformation des dendrites. — Brie, de Dürren, (*Neurol. centralbl.*, 1er janvier 1897). Confusion, délire aigu, méningisme. Hémorrhagies punctiformes, piqueté dans les ganglions centraux, la substance blanche et l'écorce cérébrale. — Harlinger (*Jarhbüch, f. Psych.*, t. XIV fasc. 3, p. 276, 1896). — Confusion hallucinatoire aiguë. Amentia, foyer emboliques miliaires récents et dégénérescence de la substance blanche. — Alzheimer (*Anatom path. de l'écorce dans les psychoses*). (*Rev. neurol.*, 1898, p. 614). — Pieters, Cerveaux d'aliénés, préparations microscopiques (*Rev. neurol.*, 1098, p. 413). — Tomlinson, Écorce cérébrale et liquide cérébro-spinal dans 47 cas de folie (*Rev. neurol.*, 1898, p. 802). — Belah Nagy (*Magyar orrosi archivium*, 1893. *Rev. de neurol.*, 1894, p. 224). Altérations de l'écorce cérébrale dans les maladies mentales (méthode de Nissl). — Clouston, Lésions cérébrales dans la folie (*Assoc. med. psych. d'Angleterre et d'Irlande*, juin 1894). — Antonini, Note cliniche con autopsie, sopra alcuni casi di lesioni cerebrali a focolaio negli alienati (*Bull. de soc. med. proc. de Bergame*, 1896, n° 2, 10, 3, 6). — Hoppen (*Arch. f. psych.*, 1896, t. XXVIII, f. 53). Contribution à l'étude des lésions de l'écorce cérébrale. Atrophies cellulaires et lésions vasculaires, périvasculaires et sclérose névroglique. — Colucci (*Revue neurologique*, 1897, p. 358. *Annali di Neurol.* Vol. XV, fasc. I et II). La cellule nerveuse dans quelques maladies mentales. — Hoch (*Boston met. j. Journ.*, 1897. p. 182). Un cas de folie aiguë associé à des changements de structure des cellules nerveuses. — Alzheimer (*Monatschrift für Psych. und Neurol.* Berlin, 1897. 82, 120). Recherches sur l'anatomie path. de l'écorce cérébrale et sur le substratum anatomique de quelques psychoses. — Angiolella, Les fines recherches cytologiques en pathologie mentale (*Rev. neurol.*, 1899, n° 10, p. 697). — Anglade et Poux (*Congrès de Marseille. Rev. neurol.*, 1899, n° 9). Cellules de l'écorce dans l'éclampsie. — Cristiani, Le fine alterations del cervello in relations a quelle del cervello negli alienati di mente (*Annali di nevrolog. Napoli*, 1897, 47, 61). — Campbell, The morbid changement in the cerebro spina nervous system of the age insane (*The Journal of ment. science*, 1894). — Maurice Facre, Deux nouveaux cas de troubles mentaux toxi-infectieux (*Soc. de biologie et Presse médicale*, juin 1899).

N.-B. — A cause du sens très peu précis du mot Confusion mentale, et de la multitude des cas cliniques décrits sous ce nom, nous avons eu quelques difficultés à limiter ces indications. Un très grand nombre, que nous avons rejetées dans d'autres publications pour ne pas allonger à l'excès la nomenclature qu'on vient de lire, y auraient pu cependant figurer : ainsi certaines relations de lésions observées dans le Délire aigu, les Délires alcooliques, les Psychoses infectieuses, les Poliencéphalites, etc. On fera bien, d'ailleurs, de parcourir les indications bibliographiques réunies dans la partie clinique pour y trouver des renseignements anatomo-pathologiques utiles.

STRUCTURE NORMALE ET PATHOLOGIQUE DE LA CELLULE CÉRÉBRALE

Nous renvoyons, pour les indications bibliographiques sur la structure de la cellule nerveuse en général, ses modifications physiologiques et pathologiques, à notre Revue sur la cellule et le neurone (*Gaz. des hôp.*, 29 juillet 1899), et à nos travaux ultérieurs.

INDICATIONS DIVERSES

Sur quelques lésions cellulaires, sur leurs relations toxiques et névritiques, etc.

On nous pardonnera d'écourter, dans cette longue bibliographie, la partie histologique, qui intéresse infiniment moins de personnes que la partie clinique, à laquelle nous avons donné un développement plus convenable. Quant aux renseignements étiologiques et pathogéniques, ils sont encore trop peu nombreux et incertains pour que nous leur donnions une place spéciale. Les indications de la partie clinique y suppléeront.

Nous aurons d'ailleurs l'occasion, dans des travaux ultérieurs, de réunir, plus intimement que nous ne pouvons le faire ici, l'ensemble de nos connaissances sur les divers points de la pathologie cellulaire cérébrale, et, s'il se peut, de les augmenter.

Nous allons donc énumérer seulement ici les indications des travaux auxquels il a été directement fait allusion dans les deux derniers chapitres, et qui n'ont pas trouvé place dans les cadres précédents.

Marinesco, Altération des cellules pyramidales consécutives aux lésions de la capsule interne (*Revue neurologique*, 1899, n° 10. *Soc. méd. des hôpitaux*, 1898, mars). — Cesi, Lésions secondaires des cellules pyramidales (*Soc. de méd. et de chir. de Pavie*, 1895. *Revue neurol.*, 1896, p. 301). — Dotto et Pesateri (*Il pisani*, fasc. i, et *Rivista di Patologia nervosa et mentale*, vol. ii, fasc. i, janvier 1897). Altérations de l'écorce cérébrale secondaires et des foyers hémorrhagiques intra-cérébraux. — Ballet et Dutil, Congrès des aliénistes et neurologistes, Nancy, 1er au 6 août 1896, *Revue neurologique*, 1896, p. 479). — G. Ballet, Examen du système nerveux central d'un amputé (23 juillet 1877, *Soc. méd. des hôp.*). — Maffei et Antinori, Modifications du système nerveux central dans la Cholémie expérimentale (*Rev. neurol.*, 1899, n° 12). — Gabei et Antinori, *Riforma medica*, 1898, vol. ii, p. 349. *Rev. neurol.*, p. 529, 1898). Altérations des cellules nerveuses dans l'empoisonnement par l'urine. — Acquisto et Pesateri, Sur les altérations du système nerveux dans l'urémie aiguë expérimentale (*Rivista di patol. nerv. e ment.*, 1897, p. 377 et fasc. 10, 1896). — Sacerdotti et Ottolenghi, (*Riv. di patol. nerv. e ment.*, 1897, i, 19). — Donetti, (*Soc. de Biol.*, 22 mai 1897). Lésions cellulaires banales (infectieuses, agoniques ou cadavériques) après une nephrectomie double. — Klippel, Des pseudo-paralysies générales névritiques (*Gaz. hebd.*, 4 février 1893). — G. Ballet, Les lésions de la paralysie générale étudiées par la méthode de Nissl (*Annales médicopsych.*, mai 1898). — Gilbert Ballet (*Congrès de Marseille*, Réponse à M. Anglade). — Dejerine, 1er mai 1897 (*Soc. de Biologie*). Absence de lésions cellulaires dans un cas accentué et ancien de polyn. alcoolique. — Ballet, Du sommeil pathologique (*Revue de méd.*, 1882). — Mlle Lesly (*Thèse de Paris*), Narcolepsie. — Gouget, Névrites hépatiques (*Rev. de méd.*, 1897). — Anglade, Névrites périphériques chez les aliénés (*Annales médico-psych.*, septembre, p. 189). — Meningo-encephalites infectieuses. Voisin, Leçons sur les maladies mentales, 1883).— Mabille (*Annal. med.-psych.*, septembre 1883). — Pierret et Paret (*Soc. des scienc. méd. de Lyon*, 2 juillet 1892). — Régis et Laroussinie (*Congrès de La Rochelle*, 1893). — L. Lévi, Œdème histologique du cerveau (*Presse médicale.* 1895). — Klippel, Pseudo-paralysies générales progressives, 1898 (*Masson*, éd. Paris). — M. Duval (*Tribune médicale*, 1900. *Thèse de Pupin*, 1895 et *Soc. de Biol.*, 2 février 1895). Théorie histologique du sommeil.

TABLE DES MATIÈRES

Bar-le-Duc. — Imprimerie Comte-Jacquet, Facbouel dir.